QEP Manual® für Psychotherapeuten

Qualität und
Entwicklung in
Praxen®

QEP Manual® für Psychotherapeuten

QEP®–
Das Qualitätsmanagement-
System für die ambulante
Gesundheitsversorgung

2017
zum QEP-Qualitätsziel-Katalog Version 2010

Ein Service der

KBV Kassenärztliche Bundesvereinigung
Körperschaft des öffentlichen Rechts

IMPRESSUM

Herausgeber:
Dr. med. Franziska Diel, MPH
Dr. med. Bernhard Gibis, MPH

Autorenteam:
Dr. med. Kai Born
Dr. med. Franziska Diel, MPH
Dr. med. Wolfgang Krieger
Dr. Beate Locher, MPH
Dipl.-Psych. Hans-Otto Platte
Ulrike Schmitt
Dipl.-Psych. Frank-Joachim Strieder
Dipl.-Soz. Uwe Wittenhagen
Dipl.-Psych. Werner Zante

Unter Mitarbeit von:
Dr. med. Hans Alsen
Karin Artz
Jürgen Asmuth
Dr. med. Joachim Belz
Joachim Bentz
Dieter Best
Dr. med. Berndt R. Birkner
Bernhard Blümm
Judith Bräuer
Dr. Frank Brunsmann
Dr. med. Kai Buck
Dr. med. Wolfgang Bühmann
Erhard Dannel
Dr. med. Genia Diner
Christiane Fleissner-Mielke
Judith Frings
Meike Gärtner
Dr. med. Steffen Gass
Sönke Gedaschko
Dr. med. Michael Green
Angelika Händel
Prof. Dr. med. Martin Hansis
Babett Hartung
Katja Heinze
Dr. med. Gunnar Herberger
Dr. med. Harald Herholz
Johanna Hoepner-Frühauf
Renate Höhfeld
Dr. Detlef Horn-Wagner
Claudia Kintscher
Dr. med. Christopher Klein
Daniela Maass
Dr. med. Erika Majewski
Dr. Sandra Mangiapane
Monika Mayer
Lena Mehrmann
Dr. Stefan Michallik
Roland Müller
Dr. med. Hans-Peter Peters
Dr. med. Irmgard Pfaffinger
Beatrice Piechotta
Dr. med. Horst Poimann
Dr. med. Werner Presting
Dr. Monika Raidl
Beate Rauch-Windmüller
Dr. Helga Schäfer
Dr. med. Christa Schaff
Gabriele Schuster
Nicole Schwäbe
Jürgen Staub-Lambrecht
Siegfried Stolz-Wagner
Andreas Steenbock
Dr. med. Michael Viapiano
Ingrid Vogg
Dr. med. Michael Wagner
Wolfgang Weber
Dr. med. Johann-Wilhelm Weidringer
Theresia Wölker
Ute Wutzler

Kassenärztliche Bundesvereinigung
Körperschaft des öffentlichen Rechts

Dieselstraße 2 · 50859 Köln
aerzteverlag.de
Grafikdesign:
Britta Paulich-Steinke · paulichwewerke, Berlin
Didaktik und Produktkonzeption:
Dr. Thomas Hopfe
Satz: Griebsch & Rochol Druck GmbH, Hamm
Druck und Bindung: Warlich-Druck,
53340 Meckenheim

5 4 3 2 1 0 / 601

Redaktioneller Hinweis
Das Qualitätsmanagement-System QEP® ist für niedergelassene Ärzte und Psychotherapeuten entwickelt worden. Diese sind an allen Stellen gleichermaßen gemeint, auch wenn möglicherweise nur von Vertragsärzten gesprochen wird. In allen Fällen, in denen eine geschlechtspezifische Schreibweise gewählt wurde, sind immer Frauen und Männer gemeint.

Bibliografische Information der Deutschen Nationalbibliothek
Die Deutsche Nationalbibliothek verzeichnet diese Publikation in der Deutschen Nationalbibliografie; detaillierte bibliografische Daten sind im Internet über http://dnb.d-nb.de abrufbar.

Bildnachweise:
(Kapitel 1) Foto S. 1 WavebreakemediaMicro - fotolia
(Kapitel 2) Foto S. 51 Joachim E. Roettgers GRAFFITI
(Kapitel 3) Foto S. 73 Marcus/Shotshop.com
(Service) Foto S. 141 Robert Kneschke
Alle weiteren Fotos imagesource, fotoclip

ISBN: 978-3-7691-3403-2

GELEITWORT DER HERAUSGEBER

Die Organisation einer psychotherapeutischen Praxis unterscheidet sich in wesentlichen Punkten von einer üblichen medizinischen Praxis: nahezu sämtliche Leistungen werden persönlich erbracht, die notwendige Passung für eine erfolgversprechende Therapie erfordert die Sicherstellung einer andauernden, persönlichen Interaktion mit den Patienten. Daran richten sich auch die Praxisabläufe aus, die häufig durch die Psychotherapeuten und Psychotherapeutinnen selbst und ohne weitere Mitarbeiter und Mitarbeiterinnen ausgeführt werden.

Die Herausgeber des QEP-Manuals haben sich deshalb entschieden, ein eigenes Werk für die mehr als 25.000 niedergelassenen Psychotherapeuten herauszugeben. Es leistet wertvolle Dienste bei allen Fragen rund um die Führung einer psychotherapeutischen Praxis, bietet anschauliche Umsetzungsvorschläge und ist von vornherein so angelegt, dass als Ergebnis ein auf die individuellen Belange und Präferenzen der Praxisinhaber ausgerichtetes Qualitätsmanagement etabliert werden kann.

Die Anwendung der Instrumente und Methoden des Qualitätsmanagements tragen dabei entscheidend zur Zukunftsfestigkeit der eigenen Praxis bei. Die Behandlung einer steigenden Anzahl psychotherapeutischer Patientinnen und Patienten vor dem Hintergrund eines sich dynamisch verändernden Profils der psychotherapeutischen Versorgung bis hin zur Einrichtung von Akutsprechstunden gelingt dann, wenn die Praxisabläufe entsprechend sorgfältig und systematisch geregelt sind. Auch die, zum Zeitpunkt der erstmaligen Herausgabe dieses Werkes, hochaktuelle Versorgung von Patientinnen und Patienten mit Migrationshintergrund, erfordert nicht selten eine Umstellung von Praxisroutinen: Beispielhaft genannt sei die Einbindung von Übersetzern.

Mit dem QEP-Manual für Psychotherapeuten wollen wir einen Beitrag leisten, mit den vielfältigen Anforderungen umgehen zu können. Erfahrungswissen aus verschiedenen vertragspsychotherapeutischen Praxen und Verfahren haben Eingang gefunden in das Manual, das nicht nur als Umsetzungshilfe, sondern auch als Ratgeber genutzt werden kann. Ergänzend zum kollegialen Austausch, der Information durch Verbände, Fachgesellschaften, Kammern und Kassenärztlichen Vereinigungen bietet das QEP-Manual die Gelegenheit, in aller Ruhe das Thema Qualitätsmanagement in der Praxis vorzubereiten und anzugehen.

Das Manual lebt von seiner Anwendung in der täglichen Praxis. Im Sinne eines lernenden Systems sind wir sehr an Ihren Erfahrungen mit der Anwendung von QEP interessiert und freuen uns über Ihr Feedback. Wir dürfen uns an dieser Stelle für die zahlreichen Hinweise und die Unterstützung von Vertragspsychotherapeuten bedanken, ohne die diese Praxishilfe nicht hätte erstellt werden können.

Wir wünschen Ihnen viel Erfolg und ein gutes Gelingen mit der Umsetzung Ihres eigenen Qualitätsmanagements!

Berlin, Herbst 2016

Franziska Diel und Bernhard Gibis
Kassenärztliche Bundesvereinigung

VORWORT

Qualität in der psychotherapeutischen Versorgung sicher zu stellen und dort, wo gegebenenfalls nötig, auszubauen, ist ein Anspruch, den Psychotherapeutinnen und Psychotherapeuten an sich selbst stellen. Qualitätsförderung und -sicherung im Sinne kontinuierlicher Qualitätsentwicklung werden daher als ureigene professionelle Aufgabe wahrgenommen. Psychotherapeuten verfügen ebenso wie Ärzte über eine starke intrinsische Motivation, ihre Arbeit auf hohem Qualitätsniveau zu erbringen und dabei ein Höchstmaß an Patientensicherheit zu gewährleisten.

Um alle Niedergelassenen dabei zu unterstützen, hat die Kassenärztliche Bundesvereinigung QEP – Qualität und Entwicklung in Praxen®, ein spezifisch auf die ambulante Versorgung zugeschnittenes Qualitätsmanagement-Verfahren, entwickelt. Von Beginn an waren psychotherapeutische und ärztliche Psychotherapeuten sowie Kinder- und Jugendlichenpsychotherapeuten als Autoren und Pilotpraxen eingebunden. Die Bausteine – Qualitätsziel-Katalog, Manual, Einführungsseminar und Zertifizierung – wirken als Instrumente dann nachhaltig, wenn sie unmittelbar im Praxisalltag, nah an der Versorgung der Patientinnen und Patienten ansetzen, von den Beteiligten selbst gestaltet und verantwortet werden.

In den vergangenen Jahren haben bereits mehr als ein Drittel aller Praxen mit Hilfe von QEP® ein internes Qualitätsmanagement-System implementiert. Ich freue mich, dass jetzt mit dem spezifisch auf die psychotherapeutische Praxis zugeschnittenen Manual die „QEP-Familie" erweitert wird und wünsche Ihnen viel Erfolg bei der Nutzung dieser praktischen Organisationshilfe für Ihre Praxis.

Berlin, Herbst 2016

Dr. med. Andreas Gassen
Erster Vorsitzender der Kassenärztlichen Bundesvereinigung

GRUSSWORT

Liebe Kolleginnen, liebe Kollegen, zu unseren Aufgaben als Bundespsychotherapeutenkammer gehört es, auf eine möglichst einheitliche Regelung der psychotherapeutischen Berufspflichten und eine kontinuierliche Sicherung und Verbesserung der Qualität der psychotherapeutischen Versorgung hinzuwirken. Psychotherapeutinnen und Psychotherapeuten sind nach der Musterberufsordnung dafür verantwortlich, dass ihre psychotherapeutische Berufsausübung den aktuellen Qualitätsanforderungen entspricht und dass sie hierzu angemessene qualitätssichere Maßnahmen ergreifen, unabhängig davon, ob sie im Rahmen eines Beschäftigungsverhältnisses oder selbstständig in eigener Praxis tätig sind. Der Bundespsychotherapeutenkammer ist wichtig, dass eine Qualitätssicherung der psychotherapeutischen Berufsausübung und den psychotherapeutischen Arbeitsbedingungen angemessen ist und den psychotherapeutischen Prozess fördert. Beides wird auch von QEP® unterstützt und gefördert.

Nicht erst seit die gesetzliche QM-Verpflichtung 2004 ins Fünfte Sozialgesetzbuch aufgenommen wurde und 2006 die QM-Richtlinie des Gemeinsamen Bundesausschusses in Kraft trat, haben wir Psychotherapeuten uns aktiv um die Organisation und Darlegung unserer Qualität gekümmert. Das wird unter Anderem in den vielen QM-Angeboten der Landespsychotherapeutenkammern und der verschiedenen Berufsverbände, der bundesweit hohen Teilnehmerzahlen an QEP-Einführungsseminaren und den konstant guten Ergebnissen bei den jährlichen Stichprobenbefragungen durch die Kassenärztlichen Vereinigungen deutlich. In unserer Berufsgruppe gehören seit jeher Reflektion und Intervision zum beruflichen Selbstverständnis.

Das Qualitätsmanagement-Verfahren QEP – Qualität und Entwicklung in Praxen® – ist speziell auf die Belange der Niedergelassenen zugeschnitten. Etwa ein Drittel der Praxen nutzen mittlerweile QEP. In Ergänzung zu den „Mutterwerken" QEP-Qualitätsziel-Katalog und QEP-Manual erscheint jetzt als weiterer Baustein das QEP-Manual für Psychotherapeuten. Es soll Psychotherapeuten – unabhängig von Therapieverfahren, Berufsgruppe und Ausrichtung – mit einer Vielzahl an Qualitätszielen, Umsetzungsvorschlägen, weiterführenden Tipps und Hinweisen sowie Musterdokumenten beim Aufbau, der Überprüfung und Weiterentwicklung ihres einrichtungsinternen Qualitätsmanagements unterstützen. In der Gruppe der Autoren und Pilotpraxen waren Psychotherapeutinnen und Psychotherapeuten aller drei Richtlinien-Verfahren beteiligt.

Vielleicht finden Sie in dem Manual den einen oder anderen guten Vorschlag zur besseren Organisation Ihrer Praxisabläufe, sinnvolle Anregungen zur Zusammenarbeit mit Kolleginnen und Kollegen und anderen Akteuren im Gesundheitswesen oder praktische Tipps zur Einhaltung gesetzlicher Vorgaben und Umsetzung neuer Aufgaben der psychotherapeutischen Praxis. Wir freuen uns, wenn es Ihnen nützt und Ihren Praxisalltag erleichtert.

Ihr

Dr. Dietrich Munz
Präsident der Bundespsychotherapeutenkammer

PILOTPRAXEN (2004 – 2005)

Dres. med. K. Amann, U. Hahn, K. Henke
- Innere Medizin/Nephrologie

Dr. med. B. Augustin
- Kinder- u. Jugendmedizin

Dres. med. M. Barczok, R. Sauer, E. Ketterl
- Innere Medizin/Pneumologie/Allergologie

Dres. med. J. Blaue, Ch. Klein
- Hals-Nasen-Ohrenheilkunde/Allergologie

Dr. med. K. Born
- Psychosomatische Medizin und Psychotherapie

Dr. med. B. Böttger - Innere Medizin

Dipl.-Psych. G. Brabänder, Dr. med. U. Mielke
- Psychotherapie und Neurologie/Psychiatrie

Dr. med. M. Braun - Innere Medizin

Dr. med. K. Buck, A. Bömke - Urologie

Dr. med. W. Bühmann - Urologie

Dr. med. S. Busch - Gynäkologie

Dr. med. H. Dhonau-Hermberg
- Dermatologie

Dres. med. M. Edelmann, M. Schweins, U. Holthausen
- Chirurgie/Unfall- u. Gefäßchirurgie

L. Endruweit, U. Thürmer
- Allgemeinmedizin

Dres. med. J. Fechner, E. Wenk, W. Sauther
- Allgemeinmedizin

Dres. med. J. Fessler, B. Kilb-Fessler
- Allgemeinmedizin

Dr. med. G. Fischer, J. Merk
- Anästhesie

Dr. med. R. Galmbacher
- Allgemeinmedizin

Dres. med. J. Geldmacher, J. Mehrer
- Innere Medizin

Dres. med. S. Goericke-Buck, W. Buck
- Allgemeinmedizin/Psychotherapie

Dr. med. S. Gotsmich - Allgemeinmedizin

Dr. med. J. Gross, J. Witzke-Gross
- Innere Medizin/Kardiologie/Angiologie

Dr. med. J. Haas, M. Bohner-Haas
- Psychotherapie

Dres. med. P. Harth, V. Scherkamp
- Radiologie

Dr. med. R. Hartmann
- Neurologie/Psychiatrie

Dr. med. P. Heinz - Augenheilkunde

Dr. med. B.-W. Kock - Dermatologie

Dres. med. W. Kölling, S. Zänger, A. Hilpert
- Allgemeinmedizin

Dres. med. M. Kratzer, U. Kratzer
- Allgemeinmedizin

Dres. med. H. Krüger, B. Bock
- Hals-Nasen-Ohrenheilkunde

Dres. med. D. Kunert, B. Milde, Ch. Schultz, E. Thoma
- Chirurgie/Unfallchirurgie

Dres. med. D. Kunz, U. Krüger
- Orthopädie

Dr. med. A. Liesenfeld
- Allgemeinmedizin/Sportmedizin

Dres. med. S. Manna, K. Schönhärl
- Allgemeinmedizin

Dr. med. M. Marthaler
- Kinder- u. Jugendpsychiatrie und -psychotherapie

Dipl.-Psych. U. Meier - Psychotherapie

Dres. med. G. Meyer, C. Huss
- Allgemeinmedizin

Dres. med. A. Munte, T. Sterzl, T. Sokolowski
- Allgemeinmedizin/Innere Medizin/Gastroenterologie

Dres. med. E. Ober, K. M. Ober, M.Hock
- Gynäkologie

Dres. med. A. Pett, S. Jandi
- Gynäkologie

Dres. med., Dipl.-Psych. H. Poimann, H. Fröhlich, R. Popp
- Neurochirurgie

Dres. med. T. Reul, H. Reul, H. Reul
- Allgemeinmedizin

Dr. med. R. Rohde-Kampmann, Dr. B. Rohde
- Allgemeinmedizin

Dr. med. G. Schmeling - Gynäkologie

Dres. med. A.-M. Schmitz, B. Schmitz
- Allgemeinmedizin/Gynäkologie

Dr. med. A. Schmucker - Augenheilkunde

Dipl.-Psych. M. Schneider - Psychotherapie

Dr. med. S. Schneider - Orthopädie

Dr. med. K.-J. Seez, Dr. R. Wolf, A. Z. Möller-Serwatka
- Augenheilkunde

Dres. med. D. Sitter, W. Sitter
- Allgemeinmedizin

Dres. med. Ch. Sterzing, A. Sterzing
- Allgemeinmedizin

H. Stolberg - Allgemeinmedizin

Dipl.-Psych. F.-J. Strieder - Psychotherapie

Dres. med. R. Terhedebrügge, E. Schäfer, G. Wittmann
- Innere Medizin/Gastroenterologie

Dres. med. A. Umlandt, J. Scheffler, A. Gutke-Spaleck
- Gynäkologie

Dres. med. E. Voget, I. Voget
- Allgemeinmedizin/Innere Medizin/Kardiologie

Dres. med. W. Wahlen, M. Büttner, J. Richter, H. Reichert
- Kinder- u. Jugendmedizin

Dr. med. J. Warns - Allgemeinmedizin

Dr. med. N. Weissenrieder
- Kinder- u. Jugendmedizin/Gynäkologie

Dr. med. S. Wienhold
- Kinder- u. Jugendmedizin

Dr. med. R. Wulf - Innere Medizin

Evaluation der Pilotphase:

Institut für Medizinische Informationsverarbeitung, Universität Tübingen

Prof. Dr. H.-K. Selbmann, R. Streuf M.Sc.

VORBEMERKUNG

Vertragsärzte und -psychotherapeuten in Praxen und Medizinischen Versorgungszentren üben ihre Tätigkeit insbesondere auf der Grundlage des Berufsrechts, des SGB V mit den sich daraus ergebenden Richtlinien des Gemeinsamen Bundesausschusses, der Bundesmantelverträge und weiterer vertraglicher Vereinbarungen der Kassenärztlichen Vereinigungen sowie gesetzlicher Vorgaben (z. B. Medizinproduktegesetz, Infektionsschutzgesetz, Bundesdatenschutzgesetz) aus. Die Umsetzung von QEP® und der Aufbau eines internen Qualitätsmanagement-Systems entbinden nicht von dieser Verpflichtung. Es ist Aufgabe der Leitung der Praxis bzw. des MVZ, alle Inhalte vor Freigabe und Nutzung im einrichtungsinternen Qualitätsmanagement-System auf geltende Anforderung zu überprüfen. Sie befreien den Nutzer nicht davon, in jedem Fall den objektiven Sachverhalt vor Ort mit größtmöglicher Sorgfalt zu ermitteln, was auch bedeuten kann, andere als die vorgeschlagenen Lösungsmöglichkeiten zu verwenden.

Weitere Bereiche, Kriterien und Qualitätsziele finden Sie im „Mutterwerk“ QEP-Qualitätsziel-Katalog®.

Liebe Leser…

QEP - Qualität und Entwicklung in Praxen® ist das Qualitätsmanagement-System, das die Kassenärztlichen Vereinigungen (KV) mit der Kassenärztlichen Bundesvereinigung (KBV) speziell für vertragsärztliche und -psychotherapeutische Praxen entwickelt haben.

QEP® ist spezifisch auf die Abläufe und Bedingungen in der ambulanten Gesundheitsversorgung zugeschnitten. Es kann von Praxen, Kooperationsgemeinschaften, medizinischen Versorgungszentren (MVZ) und allen sonstigen Einrichtungen, die es als hilfreich und nutzbringend bewerten, für den Aufbau und die Weiterentwicklung des internen Qualitätsmanagements (QM) verwendet werden. Zwischenzeitlich finden sich unter den Anwendern Zahnärzte, Physiotherapeuten oder Hebammen. QEP ermöglicht je nach Ausgangssituation und Bedarf einen schrittweisen Einstieg ins QM. Als Werkzeug zur Optimierung der Führungsaufgaben und Organisation kann es wesentlich zu einer guten Patientenversorgung beitragen.

Qualitätsmanagement – was ist das?

QM ist ein Instrument der Unternehmensführung

Keine Organisation kann ohne Grundsätze geführt werden – dies gilt für kleine und große Praxen, mit oder ohne Mitarbeiter, für fachübergreifende, überörtliche oder interdisziplinäre Kooperationen. In allen Bereichen – von der Anmeldung über die diagnostischen und therapeutischen Leistungen bis hin zum Notfall-, Hygiene- oder Gerätemanagement – werden schon heute Instrumente des Qualitätsmanagements (QM) im Alltag angewandt. Dies auf alle relevanten Bereiche auszudehnen, trägt wesentlich zum Erfolg einer Praxis oder eines Medizinischen Versorgungszentrums bei. Häufig erfolgt dies ganz selbstverständlich, ohne dass es bewusst als QM bezeichnet wird.

QEP bietet hierfür bewährte Methoden, Instrumente und Hilfsmittel, die, zielgerichtet eingesetzt, die Laufsicherheit der Praxen unterstützen können. Risiken frühzeitig zu erkennen und damit Probleme gar nicht erst entstehen zu lassen, ist ein Kernanliegen eines systematischen Qualitätsmanagements. Mit anderen Worten: QM ist kein Dogma und kein Selbstzweck, sondern schlicht die strukturierte Anwendung des gesunden Menschenverstandes – und dies systematisiert über alle Bereiche der Praxis. Gute Organisation entlastet die Leitung und das Team – hierbei gezielt zu unterstützen und die Abläufe, die von einer Verbesserung profitieren, konkret anzupacken, ist Anliegen von QEP.

„Wer den Hafen nicht kennt, in den er segeln will, für den ist kein Wind günstig" (Seneca)

Während Qualitätssicherung auf die einzelne Leistung ausgerichtet ist und dort durch Definition eines Qualitätsniveaus die „Einhaltung" von Qualitätsanforderungen überprüft wird, stellt QM die Summe der qualitätsrelevanten Zielsetzungen und der Maßnahmen zu ihrer Verbesserung dar. Qualitätssicherungsmaßnahmen können gleichwohl Ausgangspunkt für die Einführung eines Qualitätsmanagements sein, QM deckt aber einen viel breiteren Rahmen ab, als dies einzelne Qualitätssicherungsmaßnahmen können. QM ist ein „… systematischer Weg, um sicherzustellen, dass Maßnahmen so ausgeführt werden, wie sie geplant sind… es geht darum, Probleme von Anfang an zu vermeiden, indem die notwendigen Voraussetzungen geschaffen werden, die eine Vermeidung möglich machen" (Crosby 1979).

QM kann besonders in der Zusammenarbeit mit Mitarbeitern und in Teams große Wirkung entfalten: Gemeinsam die Bereiche der Praxis/ des MVZ näher anzuschauen, die von einer Verbesserung profitieren können, ist der Ausgangspunkt der Einführung eines Qualitätsmanagements (sogenannte Selbstbewertung). Die fünf Kapitel des QEP-Qualitätsziel-Kataloges umfassen ein breites Spektrum an Qualitätszielen und sollen als „roter Faden" zur systematischen Analyse dienen.

Gleichzeitig finden Sie darin Anregungen für Verbesserungen, konkrete Vorschläge zur Umsetzung und Überprüfung für die eigene Praxis/ das MVZ.

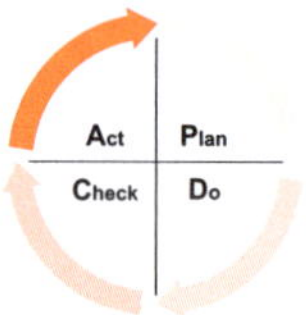

Sich nach einer Selbstbewertung an die Umsetzung von Verbesserungsmaßnahmen zu machen, mit einer eindeutigen Aufgabenverteilung und einem klaren Zeitplan, ist der nächste Schritt. Dem folgen die regelmäßige Überprüfung des Erreichten an den selbst gesetzten Zielen und die kontinuierliche strategische Weiterentwicklung. Dieser sogenannte „Plan-Do-Check-Act-Zyklus" (PDCA) hilft dabei, die in den Praxen/ MVZ geleistete Arbeit weiterzuentwickeln und zukunftssicher zu machen.

Ohne ein Mindestmaß an Dokumentation ist dies nicht zu schaffen. QEP hilft Ihnen, durch entsprechende Musterdokumente und Umsetzungsvorschläge den Aufwand gering zu halten. Dabei leisten Checklisten, Ablaufbeschreibungen, Formblätter usw. nicht zu unterschätzende Dienste in der Vereinfachung und Straffung der Organisation. Die zu Anfang ungewohnte Arbeit für die Verschriftlichung vieler Prozesse wird innerhalb kurzer Zeit von der allgemeinen Arbeitsersparnis und der wesentlich konfliktfreieren Zusammenarbeit aufgewogen.

Ist schließlich systematisiert ein QM über alle Bereiche eingeführt, können Sie sich die Einführung des Qualitätsmanagements im Rahmen einer Zertifizierung bestätigen lassen. Dies ist eine Entscheidung der Praxis/ des MVZ für sich selbst und in keiner Weise Pflicht – die Erfahrung lehrt jedoch, dass für viele Teams nach getaner Arbeit diese „Anerkennung" durch einen externen Fachmann wichtig ist. Das Zertifikat trägt dann dazu bei, dass die Qualität auch für Patienten und Kostenträger sichtbarer wird und macht allen deutlich, dass man es gemeinsam geschafft hat, die Praxis/ das MVZ nach vorne zu bringen.

QEP stellt Bezug zu Vorgaben des G-BA her

QM-RiLi

Seit 1. Januar 2004 sind alle an der vertragsärztlichen Versorgung teilnehmenden Ärzte, Psychotherapeuten und MVZ nach § 135a Absatz 2 Nr. 2 des Fünften Sozialgesetzbuches verpflichtet, einrichtungsintern Qualitätsmanagement einzuführen und weiterzuentwickeln. Der vom Gesetzgeber beauftragte Gemeinsame Bundesausschuss (G-BA) hat dazu die grundsätzlichen Anforderungen in der Qualitätsmanagement-Richtlinie bestimmt. QEP stellt für Sie einen Bezug zur Qualitätsmanagement-Richtlinie (QM-RL) mit dem Symbol „QM-RiLi" her und markiert alle Qualitätsziele, die die normativen Vorgaben zu Grundelementen, Methoden und Instrumenten eines QM abbilden. Die QM-RL bestimmt auch, dass innerhalb von drei Jahren nach Aufnahme der vertragspsychotherapeutischen Tätigkeit ein QM implementiert und danach weiterentwickelt werden soll. Eine Zertifizierung (sogenannte Fremdbewertung) ist nicht vorgeschrieben.

Neben der gesetzlichen Verpflichtung treten die vielen positiven Effekte von QM fast ein wenig in den Hintergrund. Insbesondere diese haben aber zur Anwendung seiner Prinzipien in vielen Branchen und Unternehmen geführt. Gerade in Zeiten, in denen sich das Versorgungsgeschehen stetig wandelt und mit den neuen Versorgungs- und Vertragsformen immer komplexer wird, in denen der wirtschaftliche Druck auf Praxen steigt, die Erwartungen der Patienten sich ändern und das Tempo der Erneuerung des Fachwissens und der Behandlungsmethoden rasant ist, kann QM ein Instrument sein, welches Praxen zukunftsfähig macht.

QEP® – was ist das?

Qualität und Entwicklung in Praxen®

QEP [qwəpp] ist die Abkürzung von Qualität und Entwicklung in Praxen. Es ist das modular aufgebaute Qualitätsmanagement-System der KVen und der KBV, das für alle Fachrichtungen, Praxisgrößen und Organisationsstrukturen in der psychotherapeutischen und ärztlichen Versorgung geeignet ist. Es besteht aus verschiedenen Bausteinen, die aufeinander abgestimmt, kombinierbar und schrittweise umsetzbar sind. Es verfolgt einen Non-Profit-Ansatz und wird durch eine regelmäßige Systempflege kontinuierlich weiterentwickelt.

Ziel der KBV und der KVen ist es, für die Mitglieder ein kostengünstiges, praxisbezogenes Unterstützungs- und Serviceangebot bereitzustellen, das dazu beiträgt,

- die bestmögliche Qualität bei der Patientenversorgung zu sichern und weiterzuentwickeln
- die wirtschaftliche Situation der Psychotherapeuten und Ärzte zu stabilisieren
- die Arbeitszufriedenheit der Praxisleitung und der Teams zu fördern.

Hintergrund war die Überzeugung, dass es Aufgabe der Professionen selbst ist zu definieren, was gute Qualität der eigenen Arbeit ausmacht. Nur wenn dies in Verantwortung und Zuständigkeit der Vertragspsychotherapeuten- und Vertragsärzteschaft bleibt, wird eine aktive Steuerung aller Aspekte der Qualitätsförderung in Praxen möglich.

Gemeinsam mit niedergelassenen Ärzten und Psychotherapeuten, Mitarbeitern aus KVen, QM-Experten und Medizinischen Fachangestellten wurde QEP konzipiert. Zu den Anforderungen, die das QM-System erfüllen sollte, gehören:

- die Patientenversorgung in den Mittelpunkt zu stellen,
- ein leicht verständliches, umsetzbares und kostengünstiges Instrumentarium zu bieten,
- einen modularen Aufbau vorzusehen, um eine individuelle Umsetzung zu ermöglichen,
- begleitende Unterstützungsangebote zur Verfügung zu stellen,
- eine spätere Zertifizierung zu ermöglichen.

Bausteine von QEP:
- Qualitätsziel-Katalog
- Einführungs-seminar
- Manual
- Manual für Psychotherapeuten
- optionale Zertifizierung

Darüber hinaus sollte sich das Konzept einer externen Evaluierung stellen, um seine Anwendbarkeit und praktische Relevanz zu belegen.

Ergebnis der Konzeptionsphase waren der **QEP-Qualitätsziel-Katalog**, ein Curriculum für die Durchführung von **QEP-Einführungsseminaren** sowie Vorschläge zur Umsetzung und Musterdokumente in Form des **QEP-Manuals.** Diese Bausteine wurden im Rahmen einer Pilotphase ab Frühjahr 2004 in 61 Praxen aller Fachgruppen getestet und extern unter der Federführung von Professor Selbmann, Institut für medizinische Informationsverarbeitung (imi) der Universität Tübingen, evaluiert. Später wurden die Bausteine mit dem **QEP-Zertifizierungsverfahren** und dem **QEP-Manual für Psychotherapeuten** ergänzt.

Der QEP-Qualitätsziel-Katalog®

Gesetzliche Vorgaben einbeziehen

§

Der Qualitätsziel-Katalog ist das Herzstück von QEP. Er ist eine Sammlung von Zielen, die die vielfältigen Aspekte und Inhalte der Arbeit von Praxen umfassend abbildet. Diese kann als Anregung und Ideenpool genutzt werden. Dabei werden die Qualitätsziele je nach Fachrichtung, Organisationsstruktur, Anzahl der Mitarbeiter und bestehenden Schnittstellen in unterschiedlichem Maße relevant sein, da der Qualitätsziel-Katalog einen generischen, allgemeingültigen Ansatz verfolgt. Viele Qualitätsziele greifen bestehende gesetzliche Verpflichtungen und normative Vorgaben auf (z. B. Infektionsschutzgesetz, Medizinproduktegesetz, Bundesdatenschutzgesetz) und sind für Sie mit dem Paragraphensymbol „§" markiert.

Beachten Sie auch die Querverweise →

Die Qualitätsziele sind fünf Kapiteln zugeordnet und decken ein breites Spektrum allgemeingültiger, qualitätsrelevanter Anforderungen an eine Praxis/ ein MVZ ab. Die Gliederung des Qualitätsziel-Kataloges und der Kapitel ist prozessorientiert in Anlehnung an den Ablauf der Patientenversorgung gestaltet. Zahlreiche Themen und Ziele stehen in Bezug zueinander.

Neben dem Hauptkapitel Patientenversorgung werden in vier weiteren Kapiteln die Themen Patientenrechte und Patientensicherheit, Mitarbeiter und Fortbildung, Führung und Organisation sowie Qualitätsentwicklung abgehandelt.

Der QEP-Qualitätsziel-Katalog ist in hierarchische Ebenen gegliedert.

Fünf Kapitel

Ebene	Anzahl
I. Kapitel	5
II. Bereich	18
III. Kriterium	62
IV. Qualitätsziele, gesamt	144
davon Kernziele	61
V. Nachweise/ Indikatoren der Kernziele	272

Von den Gesamtzielen wurden diejenigen Ziele als Kernziele besonders hervorgehoben und priorisiert, deren Umsetzung einen hohen Stellenwert für

- den Aufbau eines QM-Systems,
- die Erfüllung der gesetzlichen Vorgaben zum praxisinternen QM oder
- die Beachtung bestehender Vorschriften haben.

Für das QEP-Manual **für Psychotherapeuten** wurden davon **48 Qualitätsziele** ausgewählt.

Wichtig ist, dass der Qualitätsziel-Katalog keinen normativen Charakter im gesetzgeberischen Sinne hat, sondern ein Hilfsmittel sein soll, um bestehende Anforderungen priorisieren und umsetzen zu können. Erst im Rahmen einer optionalen Zertifizierung werden die Qualitätsziele zu einer Norm.

48 Qualitätsziele mit 203 Nachweisen/ Indikatoren

Um den Praxen die Umsetzung der Qualitätsziele zu erleichtern, wurden diese operationalisiert und als **Nachweise/ Indikatoren** beschrieben. Dadurch werden die Nachweise für die niedergelassenen Psychotherapeuten und Ärzte sowie deren Mitarbeiter anschaulich und konkret. Der Vorteil eines hohen Konkretisierungsgrades ist die leichte Verständlichkeit und Umsetzbarkeit und die Vergleichbarkeit des Vorgehens bzw. der Anwendung.

Diejenigen Ziele und Nachweise, die für eine Praxis/ ein MVZ objektiv nicht anwendbar sind, können in diesen begründeten Fällen als **„nicht anwendbar“** ausgeschlossen werden. Beispielsweise gilt dies für Fragen zu Mitarbeitern, wenn es keine Angestellten gibt. Häufig lassen sich diese Nachweise dann allerdings auf die spezifische Situation anpassen (z. B. kann eine Teambesprechung statt mit Mitarbeitern auch mit den Kollegen in einer psychotherapeutischen Praxisgemeinschaft stattfinden).

Das QEP-Einführungsseminar®

Alle Kassenärztlichen Vereinigungen unterstützen ihre Mitglieder mit Informationen zum Qualitätsmanagement. Vielseitige Beratungs- und Schulungsangebote werden durch QEP-Einführungsseminare und aufbauende Fortbildungsveranstaltungen ergänzt. Das QEP-Einführungsseminar für Ärzte, Psychotherapeuten und Mitarbeiter umfasst eineinhalb Tage und wird von den Ärztekammern in der Regel mit 18 Fortbildungspunkten anerkannt. Es vermittelt die Grundvoraussetzungen für eine erfolgreiche Umsetzung von QEP in der eigenen Praxis/ im MVZ. Viele KVen und einige Berufsverbände bieten fach- und zielgruppenspezifische Seminare, Intensiv- und Aufbaukurse an.

Das QEP-Manual®

Das QEP-Manual stellt ein wichtiges Unterstützungsinstrument dar. Es enthält Anleitungen und praktische Tipps in Form so genannter Umsetzungsvorschläge, die mögliche Vorgehensweisen für die Bearbeitung aller Kernziele beschreiben. Ergänzt werden sie durch Musterdokumente, die als Anregung und Ideengeber dienen und von den Praxen/ den MVZ individuell angepasst werden müssen. Musterdokumente sind Text- und/ oder Grafikvorlagen für schriftliche Interne Regelungen, Ablaufbeschreibungen, Organigramm, Checklisten, Formulare, Tabellen etc.

auf einer dem QEP-Manual beigefügten CD-ROM. Nachdem die Praxen/ MVZ die Musterdokumente auf ihre spezifischen Belange angepasst haben, entsteht daraus das individuelle QM-Handbuch. Maßnahmenpläne, Übersichtslisten und weitere Servicedokumente des QEP-Manuals unterstützen die schnelle und effiziente Einführung des internen QM. Außerdem stellen die beigefügten Unterlagen vor einer Zertifizierung sicher, dass tatsächlich alle notwendigen Nachweise der Kernziele berücksichtigt werden.

Das QEP-Zertifizierungsverfahren®

Die QEP-Zertifizierung ist eine Fremdbewertung, also der Blick von außen durch neutrale Dritte (QEP-Visitoren) auf die Praxis/ das MVZ. Zuvor muss eine interne Selbstbewertung ergeben, dass alle anwendbaren Nachweise/ Indikatoren der Kernziele des Qualitätsziel-Kataloges erfüllt sind. Danach kann die Praxis/ das MVZ eine zur Auswahl stehende, akkreditierte Zertifizierungsstelle mit der Zertifizierung beauftragen. Bei erfolgreicher Absolvierung ist dies ein sichtbares Zeichen, dass QM auf der Grundlage von QEP umfassend eingeführt wurde. Nähere Informationen finden Sie dazu auf www.kbv.de/qm unter „QEP-Zertifizierungsverfahren“.

Weiterentwicklung

„QM des QM“

Das QEP-Verfahren wurde 2004/2005 umfänglich in 61 Testpraxen auf Alltagstauglichkeit überprüft. Der resultierende Qualitätsziel-Katalog erschien erstmals 2005 als zentraler Baustein von QEP. Seitdem trugen viele Rückmeldungen und Verbesserungsvorschläge aus den QEP-Einführungsseminaren mit über 30.000 Teilnehmern und aus den Fortbildungsveranstaltungen für QEP-Trainer, -Visitoren und -Multiplikatoren kontinuierlich zur Weiterentwicklung bei. Ebenso wurden die konsequente Evaluation der über 1.500 Zertifizierungsverfahren sowie die Auswertung der Änderungs- und Ergänzungswünsche von QEP-Anwendern und beratenden KVen im Sinne eines „QM des QM“ zur umfassenden Überarbeitung genutzt.

Qualitätsmanagement mit System

QEP wird auch für Sie eine nützliche Orientierung und Fundgrube für die Weiterentwicklung Ihrer Praxis/ Ihres MVZ darstellen. Wenden Sie den PDCA-Zyklus an, indem Sie sich immer wieder neue Ziele setzen, Ihr Tun überprüfen und Ihre QM-Maßnahmen anpassen. Größere Einrichtungen und Praxen, die bereits zertifiziert sind, sollten nicht nur den Kernzielen Aufmerksamkeit schenken. QEP ist für die Menschen gemacht, die ambulante Versorgung tagtaglich erbringen – und es lebt auch von dem Input, den Sie uns geben. Wir freuen uns auch künftig über Hinweise, welche Maßnahmen, Vorgehensweisen oder Ideen Ihnen geholfen haben, Ihre Praxis/ Ihr MVZ erfolgreich weiterzuentwickeln.

ARBEITEN MIT DEM MANUAL

Das vorliegende QEP-Manual® für Psychotherapeuten unterstützt Sie mit konkreten Umsetzungsvorschlägen ausgewählter Qualitätsziele aus dem QEP-Qualitätsziel-Katalog®. Was Sie von diesen Vorschlägen nutzen und wie Sie die angebotenen Musterdokumente jeweils an Ihre spezifischen Belange und Rahmenbedingungen anpassen, entscheiden Sie selbst. Die Autoren sind Psychotherapeutische und Ärztliche Psychotherapeuten sowie Kinder- und Jugendlichenpsychotherapeuten. Auf diese Weise wurden in die Vorschläge zur Umsetzung und die Musterdokumente zahlreiche Beispiele und Bezüge sowohl zu psychoanalytisch begründeten als auch verhaltenstherapeutischen Verfahren aufgenommen.

Handwerkskasten mit Vorschlägen und Angeboten

Das QEP-Manual ist ein Handwerkskasten, aus dem Sie sich nach Ihrem Bedarf und Ihrem Geschmack bedienen können. Zögern Sie nicht, sich gegebenenfalls für eine völlig andere Lösung zu entscheiden. Denn wichtig ist, dass die Lösung zu Ihnen und Ihrer Praxis beziehungsweise Ihrem medizinischen Versorgungszentrum (MVZ) passt! Prüfen Sie kritisch, was Sie von den hier zusammengestellten Unterlagen nutzen möchten.

I. Der Einstieg
II. Die Arbeitshilfen des Manuals
III. Die CD-ROM
IV. Die Weiterentwicklung

I. Der Einstieg

Weniger kann mehr sein!

QM bedeutet nicht, möglichst viel Papier zu produzieren, sondern soll Sie bei der Steuerung Ihrer Alltagsarbeit unterstützen. Wenn Sie mit Hilfe Ihres Qualitätsmanagements mögliche Risiken frühzeitig erkennen, vermeiden Sie dadurch Probleme und können von Verbesserungen profitieren.

Wählen Sie Ihre Qualitätsziele aus

Wählen Sie auf Grundlage einer ersten Selbsteinschätzung zunächst diejenigen **Qualitätsziele** aus, die für Ihre Praxis am wichtigsten erscheinen, beziehungsweise mit denen Sie beginnen möchten. Wenn für Sie im Vordergrund steht, zuerst gesetzliche Verpflichtungen und normative Vorgaben zu erfüllen, dann sollten Sie die Qualitätsziele mit dem **Paragraphensymbol ‚§'** umsetzen. Alle Qualitätsziele, die Bezug auf die Qualitätsmanagement Richtlinie des Gemeinsamen Bundesausschusses nehmen, erkennen Sie an dem **Symbol ‚QM-RiLi'**.

Wenn Sie nun von der „Last des QM zur Lust des QM" gekommen sein sollten und ein umfassendes, alle relevanten Aspekte abdeckendes QM-System aufbauen möchten, können Sie auch noch die restlichen für Sie anwendbaren Kernziele bearbeiten. Die Entscheidung hierfür liegt bei Ihnen selbst. Sind alle Kernziele umgesetzt, entschließen sich viele Praxen zu einer QEP-Zertifizierung®. Eine Zertifizierung ist vom Gesetzgeber nicht verpflichtend vorgegeben. Informationen zum formalen Ablauf einer Zertifizierung und der hierfür erforderlichen Schritte, Unterlagen und Dokumente finden Sie im Leitfaden zur QEP-Zertifizierung unter www.kbv.de/qm.

II. Die Arbeitshilfen des Manuals

Schritt für Schritt zum Erfolg

Wenn Sie nach der ersten Selbstbewertung für Sie wichtige Qualitätsziele ausgewählt haben, setzen Sie diese **Schritt für Schritt** um. Dazu können verschiedene Arbeitshilfen genutzt werden, die als → Kopiervorlagen auf der CD-ROM finden. Bei der Bearbeitung umfangreicher Ziele, deren Umsetzung einen längeren Zeitraum und eventuell auch die Beteiligung von Kollegen oder Mitarbeitern beansprucht, dient die **Checkliste** zur systematischen Dokumentation der einzelnen Schritte bis alle Nachweise erfüllt sind und das Qualitätsziel erreicht ist.

Kopiervorlagen

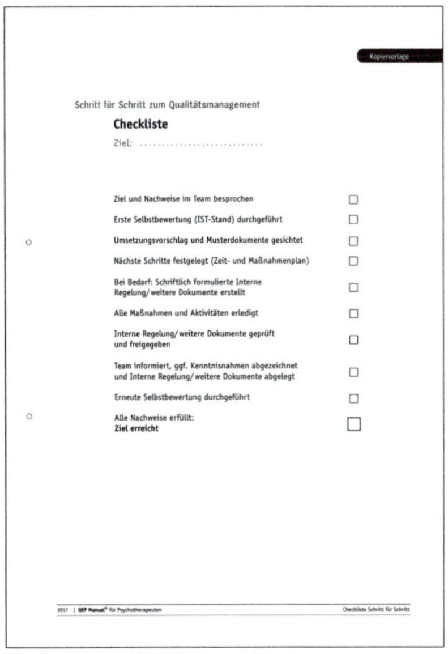

Der **Zeit- und Maßnahmenplan** kann insbesondere für komplexe Qualitätsziele, die mit verschiedenen zu erledigenden Aufgaben verbunden sind, genutzt werden. Er bietet die Möglichkeit die Ergebnisse der zu Beginn durchgeführten Ersteinschätzung für jeden Nachweis einzeln einzutragen. Daneben können Sie in Form eines kleinen Projektplans die einzuleitenden Maßnahmen und Aktivitäten notieren sowie die für deren Umsetzung und Bearbeitung verantwortlichen Personen und den Zeitpunkt, bis zu dem diese Aufgaben erledigt sein sollen. Nach erfolgreicher Umsetzung bewerten Sie erneut, ob der jeweilige Nachweis erfüllt ist.

Wichtig: Bei QEP kommt es darauf an, insbesondere wenn Sie später eine Zertifizierung anstreben, dass jeder einzelne Nachweis erfüllt ist! Orientieren Sie sich daher bitte nicht nur am Wortlaut des Zieles, sondern achten Sie explizit auf die genauen Inhalte bzw. den Wortlaut der Nachweise.

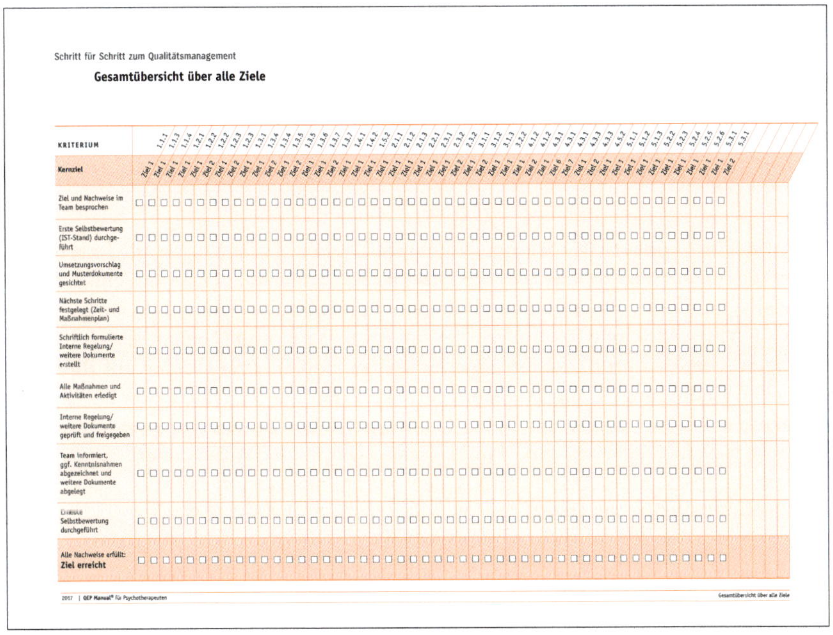

Alles im Überblick: Jedes Ziel zählt!

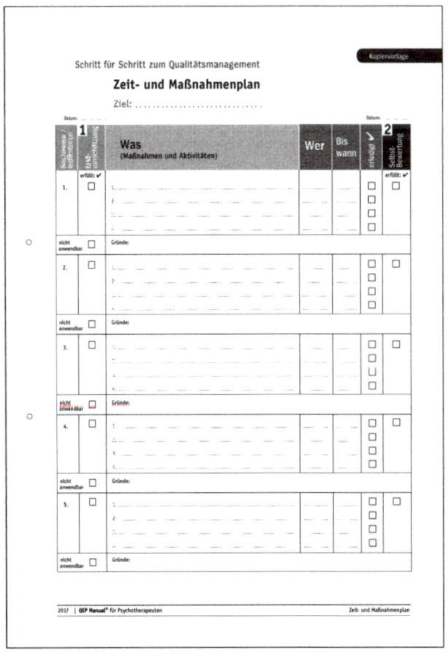

Im Hauptteil des Manuals finden Sie die **Vorschläge zur Umsetzung.** Diese sind als Empfehlungen (‚Kochrezepte‘) zu verstehen. Genau wie im QEP-Qualitätsziel-Katalog sind zuerst die Qualitätsziele mit Nachweisen abgedruckt. Daran schließen sich praktische Tipps und Beispiele zur Bearbeitung und Umsetzung an. Die Vorschläge sollen die Belange möglichst vieler Praxen abdecken. Daher wird es vorkommen, dass nicht immer alles für Sie relevant ist. Prüfen und entscheiden Sie selbst, was für Ihre Praxis wirklich wichtig ist. Dies gilt im Besonderen für psychotherapeutische Praxen, in denen es häufig keine Mitarbeiter gibt. Passen Sie die Internen Regelungen und Musterdokumente auf Ihre Situation an.

‚Rezepte‘ für gute Qualität

TIPP:

Mit 1.3.1 (1) bearbeiten!

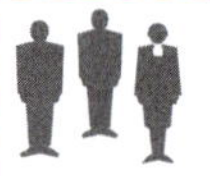

Team / Mitarbeiter

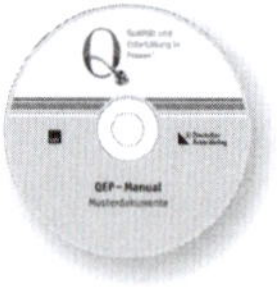

Weiterführende Informationen, Tabellenübersichten und Links im Serviceteil

QEP ist als modulares Angebot konzipiert. Die Reihenfolge der Bearbeitung der Qualitätsziele kann frei gewählt werden. Auf wichtige Themen werden Sie daher mehrfach stoßen. In den Vorschlägen zur Umsetzung finden Sie **TIPPs** zur gleichzeitigen Bearbeitung mehrerer miteinander thematisch verbundener Qualitätsziele. Genauso ist es möglich, verbundene Sachverhalte zusammen in einem gemeinsamen Dokument zu regeln.

Wenn kein Dokument gefordert wird, sollten Sie je nach Größe der Einrichtung und Anzahl der Mitarbeiter immer wieder selbst entscheiden, ob Regelungen schriftlich festgehalten werden müssen oder ob es ausreicht, wenn mündlich getroffene Vereinbarungen allen im Team bekannt sind und konsequent von allen angewendet werden. Das Symbol **„sprechender Mund“** erinnert Sie daran.

Das Symbol **„Team/Mitarbeiter“** markiert Abschnitte, in denen Sie besondere Hinweise zur Arbeit im Team oder mit Mitarbeitern finden.

Mit Hinweisen auf Musterdokumente und weitere Informationen auf der **CD-ROM** sowie Querverweise auf andere Qualitätsziele schließen die Umsetzungsvorschläge ab.

Im anhängenden **Serviceteil** stehen Ihnen ein Verzeichnis der Abkürzungen, Schlagworte, Linkhinweise, ein Glossar und verschiedene Tabellen zur Verfügung.

III. Die CD-ROM

Aus Musterdokumenten werden individuelle Dokumente

Als **Musterdokumente** werden im QEP-Manual sowohl alle Muster für Interne Regelungen als auch sämtliche weitere Dokumente bezeichnet. Hierzu gehören u. a. Checklisten, Pläne, Ablaufbeschreibungen, Formblätter. Die zur Verfügung stehenden Musterdokumente finden Sie im Infokasten unter den Umsetzungsvorschlägen. **Die Musterdokumente sind lediglich Beispiele und müssen auf Ihre individuellen Bedingungen angepasst werden.** Von der CD-ROM können Sie die Dokumente zur Bearbeitung auf Ihren Computer kopieren und beliebig verändern. Scheuen Sie sich nicht einzelne Punkte oder komplette Textpassagen, die für Ihre Praxis/ Ihr MVZ nicht passen, zu löschen beziehungsweise spezifische Regelungen und Bedingungen zu ergänzen.

Neben der inhaltlichen Überarbeitung sollten Sie die Musterdokumente auch formal anpassen: Fügen Sie den Namen Ihrer Praxis/ Ihres MVZ und ggf. ein eigenes Logo ein. Die **Nummerierung** und den Namen des Dokumentes können Sie übernehmen oder abändern, je nachdem, wie Sie Ihr eigenes QM-System gliedern möchten. Ändern Sie nach der Bearbeitung und auch jeweils nach der Aktualisierung der Musterdokumente den Dateinamen (z. B. durch Zufügen einer **Versionsnummer**), damit es nicht zu Verwechslungen zwischen den QEP-Muster- und den individualisierten beziehungsweise neu erstellten Praxisdokumenten kommt.

Aufbau festlegen:

Legen Sie eine Systematik für Ihr QM-Handbuch, sinnvolle Dateinamen und Ordnerstrukturen fest. Wenn Sie im Team arbeiten, regeln Sie, wer die Dokumente erstellen, prüfen und freigeben soll. Siehe Umsetzungsvorschlag -> 5.3.1 (1) auf Seite 137.

1. **Dokumente lenken:**

Passen Sie Kopf- und Fußzeilen an. Fügen Sie ggf. Logo und Namen ein. Wählen Sie eine Gliederung, Nummerierung und Versionierung, die zu Ihren Strukturen passt. Siehe Umsetzungsvorschlag -> 5.3.1 (2) auf Seite 139.

2. **Musterdokumente individuell anpassen:**

Berücksichtigen Sie die speziellen Bedingungen, die Ihren Arbeitsalltag abbilden. Ändern, ergänzen und streichen Sie. Wenn kein Dokument gefordert wird, entscheiden Sie selbst, was schriftlich und was mündlich geregelt werden soll.

Auf der CD-ROM finden Sie neben allen Musterdokumenten viele weitere Informationen (z. B. Patienteninformationen, Meldebögen, Sicherheitsdatenblätter, Plakate zur Händedesinfektion, Kitteltaschenversionen der Nationalen Versorgungsleitlinien), die nicht im Manual abgedruckt sind. Außerdem steht hier eine ‚leere' Ordnerstruktur zum Speichern Ihrer bereits vorhandenen oder neu erstellten Dateien zur Verfügung.

Verschiedene Berufsverbände und Softwareanbieter kooperieren mit dem Deutscher Ärzte-Verlag und bieten zur elektronischen Nutzung Dokumentenmanagementsysteme und fachspezifische Musterdokumente an.

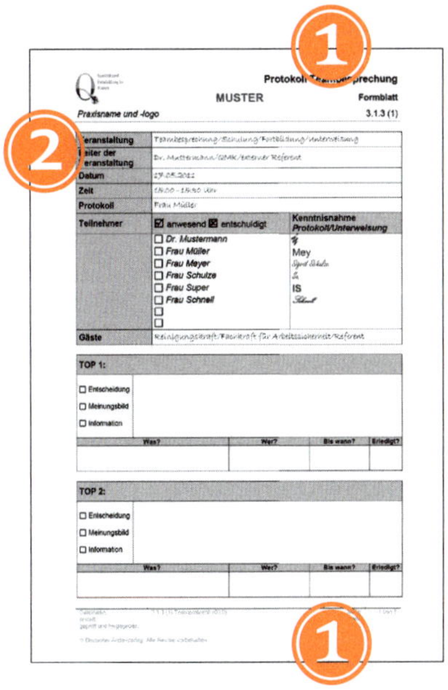

IV. Die Weiterentwicklung

‚Weitermachen!'

Nach der Fertigstellung Ihrer QM-Dokumente und einer routinierten Anwendung verschiedener QM-Instrumente und -Methoden im Praxisalltag folgt kontinuierlich die Weiterentwicklung Ihres internen Qualitätsmanagementsystems. Nutzen Sie dafür regelmäßig den Austausch mit Kollegen oder Teamsitzungen und greifen Sie Verbesserungsvorschläge auf, die sich aus Beschwerden und Fehlern ergeben. Überprüfen Sie Ihre Praxisabläufe regelmäßig durch interne Visitationen oder im Rahmen des kollegialen Austausches (Qualitätszirkel, Peer Review-Verfahren). Nutzen Sie eine jährliche systematische Selbstbewertung zum Festlegen und Überprüfen Ihrer Qualitätsziele.

»Nicht jede Veränderung ist eine Verbesserung, aber jede Verbesserung erfordert eine Veränderung« (Donald M. Berwick)

Aktuelle Informationen zu QEP finden Sie auf der Webseite der Kassenärztlichen Bundesvereinigung www.kbv.de/qm. Wir wünschen Ihnen viel Erfolg beim Aufbau und der Weiterentwicklung Ihres QM-Systems und freuen uns über Ihre Rückmeldungen!

1 Patientenversorgung

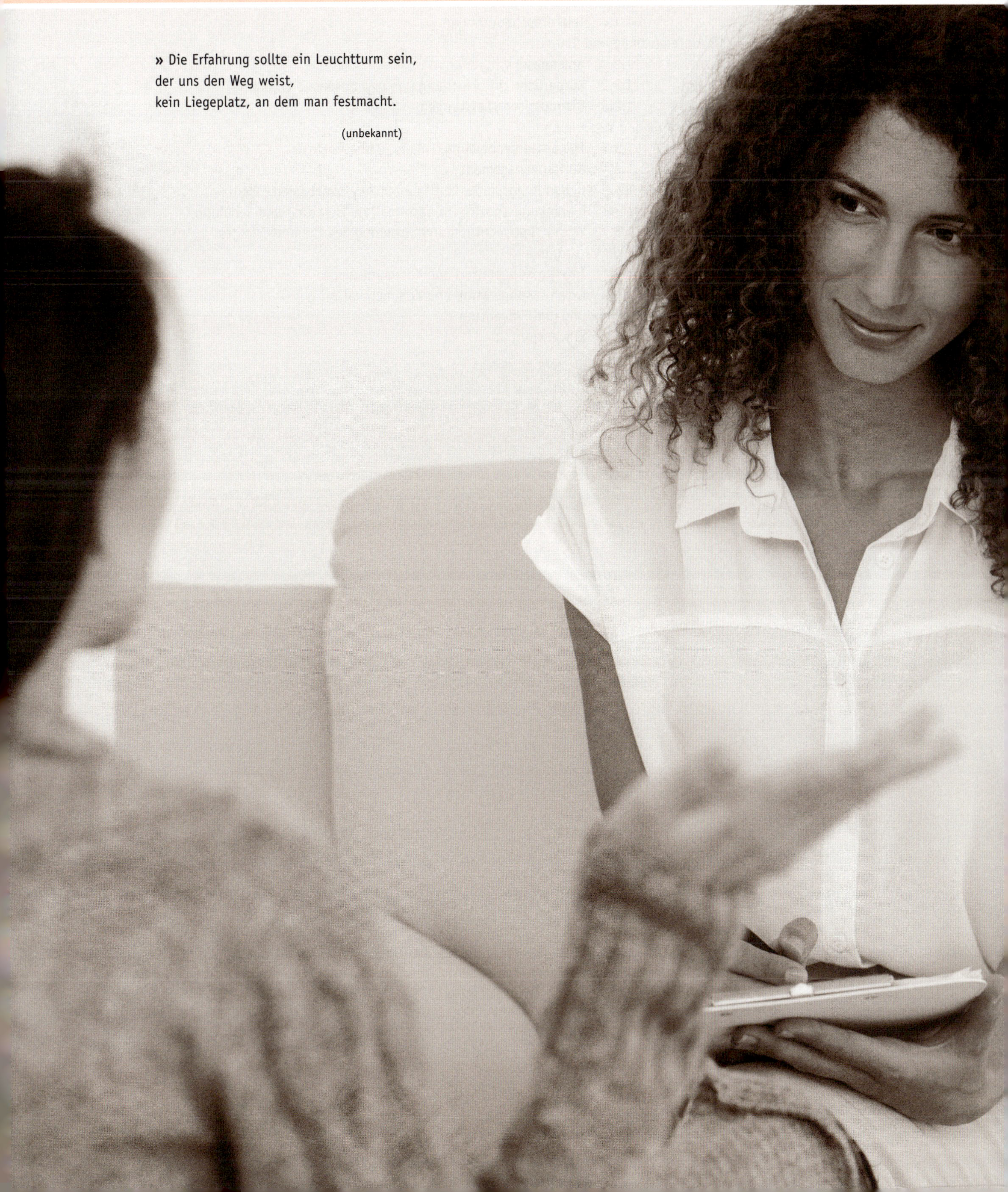

» Die Erfahrung sollte ein Leuchtturm sein,
der uns den Weg weist,
kein Liegeplatz, an dem man festmacht.

(unbekannt)

1

Die gesundheitliche Versorgung der Patienten stellt die zentrale Aufgabe einer Psychotherapeuten-/ Arztpraxis oder eines MVZ dar. Hierzu zählen neben der Diagnostik und Therapie von Erkrankungen u. a. die Beratung und Information der Patienten sowie präventive Angebote. Das Kapitel ‚Patientenversorgung' ist in Anlehnung an den „Weg der Patienten" durch die Praxis/ das MVZ, also den Versorgungsverlauf, gegliedert. Eine patientenorientierte Organisation sämtlicher Abläufe unterstützt die Kontinuität der Behandlung sowie eine gute Kommunikation der beteiligten Akteure. Dies sind essentielle Voraussetzungen für eine umfassende hochwertige Gesundheitsversorgung.

1.1.1 Leistungsspektrum

Ziel 1

KERNZIEL Die Patienten werden über das Leistungsspektrum, Serviceangebote und weitere Merkmale der Praxis/ des MVZ informiert.

QM-RiLi

	Nachweise / Indikatoren	Das sollten Sie sich fragen.	Schätzen Sie sich ein ✓
1.	Das aktuelle Leistungsspektrum, Serviceangebote und weitere Merkmale sind schriftlich dargelegt.	*Wo und in welcher Form sind das Leistungsspektrum, Serviceangebote und weitere Merkmale beschrieben?*	☐
2.	Die Mitarbeiter können das aktuelle Leistungsspektrum, Serviceangebote und weitere Merkmale erläutern.	*Welche Leistungen und Services bieten Sie an? Welche weiteren Merkmale gibt es?*	☐
3.	Informationen über das aktuelle Leistungsspektrum, Serviceangebote und weitere Merkmale sind den Patienten zugänglich.	*Wie erhalten Patienten Informationen über das aktuelle Leistungsspektrum, Serviceangebote und weitere Merkmale?*	☐

➔ VORSCHLAG ZUR UMSETZUNG

Das Leistungsspektrum, Serviceangebote und weitere Merkmale der Praxis/ des MVZ sollten zunächst definiert und schriftlich festgehalten werden. Hierfür ist es sinnvoll, sich die eigenen Ziele sowie angestrebten Schwerpunkte und Arbeitsweisen zu vergegenwärtigen. Spätestens im Rahmen der probatorischen Sitzungen sollten Patienten über die therapeutische Ausrichtung der Praxis/des MVZ und deren Einzelleistungen ausführlich informiert werden. Im Vorfeld einer psychotherapeutischen Behandlung sollte das jeweilige Leistungsspektrum und Therapieausrichtung den Patienten und Therapieplatzsuchenden bekannt sein bzw. gemacht werden. Informationsmaterial zum Praxisprofil und zu speziellen Behandlungs- oder Präventionsangeboten kann persönlich ausgehändigt oder beispielsweise im Wartebereich ausgelegt werden → Musterdokumente.

Weitere Möglichkeiten zur Darstellung des Leistungsspektrums sind Visitenkarten, Terminkärtchen und eine Webseite. Entsprechende Materialien können auch seitens der Zuweiser und Kooperationspartner genutzt werden. Sofern der Anteil an nicht deutschsprachigen Patienten in der Praxis/ im MVZ hoch ist, sollten wichtige Informationen mehrsprachig angeboten werden.

In vielen Such- und Gesundheitsportalen finden sich Informationen zum Leistungsspektrum (z. B. BundesArztsucheApp der KBV, www.psych-info.de). Auskünfte erhalten Patienten über Suchdienste und Therapieplatzvermittlungsangebote der Kassenärztlichen Vereinigungen. Um über die Praxis/ das MVZ zu informieren und nicht berufswidrig zu werben, sind beispielsweise Hinweise auf Ortstafeln, in kostenlosen Stadtplänen oder bei Bürgerinformationsstellen, Tage der offenen Tür, Kultur-, Sport- und Sozialsponsoring, Hinweise auf Qualitätsmanagement (QM) und QM-Zertifizierung sowie sachliche Informationen in Medien erlaubt. Verboten sind Flugblätter und Postwurfsendungen oder die Angabe von Referenzen. Beachten Sie die Vorschriften Ihrer Berufsordnung (§§ 23 MBO-Pt und § 27 ff. MBO-Ä).

Informationen im Internet können für Patienten äußerst hilfreich sein. Immer mehr Psychotherapie-Praxen gehen dazu über, Hintergrundinformationen zu psychischen Erkrankungen, zum Ablauf von psychischen Behandlungen mit Kontakthinweisen in das Internet zu stellen. Es sollte ein möglichst „barrierefreier bzw. -armer" Zugang von Internetseiten für blinde oder sehbehinderte, gehörlose oder schwerhörige Personen ermöglicht werden. Neben besonderen Darstellungsformen und technischen Zugangsbedingungen ist es wichtig, dass die Inhalte übersichtlich und in leicht verständlicher Sprache präsentiert werden. Bei der Gestaltung eigener Webseiten müssen laut § 5 Telemediengesetz (TMG) Pflichtangaben im Impressum aufgenommen werden.

Angebote wie „offene“ Sprechstunden zur Notfallversorgung oder psychotherapeutische Beratung etc. werden künftig an Bedeutung gewinnen.

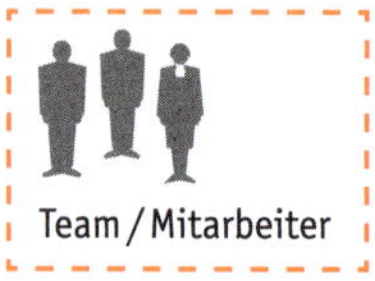

Auskunft über die Inhalte, Vorgehensweisen und gegebenenfalls Therapiealternativen oder ergänzende Angebote sollten alle Mitarbeiter geben können.

Wenn Sie Regelungen getroffen haben, die nicht schriftlich festgehalten werden, sollte regelmäßig hinterfragt werden, ob diese auch allen Beteiligten bekannt sind und von allen verlässlich angewendet werden.

MUSTERDOKUMENTE

→ 1.1.1 (1) Leistungsspektrum Faltblatt_0.0
→ 1.1.1 (1) Leistungsspektrum Handzettel_0.0
→ 1.1.1 (1) Praxisinformationsmappe_0.0

WEITERE INFORMATIONEN AUF CD-ROM

→ Ärzte in sozialen Medien (Handreichung der Bundesärztekammer)

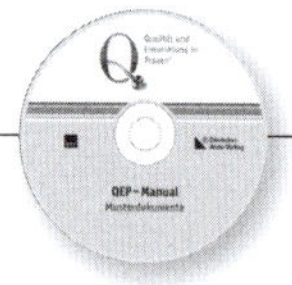

SIEHE HIERZU:

1.3.6 Patienteninformationen
2.1.1 Aufklärung und Einwilligung
1.5.2 Prävention

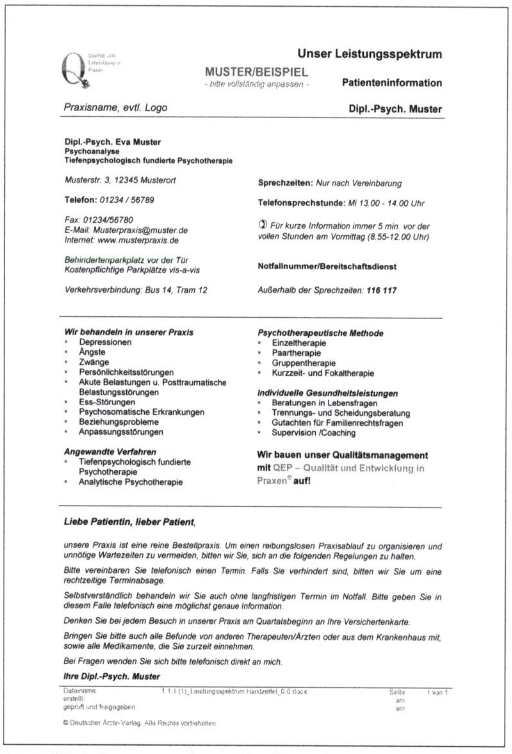

Unser Leistungsspektrum

MUSTER/BEISPIEL
- bitte vollständig anpassen -

Patienteninformation

Praxisname, evtl. Logo **Dipl.-Psych. Muster**

Dipl.-Psych. Eva Muster
Psychoanalyse
Tiefenpsychologisch fundierte Psychotherapie

Musterstr. 3, 12345 Musterort

Telefon: *01234 / 56789*

Fax: 01234/56780
E-Mail: Musterpraxis@muster.de
Internet: www.musterpraxis.de

Behindertenparkplatz vor der Tür
Kostenpflichtige Parkplätze vis-a-vis

Verkehrsverbindung: Bus 14, Tram 12

Sprechzeiten: *Nur nach Vereinbarung*

Telefonsprechstunde: *Mi 13.00 - 14.00 Uhr*

Für kurze Information immer 5 min. vor der vollen Stunden am Vormittag (8.55-12.00 Uhr)

Notfallnummer/Bereitschaftsdienst

Außerhalb der Sprechzeiten: ***116 117***

Wir behandeln in unserer Praxis
- Depressionen
- Ängste
- Zwänge
- Persönlichkeitsstörungen
- Akute Belastungen u. Posttraumatische Belastungsstörungen
- Ess-Störungen
- Psychosomatische Erkrankungen
- Beziehungsprobleme
- Anpassungsstörungen

Angewandte Verfahren
- Tiefenpsychologisch fundierte Psychotherapie
- Analytische Psychotherapie

Psychotherapeutische Methode
- Einzeltherapie
- Paartherapie
- Gruppentherapie
- Kurzzeit- und Fokaltherapie

Individuelle Gesundheitsleistungen
- Beratungen in Lebensfragen
- Trennungs- und Scheidungsberatung
- Gutachten für Familienrechtsfragen
- Supervision /Coaching

Wir bauen unser Qualitätsmanagement mit QEP – Qualität und Entwicklung in Praxen® **auf!**

Liebe Patientin, lieber Patient,

unsere Praxis ist eine reine Bestellpraxis. Um einen reibungslosen Praxisablauf zu organisieren und unnötige Wartezeiten zu vermeiden, bitten wir Sie, sich an die folgenden Regelungen zu halten.

Bitte vereinbaren Sie telefonisch einen Termin. Falls Sie verhindert sind, bitten wir Sie um eine rechtzeitige Terminabsage.

Selbstverständlich behandeln wir Sie auch ohne langfristigen Termin im Notfall. Bitte geben Sie in diesem Falle telefonisch eine möglichst genaue Information.

Denken Sie bei jedem Besuch in unserer Praxis am Quartalsbeginn an Ihre Versichertenkarte.

Bringen Sie bitte auch alle Befunde von anderen Therapeuten/Ärzten oder aus dem Krankenhaus mit, sowie alle Medikamente, die Sie zurzeit einnehmen.

Bei Fragen wenden Sie sich bitte telefonisch direkt an mich.

Ihre Dipl.-Psych. Muster

Dateiname: 1.1.1 (1)_Leistungsspektrum Handzettel_0.0.docx Seite 1 von 1
erstellt: am
geprüft und freigegeben: am

1.1.1 (1) Leistungsspektrum Handzettel_0.0

1.1.3 Terminvergabe

Ziel 1

KERNZIEL Die Patienten erhalten einen Termin entsprechend der Dringlichkeit ihres Versorgungsbedarfs.

QM-RiLi

	Nachweise / Indikatoren	Das sollten Sie sich fragen.	Schätzen Sie sich ein ✓
1.	Es gibt eine schriftlich formulierte Interne Regelung zur bedarfsgerechten Terminvergabe.	*Wie ist die bedarfsgerechte Terminvergabe in der Praxis/ im MVZ geregelt?*	☐
2.	Es ist festgelegt, in welchen Fällen und wie eine bedarfsgerechte Weiterleitung der Patienten erfolgt.	*In welchen Fällen und wie erfolgt eine bedarfsgerechte Weiterleitung der Patienten?*	☐
3.	Es wird ein strukturiertes, dem Leistungsangebot angepasstes Terminvergabesystem eingesetzt.	*Wie erfolgt die Terminvergabe?*	☐
4.	Dringlichkeit und Zeitbedarf der Versorgung sowie Sondertermine werden bei der Terminvergabe berücksichtigt.	*Wie gewährleisten Sie, dass bei der Terminvergabe Dringlichkeit und Zeitbedarf der Versorgung sowie Sondertermine berücksichtigt werden?*	☐
5.	Den Patienten wird die freie Arzt-/ Psychotherapeutenwahl innerhalb der Praxis/ des MVZ ermöglicht.	*Wie stellen Sie sicher, dass Patienten den Arzt/ Psychotherapeuten frei wählen können?*	☐

→ VORSCHLAG ZUR UMSETZUNG

Eine zeitnahe, bedarfsgerechte Terminvergabe stellt für Psychotherapeuten mit klar getakteten Terminfenstern und in der Regel längerfristigen Behandlungsverläufen eine Herausforderung dar. Sofern keine freien Therapieplätze zur Verfügung stehen, sollte eine Weiterleitung an Kollegen oder andere Einrichtungen erfolgen. Zusätzlich sind Hinweise auf entsprechende Informationsquellen sinnvoll. Außerdem sollte das Angebot einer Notfall- oder Akutsprechstunde geprüft werden.

Mit Hilfe eines funktionierendes Termin- und Zeitmanagement unterstützt die Organisation der Abläufe in der Praxis/ im MVZ und hilft Wartezeiten zu verkürzen. Die Praxisleitung sollte zur Terminvergabe Vorgaben erstellen, die die Aspekte Dringlichkeit, Art der Leistung und freie Therapieplätze umfassen. Die Terminvergabe sollte sich nach dem Versorgungsbedarf der Patienten und dem Leistungsspektrum richten. Das Bestellsystem sollte mit realistischen Zeitfenstern geplant werden. Psychotherapeutische Sitzungen umfassen in der Regel 50 Minuten. Gegebenenfalls müssen kürzere Zeitfenster für Notfallsprechstunden oder längere Zeitfenster für Gruppenangebote vorgehalten werden. Auch Zeitpuffer für telefonische Absprachen, das Erstellen von Gutachterberichten oder weitere Leistungen (z. B. Coaching-, Präventionsangebote) müssen eingeplant werden.

Damit am Telefon und der Anmeldung die Dringlichkeit bei der Terminvergabe berücksichtigt werden kann, sollte die schriftliche Interne Regelung → Musterdokument Hinweise enthalten, wann eine besondere medizinische oder psychotherapeutische Dringlichkeit angenommen oder geprüft werden muss. Es bedarf gewisser Übung, Erfahrung und gegebenenfalls Schulung, um am Telefon einschätzen zu können, ob Termine innerhalb einer Woche, eines Monats etc. vergeben werden müssen oder wann die Weiterleitung an den ambulanten Krisendienst oder die Klinik erforderlich ist. Dazu gehört auch das Erkennen von Notfällen und akut erforderlichen Terminen. Es sollte stets nach dem Grund des Terminwunsches, der Art, Dauer und Ausmaß der Beschwerden gefragt werden.

Um Missverständnissen vorzubeugen, bietet es sich an festgelegte Termine den Patienten ausgedruckt mitzugeben. Die Praxis/ das MVZ kann auch ein schriftliches (per SMS oder E-Mail) oder telefonisches Erinnerungssystem einrichten. Vor Aufnahme in das Erinnerungssystem ist das schriftliche Einverständnis der Patienten einzuholen (vgl. 1.5.2). Wegen der streng getakteten Terminvergabe sind Regelungen zu Terminabsagen, Ausfallhonoraren und zur kurzfristigen Nutzung freigewordener Termine hilfreich. So könnten mit den Patienten im Rahmen des Behandlungsvertrages Vereinbarungen zur rechtzeitigen Terminabsage getroffen werden.

Bei allen Formen von Zusammenschlüssen von Psychotherapeuten/ Ärzten (z. B. Berufsausübungsgemeinschaften) ist zu berücksichtigen, dass die freie Psychotherapeuten-/ Arztwahl gewährleistet bleibt [§ 21 (4) MBO-Pt, § 18 (4) MBO-Ä].

MUSTERDOKUMENTE

→ 1.1.3 (1) IR Terminvergabe_0.0
→ 1.1.4 (1) Formblatt Telefonischer Erstkontakt_0.0

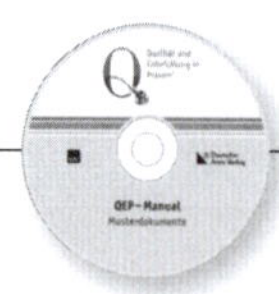

SIEHE HIERZU:

1.3.4 Notfallmanagement
2.1.2 Patientenorientierung

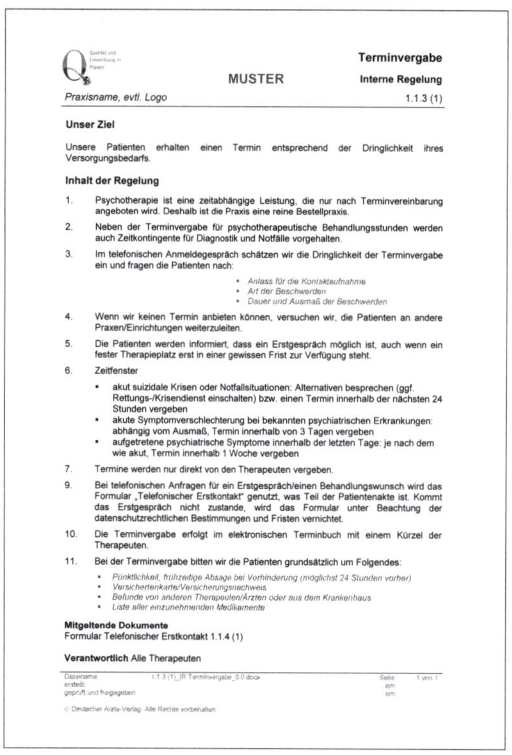

Praxisname, evtl. Logo — MUSTER — **Terminvergabe** — **Interne Regelung** — 1.1.3 (1)

Unser Ziel

Unsere Patienten erhalten einen Termin entsprechend der Dringlichkeit ihres Versorgungsbedarfs.

Inhalt der Regelung

1. Psychotherapie ist eine zeitabhängige Leistung, die nur nach Terminvereinbarung angeboten wird. Deshalb ist die Praxis eine reine Bestellpraxis.
2. Neben der Terminvergabe für psychotherapeutische Behandlungsstunden werden auch Zeitkontingente für Diagnostik und Notfälle vorgehalten.
3. Im telefonischen Anmeldegespräch schätzen wir die Dringlichkeit der Terminvergabe ein und fragen die Patienten nach:
   - *Anlass für die Kontaktaufnahme*
   - *Art der Beschwerden*
   - *Dauer und Ausmaß der Beschwerden*
4. Wenn wir keinen Termin anbieten können, versuchen wir, die Patienten an andere Praxen/Einrichtungen weiterzuleiten.
5. Die Patienten werden informiert, dass ein Erstgespräch möglich ist, auch wenn ein fester Therapieplatz erst in einer gewissen Frist zur Verfügung steht.
6. Zeitfenster
   - akut suizidale Krisen oder Notfallsituationen: Alternativen besprechen (ggf. Rettungs-/Krisendienst einschalten) bzw. einen Termin innerhalb der nächsten 24 Stunden vergeben
   - akute Symptomverschlechterung bei bekannten psychiatrischen Erkrankungen: abhängig vom Ausmaß, Termin innerhalb von 3 Tagen vergeben
   - aufgetretene psychiatrische Symptome innerhalb der letzten Tage: je nach dem wie akut, Termin innerhalb 1 Woche vergeben
7. Termine werden nur direkt von den Therapeuten vergeben.
9. Bei telefonischen Anfragen für ein Erstgespräch/einen Behandlungswunsch wird das Formular „Telefonischer Erstkontakt" genutzt, was Teil der Patientenakte ist. Kommt das Erstgespräch nicht zustande, wird das Formular unter Beachtung der datenschutzrechtlichen Bestimmungen und Fristen vernichtet.
10. Die Terminvergabe erfolgt im elektronischen Terminbuch mit einem Kürzel der Therapeuten.
11. Bei der Terminvergabe bitten wir die Patienten grundsätzlich um Folgendes:
   - *Pünktlichkeit, frühzeitige Absage bei Verhinderung (möglichst 24 Stunden vorher)*
   - *Versichertenkarte/Versicherungsnachweis*
   - *Befunde von anderen Therapeuten/Ärzten oder aus dem Krankenhaus*
   - *Liste aller einzunehmenden Medikamente*

Mitgeltende Dokumente
Formular Telefonischer Erstkontakt 1.1.4 (1)

Verantwortlich Alle Therapeuten

Dateiname 1.1.3 (1)_IR Terminvergabe_0.0.docx Seite: 1 von 1
erstellt: am:
geprüft und freigegeben am:

1.1.3 (1) IR Terminvergabe_0.0

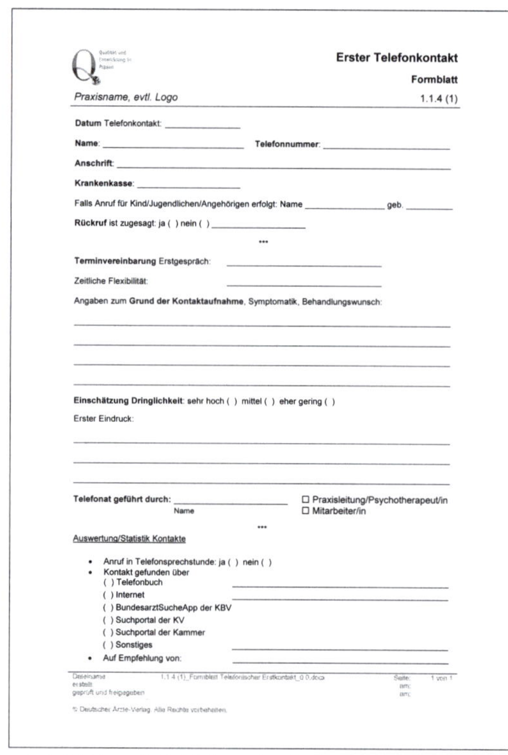

Praxisname, evtl. Logo — **Erster Telefonkontakt** — **Formblatt** — 1.1.4 (1)

Datum Telefonkontakt: ____________

Name: ____________ **Telefonnummer**: ____________

Anschrift: ____________

Krankenkasse: ____________

Falls Anruf für Kind/Jugendlichen/Angehörigen erfolgt: Name ____________ geb. ________

Rückruf ist zugesagt: ja ( ) nein ( ) ____________

***

Terminvereinbarung Erstgespräch: ____________

Zeitliche Flexibilität: ____________

Angaben zum **Grund der Kontaktaufnahme**, Symptomatik, Behandlungswunsch:

____

Einschätzung Dringlichkeit: sehr hoch ( ) mittel ( ) eher gering ( )

Erster Eindruck:

____

Telefonat geführt durch: ____________ (Name) ☐ Praxisleitung/Psychotherapeut/in ☐ Mitarbeiter/in

***

Auswertung/Statistik Kontakte

- Anruf in Telefonsprechstunde: ja ( ) nein ( )
- Kontakt gefunden über
  ( ) Telefonbuch ____________
  ( ) Internet ____________
  ( ) BundesarztSucheApp der KBV
  ( ) Suchportal der KV
  ( ) Suchportal der Kammer
  ( ) Sonstiges ____________
- Auf Empfehlung von: ____________

Dateiname 1.1.4 (1)_Formblatt Telefonischer Erstkontakt_0.0.docx Seite: 1 von 1
erstellt: am:
geprüft und freigegeben am:

1.1.4 (1) Formblatt Telefonischer Erstkontakt_0.0

1.1.4 Telefonische Anfragen

Ziel 1

KERNZIEL Telefonische Anfragen werden unter Beachtung des Datenschutzes kompetent und sachgerecht beantwortet.

	Nachweise / Indikatoren	Das sollten Sie sich fragen.	Schätzen Sie sich ein ✓
1.	Es gibt eine schriftlich formulierte Interne Regelung zum Umgang mit telefonischen Anfragen.	*Wie verfahren Sie mit telefonischen Anfragen?*	☐
2.	Es ist festgelegt, welche Anfragen von welchen Teammitgliedern beantwortet werden.	*Welche Teammitglieder dürfen welche telefonischen Anfragen beantworten?*	☐
3.	Patientenbezogene Auskünfte werden nur an berechtigte Personen erteilt, deren Identität zweifelsfrei geklärt ist.	*Wie stellen Sie sicher, dass patientenbezogene Auskünfte nur an berechtigte Personen erteilt werden? Wie wird die Identität dieser Personen zweifelsfrei geklärt?*	☐

➔ VORSCHLAG ZUR UMSETZUNG

Psychotherapeutische Praxen ohne Mitarbeiter haben in der Regel enge Zeitfenster für telefonische Anfragen. Es bietet sich an festzulegen, wann telefonische Anfragen an die Praxis gerichtet werden können (Telefonsprechstunde). Hierbei sind die zeitlichen Vorgaben der Psychotherapie-Richtlinie zu beachten. Ansonsten kann ein Anrufbeantworter während der Behandlungszeiten auf die Telefonzeiten hinweisen. Aushänge im Warte- oder Anmeldungsbereich, Hinweise in der Praxis-/MVZ-Broschüre sowie auf Bestell- und Visitenkarten können die Patienten auf eine Telefonsprechstunde aufmerksam machen.

Bei einem Telefonat ist es besonders wichtig, den Anrufer sicher identifizieren zu können. Bei unbekannten Anrufern kann dazu beispielsweise nach dem Geburtsdatum, der kompletten Anschrift, dem Versicherungsstatus und den letzten Ziffern der Versicherungsnummer gefragt werden. Gegenüber Dritten darf keine Auskunft erteilt werden, es sei denn, es liegt eine Unterschrift zur Schweigepflichtentbindung vor. Eine Geheimhaltungspflicht besteht auch gegenüber Familienangehörigen des Patienten. Die Patienten müssen die Psychotherapeuten schriftlich von der Schweigepflicht entbinden, damit ausgewählten Personen Auskünfte erteilt werden können. Dies ist aber telefonisch nur zulässig, wenn die Identität des Anrufers eindeutig festzustellen ist. Bei Minderjährigen unter 15 Jahren sind Psychotherapeuten in der Regel berechtigt, die Eltern in vollem Umfang zu unterrichten. Maßgebend sind aber immer die Umstände des Einzelfalles.

In einer schriftlichen Regelung → Musterdokument sollten alle erteilten Auskunftsbefugnisse festgehalten werden: Bei welcher Art von Anfrage (telefonisch oder schriftlich per Brief, Fax, E-Mail), darf in welchen Fällen, wer Auskunft an wen geben, oder muss eine Weiterleitung an die Psychotherapeuten beziehungsweise ein Rückruf erfolgen.

Die Praxisleitung muss alle Mitarbeiter zur beruflichen Schweigepflicht (Verletzung von Privatgeheimnissen, § 203 Strafgesetzbuch) und zur Verpflichtung auf das Datengeheimnis (§ 5 Bundesdatenschutzgesetz) unterweisen. Sie legt auch fest, wie mit telefonischen und schriftlichen Anfragen (Brief, Fax, E-Mail) umgegangen wird. Die Beantwortung beispielsweise von organisatorischen Fragen (Antragsverfahren, Terminvergabe/ -verschiebung, Auskunft über das Leistungsspektrum) kann an die Mitarbeiter delegiert werden. Alle Mitarbeiter sollten über die Auskunftsrechte der Patienten informiert und in der Auskunftserteilung geübt sein.

Team / Mitarbeiter

MUSTERDOKUMENTE

- → 1.1.4 (1) IR Telefonische Anfragen_0.0
- → 1.1.4 (1) Formblatt Telefonischer Erstkontakt_0.0
- → 2.3.2 (2) Entbindung Schweigepflicht_0.0

WEITERE INFORMATIONEN AUF CD-ROM

- → Empfehlungen zur ärztlichen Schweigepflicht (KBV/BÄK Mai 2014)
- → Datenschutz in der Arzt-/ Psychotherapeutenpraxis (KV Bayerns Januar 2015)

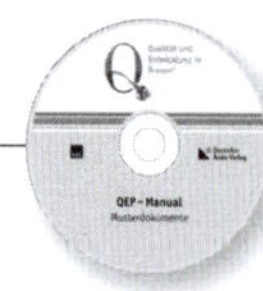

SIEHE HIERZU:

2.3.2 Schweigepflicht und Datenschutz

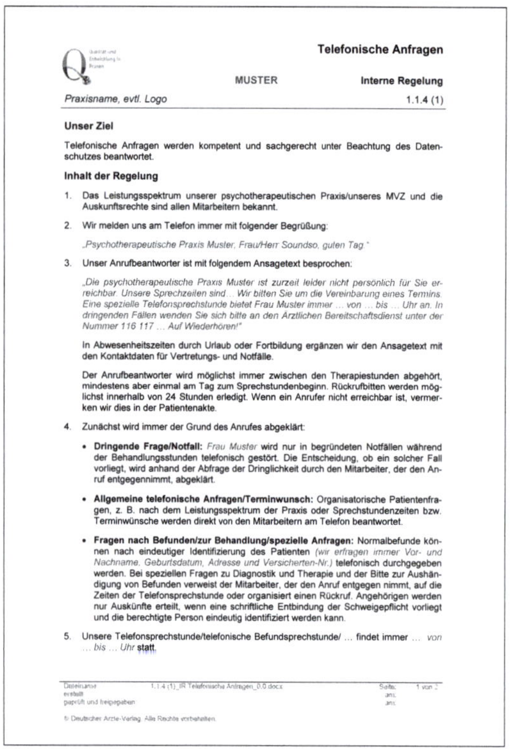

Telefonische Anfragen

MUSTER **Interne Regelung**

Praxisname, evtl. Logo 1.1.4 (1)

Unser Ziel

Telefonische Anfragen werden kompetent und sachgerecht unter Beachtung des Datenschutzes beantwortet.

Inhalt der Regelung

1. Das Leistungsspektrum unserer psychotherapeutischen Praxis/unseres MVZ und die Auskunftsrechte sind allen Mitarbeitern bekannt.
2. Wir melden uns am Telefon immer mit folgender Begrüßung:

   „Psychotherapeutische Praxis Muster, Frau/Herr Soundso, guten Tag."
3. Unser Anrufbeantworter ist mit folgendem Ansagetext besprochen:

   „Die psychotherapeutische Praxis Muster ist zurzeit leider nicht persönlich für Sie erreichbar. Unsere Sprechzeilen sind… Wir bitten Sie um die Vereinbarung eines Termins. Eine spezielle Telefonsprechstunde bietet Frau Muster immer … von … bis … Uhr an. In dringenden Fällen wenden Sie sich bitte an den Ärztlichen Bereitschaftsdienst unter der Nummer 116 117 … Auf Wiederhören!"

   In Abwesenheitszeiten durch Urlaub oder Fortbildung ergänzen wir den Ansagetext mit den Kontaktdaten für Vertretungs- und Notfälle.

   Der Anrufbeantworter wird möglichst immer zwischen den Therapiestunden abgehört, mindestens aber einmal am Tag zum Sprechstundenbeginn. Rückrufbitten werden möglichst innerhalb von 24 Stunden erledigt. Wenn ein Anrufer nicht erreichbar ist, vermerken wir dies in der Patientenakte.
4. Zunächst wird immer der Grund des Anrufes abgeklärt:
   - **Dringende Frage/Notfall:** *Frau Muster* wird nur in begründeten Notfällen während der Behandlungsstunden telefonisch gestört. Die Entscheidung, ob ein solcher Fall vorliegt, wird anhand der Abfrage der Dringlichkeit durch den Mitarbeiter, der den Anruf entgegennimmt, abgeklärt.
   - **Allgemeine telefonische Anfragen/Terminwunsch:** Organisatorische Patientenfragen, z. B. nach dem Leistungsspektrum der Praxis oder Sprechstundenzeiten bzw. Terminwünsche werden direkt von den Mitarbeitern am Telefon beantwortet.
   - **Fragen nach Befunden/zur Behandlung/spezielle Anfragen:** Normalbefunde können nach eindeutiger Identifizierung des Patienten *(wir erfragen immer Vor- und Nachname, Geburtsdatum, Adresse und Versicherten-Nr.)* telefonisch durchgegeben werden. Bei speziellen Fragen zu Diagnostik und Therapie und der Bitte zur Aushändigung von Befunden verweist der Mitarbeiter, der den Anruf entgegen nimmt, auf die Zeiten der Telefonsprechstunde oder organisiert einen Rückruf. Angehörigen werden nur Auskünfte erteilt, wenn eine schriftliche Entbindung der Schweigepflicht vorliegt und die berechtigte Person eindeutig identifiziert werden kann.
5. Unsere Telefonsprechstunde/telefonische Befundsprechstunde/ … findet immer … *von … bis … Uhr* statt.

Dateiname 1.1.4 (1)_IR Telefonische Anfragen_0.0.docx Seite: 1 von 2
erstellt am:
geprüft und freigegeben am:

1.1.4 (1) IR Telefonische Anfragen_0.0

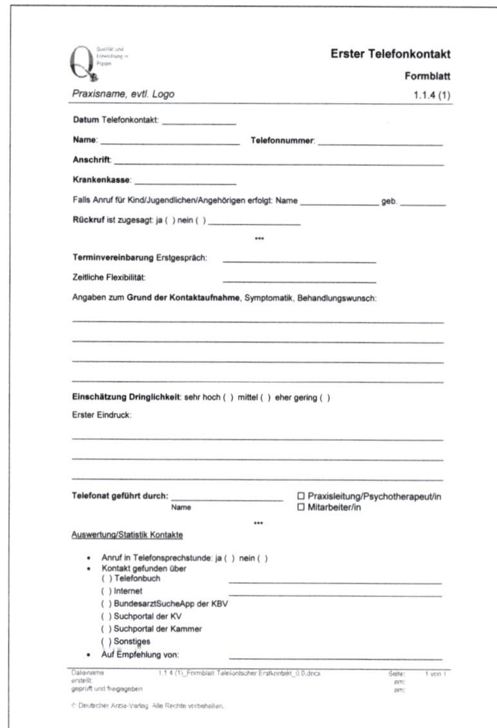

Erster Telefonkontakt

Formblatt

Praxisname, evtl. Logo 1.1.4 (1)

Datum Telefonkontakt: ____________

Name: ____________________ **Telefonnummer**: ____________________

Anschrift: ____

Krankenkasse: ____________

Falls Anruf für Kind/Jugendlichen/Angehörigen erfolgt: Name ____________ geb. ________

Rückruf ist zugesagt: ja ( ) nein ( ) ____________

***

Terminvereinbarung Erstgespräch: ____________________

Zeitliche Flexibilität: ____________________

Angaben zum **Grund der Kontaktaufnahme**, Symptomatik, Behandlungswunsch:

____

____

____

____

Einschätzung Dringlichkeit: sehr hoch ( ) mittel ( ) eher gering ( )

Erster Eindruck:

____

____

____

Telefonat geführt durch: ____________________ ☐ Praxisleitung/Psychotherapeut/in
Name ☐ Mitarbeiter/in

***

Auswertung/Statistik Kontakte

- Anruf in Telefonsprechstunde: ja ( ) nein ( )
- Kontakt gefunden über
  ( ) Telefonbuch ____________________
  ( ) Internet ____________________
  ( ) BundesarztSucheApp der KBV
  ( ) Suchportal der KV
  ( ) Suchportal der Kammer
  ( ) Sonstiges
- Auf Empfehlung von: ____________________

Dateiname 1.1.4 (1)_Formblatt Telefonischer Erstkontakt_0.0.docx Seite: 1 von 1
erstellt: am:
geprüft und freigegeben am:

1.1.4 (1) Formblatt Telefonischer Erstkontakt_0.0

1.2.1 Anamnese

Ziel 1

KERNZIEL Für alle Patienten liegen aktuelle und strukturierte Anamnesen vor.

	Nachweise / Indikatoren	Das sollten Sie sich fragen.	Schätzen Sie sich ein ✓
1.	Bei jedem Patienten erfolgt eine an den Anlass der Konsultation angepasste strukturierte Anamneseerhebung.	*Wie gehen Sie bei der Anamneseerhebung Ihrer Patienten vor?*	☐
2.	Erhobene Anamnesen werden in der Patientenakte dokumentiert.	*Wie dokumentieren Sie die erhobenen Anamnesen?*	☐
3.	Anamnesedaten werden anlassbezogen aktualisiert.	*Wie stellen Sie die Aktualisierung der Anamnesedaten sicher?*	☐

➔ VORSCHLAG ZUR UMSETZUNG

TIPP:
1.2.1, 1.2.2, 1.2.3 und 1.3.1 gemeinsam bearbeiten!

Zur diagnostischen Abklärung vor Beginn jeder psychotherapeutischen Behandlung gehört eine Anamnese. Sie dient auch der Generierung von Hypothesen und zur Stützung von Testbefunden. Spezifika der Anamneseerhebung richten sich nach dem Leistungsspektrum (Therapieverfahren) der Praxis/ des MVZ und müssen bei der Antragsstellung zur Kostenübernahme berücksichtigt werden. Mit der Erhebung der Anamnese beginnt der Beziehungsaufbau zwischen Patienten und Therapeuten.

Die Anamnese kann – je nach Therapieverfahren – unterschiedlich erhoben werden (z. B. unstrukturiertes Erstgespräch, halbstrukturierte Erhebung, Fragebogen zur Lebensgeschichte, Selbstbeurteilungsbogen, Erkundungsgespräch). Es ist zulässig, wenn entsprechend qualifizierte und eingewiesene Mitarbeiter mit Patienten vorbereitend einen Anamnesebogen in Papier- oder elektronischer Form bearbeiten und die Angaben im nachfolgenden Gespräch überprüft und gegebenenfalls ergänzt werden. Ausgewählte Fragen können schon bei der Terminvergabe gestellt werden, um die Patienten bedarfsgerecht zu bestellen und für Erstkontakte ausreichend Zeit einzuplanen.

Die Anamnese sollte vor allem folgende Punkte umfassen:

- Aktuelle Beschwerden und Behandlungs-/ Untersuchungsanlass
- Vorerkrankungen, Risikofaktoren, Dauermedikation, Selbstmedikation etc.
- Sozialer und beruflicher Hintergrund, Fragen zur Sexualität
- Gebrauch psychoaktiver Substanzen (Medikamente, Nikotin, Alkohol, Drogen)
- Appetit, Durst, Schlaf (vegetative Anamnese)

Die Eigenanamnese kann gegebenenfalls durch Befragung von Personen aus dem Umfeld (Fremdanamnese) ergänzt werden. Es sollte geregelt werden wie die erhobenen Anamnesedaten in der Patientenakte dokumentiert werden. Dabei muss gewährleistet sein, dass sich alle für die Behandlung wichtigen Informationen der Anamnese in der Patientenakte wiederfinden. Die Anamnesedaten werden prozessbegleitend ergänzt und aktualisiert.

Psychotherapie bei Migranten erfordert neben eventuell notwendigen Sprachkenntnissen auch hinreichend Kenntnisse zur Kultur des jeweiligen Landes, aus dem die Patienten stammen. Ist das nicht der Fall, sollte seitens der Psychotherapeuten überlegt werden, ob die Patienten an eine andere Praxis/ Einrichtung vermittelt werden können (vgl. 1.2.2 Ziel 1).

MUSTERDOKUMENTE

→ 1.2.1 (1) Anamnesedokumention_0.0
→ 1.2.1 (1) Anamnesefragen Kinder_0.0 (VAKJP)
→ 1.2.1 (1) Anamnesebogen Kinder_ Jugendliche_0.0 (VAKJP)

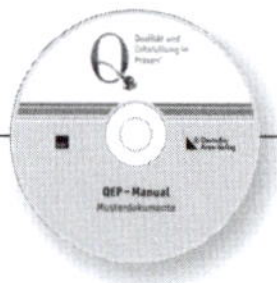

SIEHE HIERZU:

1.2.3 Diagnostische Leistungen

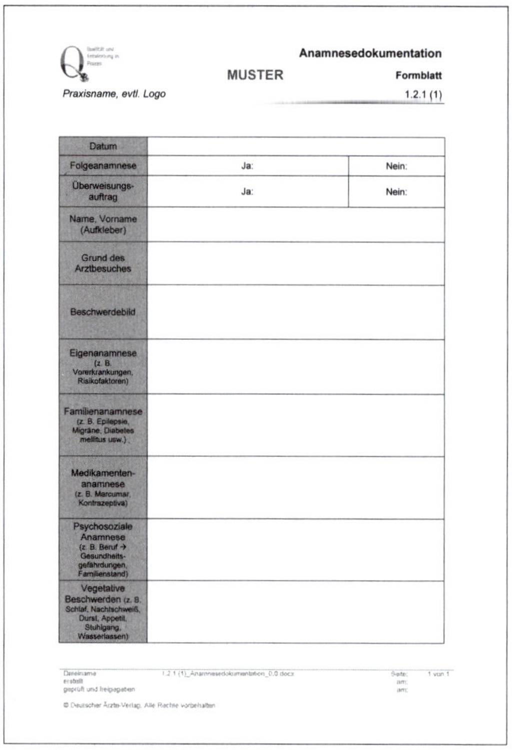

Anamnesedokumentation
MUSTER
Formblatt
Praxisname, evtl. Logo
1.2.1 (1)

Datum		
Folgeanamnese	Ja:	Nein:
Überweisungs-auftrag	Ja:	Nein:
Name, Vorname (Aufkleber)		
Grund des Arztbesuches		
Beschwerdebild		
Eigenanamnese (z. B. Vorerkrankungen, Risikofaktoren)		
Familienanamnese (z. B. Epilepsie, Migräne, Diabetes mellitus usw.)		
Medikamenten-anamnese (z. B. Marcumar, Kontrazeptiva)		
Psychosoziale Anamnese (z. B. Beruf → Gesundheits-gefährdungen, Familienstand)		
Vegetative Beschwerden (z. B. Schlaf, Nachtschweiß, Durst, Appetit, Stuhlgang, Wasserlassen)		

Dateiname 1.2.1 (1)_Anamnesedokumentation_0.0.docx Seite: 1 von 1
erstellt am:
geprüft und freigegeben am:

© Deutscher Ärzte-Verlag. Alle Rechte vorbehalten

1.2.1 (1) Anamnesedokumention_0.0

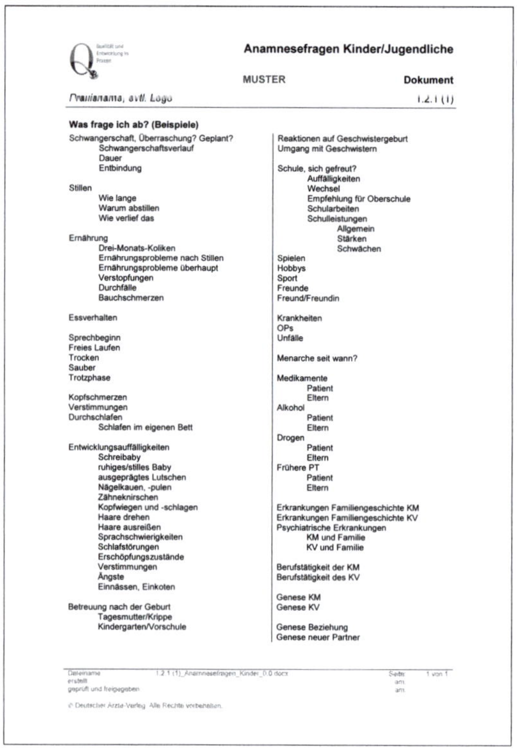

Anamnesefragen Kinder/Jugendliche
MUSTER
Dokument
Praxisname, evtl. Logo
1.2.1 (1)

Was frage ich ab? (Beispiele)

Schwangerschaft, Überraschung? Geplant?
- Schwangerschaftsverlauf
- Dauer
- Entbindung

Stillen
- Wie lange
- Warum abstillen
- Wie verlief das

Ernährung
- Drei-Monats-Koliken
- Ernährungsprobleme nach Stillen
- Ernährungsprobleme überhaupt
- Verstopfungen
- Durchfälle
- Bauchschmerzen

Essverhalten

Sprechbeginn
Freies Laufen
Trocken
Sauber
Trotzphase

Kopfschmerzen
Verstimmungen
Durchschlafen
- Schlafen im eigenen Bett

Entwicklungsauffälligkeiten
- Schreibaby
- ruhiges/stilles Baby
- ausgeprägtes Lutschen
- Nägelkauen, -pulen
- Zähneknirschen
- Kopfwiegen und -schlagen
- Haare drehen
- Haare ausreißen
- Sprachschwierigkeiten
- Schlafstörungen
- Erschöpfungszustände
- Verstimmungen
- Ängste
- Einnässen, Einkoten

Betreuung nach der Geburt
- Tagesmutter/Krippe
- Kindergarten/Vorschule

Reaktionen auf Geschwistergeburt
Umgang mit Geschwistern

Schule, sich gefreut?
- Auffälligkeiten
- Wechsel
- Empfehlung für Oberschule
- Schularbeiten
- Schulleistungen
  - Allgemein
  - Stärken
  - Schwächen

Spielen
Hobbys
Sport
Freunde
Freund/Freundin

Krankheiten
OPs
Unfälle

Menarche seit wann?

Medikamente
- Patient
- Eltern

Alkohol
- Patient
- Eltern

Drogen
- Patient
- Eltern

Frühere PT
- Patient
- Eltern

Erkrankungen Familiengeschichte KM
Erkrankungen Familiengeschichte KV
Psychiatrische Erkrankungen
- KM und Familie
- KV und Familie

Berufstätigkeit der KM
Berufstätigkeit des KV

Genese KM
Genese KV

Genese Beziehung
Genese neuer Partner

Dateiname 1.2.1 (1)_Anamnesefragen_Kinder_0.0.docx Seite: 1 von 1
erstellt am:
geprüft und freigegeben am:

© Deutscher Ärzte-Verlag. Alle Rechte vorbehalten.

1.2.1 (1) Anamnesefragen Kinder_0.0 (VAKJP)

1.2.2 Körperliche Untersuchung und psychosoziale Erhebung

Ziel 1

KERNZIEL Für jeden Patienten liegen aktuelle Befunde zum körperlichen bzw. psychischen und/ oder psychosozialen Status vor.

	Nachweise / Indikatoren	Das sollten Sie sich fragen.	Schätzen Sie sich ein ✓
1.	Bei jedem Patienten erfolgt eine an den Anlass angepasste, strukturierte Erhebung des körperlichen bzw. des psychischen und/ oder des psychosozialen Status.	*Wie führen Sie Erhebungen des körperlichen bzw. psychischen und/ oder psychosozialen Status durch?*	☐
2.	Der körperliche bzw. psychische und/ oder psychosoziale Status jedes Patienten ist in der Patientenakte dokumentiert.	*Wie dokumentieren Sie die Erhebung des körperlichen bzw. psychischen und/ oder psychosozialen Status?*	☐
3.	Die Erhebung des körperlichen bzw. psychischen und/ oder psychosozialen Status wird anlassbezogen wiederholt.	*Wie stellen Sie eine Aktualisierung der Erhebung des körperlichen bzw. psychischen und/ oder psychosozialen Status Ihrer Patienten sicher?*	☐

➔ VORSCHLAG ZUR UMSETZUNG

TIPP: 1.2.1, 1.2.2, 1.2.3 und 1.3.1 gemeinsam bearbeiten!

Die Anamnese wird durch Befunde zum psychischen, psychosozialen und gegebenenfalls körperlichen Status ergänzt. In der Regel fordern Psychologische Psychotherapeuten und Kinder- und Jugendlichenpsychotherapeuten nach den probatorischen Sitzungen über den Hausarzt beziehungsweise Kinderarzt der Patienten einen Konsiliarbericht zum körperlichen Status an. Psychometrische Tests dienen der Diagnostik. Auch während des Therapieverlaufs kann es notwendig sein, weitere Therapeuten/ Ärzte einzubeziehen.

Geschlechts- und kulturspezifische Unterschiede von Krankheitssymptomen sollten berücksichtigt und Aspekte der Gender-Psychotherapie einbezogen werden. So zeigen Männer und Frauen teilweise unterschiedliche Symptome und bewältigen diese unterschiedlich. Beispielsweise haben durch psychische Störungen bedingte Fehlzeiten deutlich stärker bei Männern als bei Frauen zugenommen. Frauen erkranken häufiger an Depressionen und Angststörungen, Männer an somatoformen und Abhängigkeitsstörungen. Suizidversuche werden häufiger von Frauen im jüngeren Alter unternommen, vollendet Suizide sind ein vorrangig männliches Phänomen. Erkrankungen die nur Frauen erleiden können sind zum Beispiel psychische und Verhaltensstörungen, die im Wochenbett auftreten.

Psychotherapie bei Migranten erfordert neben eventuell notwendigen Sprachkenntnissen auch hinreichend Kenntnisse zur Kultur des jeweiligen Landes, aus dem die Patienten stammen. Ist das nicht der Fall, sollte seitens der Psychotherapeuten überlegt werden, ob die Patienten an eine andere Praxis/ Einrichtung vermittelt werden können (vgl. 1.2.1 Ziel 1).

Es sollte geregelt werden wie Befunde in der Patientenakte dokumentiert werden.

MUSTERDOKUMENTE

→ 1.2.2 (1) FB Körperlicher Befund_0.0 (für Ärzte)

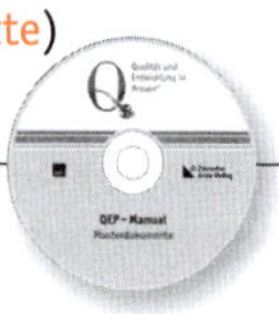

SIEHE HIERZU:

1.2.3 Diagnostische Leistungen

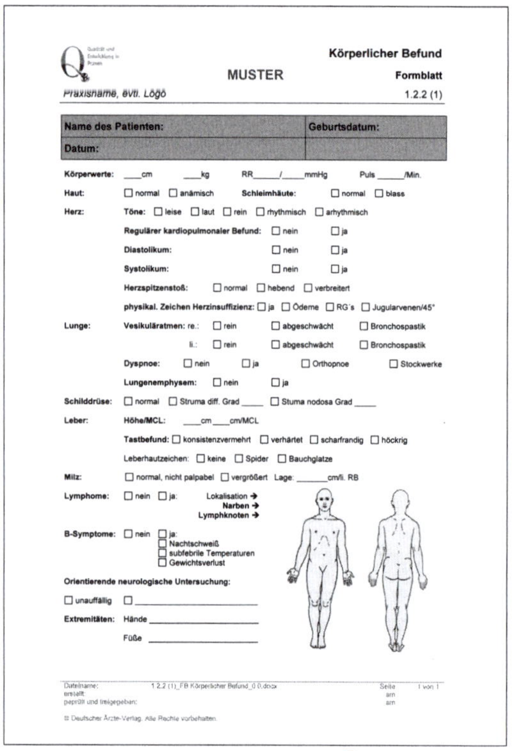

Praxisname, evtl. Logo

MUSTER

Körperlicher Befund

Formblatt

1.2.2 (1)

Name des Patienten:	**Geburtsdatum:**
Datum:	

Körperwerte: ___cm ___kg RR____/____mmHg Puls _____/Min.

Haut: ☐ normal ☐ anämisch **Schleimhäute:** ☐ normal ☐ blass

Herz: **Töne:** ☐ leise ☐ laut ☐ rein ☐ rhythmisch ☐ arhythmisch

Regulärer kardiopulmonaler Befund: ☐ nein ☐ ja

Diastolikum: ☐ nein ☐ ja

Systolikum: ☐ nein ☐ ja

Herzspitzenstoß: ☐ normal ☐ hebend ☐ verbreitert

physikal. Zeichen Herzinsuffizienz: ☐ ja ☐ Ödeme ☐ RG´s ☐ Jugularvenen/45°

Lunge: **Vesikuläratmen:** re.: ☐ rein ☐ abgeschwächt ☐ Bronchospastik

li.: ☐ rein ☐ abgeschwächt ☐ Bronchospastik

Dyspnoe: ☐ nein ☐ ja ☐ Orthopnoe ☐ Stockwerke

Lungenemphysem: ☐ nein ☐ ja

Schilddrüse: ☐ normal ☐ Struma diff. Grad ____ ☐ Stuma nodosa Grad ____

Leber: **Höhe/MCL:** ___cm ___cm/MCL

Tastbefund: ☐ konsistenzvermehrt ☐ verhärtet ☐ scharfrandig ☐ höckrig

Leberhautzeichen: ☐ keine ☐ Spider ☐ Bauchglatze

Milz: ☐ normal, nicht palpabel ☐ vergrößert Lage: ______cm/li. RB

Lymphome: ☐ nein ☐ ja: Lokalisation → **Narben →** **Lymphknoten →**

B-Symptome: ☐ nein ☐ ja:
☐ Nachtschweiß
☐ subfebrile Temperaturen
☐ Gewichtsverlust

Orientierende neurologische Untersuchung:

☐ unauffällig ☐ ____________________

Extremitäten: Hände ____________________

Füße ____________________

Dateiname: 1.2.2 (1)_FB Körperlicher Befund_0.0.docx Seite 1 von 1
erstellt: am
geprüft und freigegeben: am

© Deutscher Ärzte-Verlag. Alle Rechte vorbehalten.

1.2.2 (1) FB Körperlicher Befund_0.0 (für Ärzte)

1.2.2 Körperliche Untersuchung und psychosoziale Erhebung

Ziel 2

Hinweise auf Misshandlung, Nötigung oder sexuelle Übergriffe werden erkannt, und den Betroffenen werden Hilfsmöglichkeiten angeboten.

	Nachweise / Indikatoren	Das sollten Sie sich fragen.	Schätzen Sie sich ein ✓
1.	Es ist geregelt, wie vorgegangen wird, wenn Patienten Hinweise auf Misshandlung, Nötigung oder sexuelle Übergriffe zeigen.	*Wie gehen Sie vor, wenn Patienten Hinweise auf Misshandlung, Nötigung oder sexuelle Übergriffe zeigen?*	☐
2.	Die Mitarbeiter kennen Zeichen (red flags), die auf Misshandlung, Nötigung oder sexuelle Übergriffe hinweisen.	*Welche Zeichen (red flags) von Misshandlung, Nötigung oder sexuellen Übergriffen kennen Sie?*	☐
3.	In der Praxis/ im MVZ liegt Informationsmaterial mit lokalen Beratungs- und Unterstützungsangeboten aus.	*Welche Informationsmaterialien zu lokalen Beratungs- und Unterstützungsangeboten stellen Sie den Patienten zur Verfügung?*	☐
4.	Patienten werden, sofern erforderlich, an lokale Beratungsstellen oder Hilfseinrichtungen vermittelt.	*Wie vermitteln Sie Patienten bei Bedarf an lokale Beratungsstellen oder Hilfsorganisationen?*	☐

➔ VORSCHLAG ZUR UMSETZUNG

Um bei Patientinnen und Patienten Hinweise auf Misshandlung, Nötigung oder sexuelle Übergriffe zu erkennen und angemessen zu reagieren, ist es ratsam im Kollegenkreis oder Team – sofern vorhanden – über diese Themen zu sprechen. Nicht nur Frauen, Kinder und widerstandsunfähige Personen (z. B. Pflegebedürftige, Behinderte) sind betroffen. Alle Personengruppen können Opfer sein. Unter häuslicher Gewalt werden alle Formen psychischer, körperlicher, sexueller, sozialer und ökonomischer Gewalt verstanden; auch Stalking kann hierzu zählen. Oft sind unklare körperliche Beschwerden und Symptome Hinweise auf Gewalterfahrung. Zeichen (sogenannte „red flags") können sein: unklare Verletzungen, verschiedene Verletzungen in unterschiedlichen Heilungsstadien, übermäßig aufmerksame Partner, physische Verletzungen während der Schwangerschaft.

Für das Vorgehen bei einem begründeten Verdacht kann keine allgemeingültige Empfehlung gegeben werden. Gerade bei betroffenen Kindern sollte je nach Situation individuell entschieden werden, um deren besonderem Schutzbedürfnis Rechnung zu tragen. In der Praxis/ im MVZ sollte im Vorfeld geregelt werden, wie in einem solchen Fall vorgegangen werden soll.

Wichtig sind

- Kenntnisse über Zeichen, die auf eine Gewalterfahrung hinweisen (red flags),
- Absprachen durch wen und in welcher Form Patienten darauf angesprochen werden,
- Vorgaben zur psychotherapeutischen und ärztlichen Dokumentation, die über die üblichen Aufzeichnungen hinaus gehen muss, um juristisch und kriminalistisch verwertbar zu sein, und
- eine Übersicht über Hilfsmöglichkeiten in der Umgebung, um Betroffene gegebenenfalls weiter vermitteln zu können.

Um die Folgen von Gewalt zu dokumentieren, sollten Psychotherapeuten ihre Beobachtungen festhalten → Musterdokument. Wenn ein begründeter Verdacht auf Kindeswohlgefährdung festgestellt wird, Hilfsangebote abgelehnt werden und keine andere Möglichkeit der Intervention gegeben ist, dürfen Dritte in geeigneter Weise eingeschaltet werden (z. B. Jugendamt, Familiengericht und in dringenden Fällen auch die Polizei). Siehe hierzu auch das Qualitätszirkel-Modul

„Frühe Hilfen"→ CD-ROM. Im Zweifel kann eine individuelle Beratung über den konkreten Fall bei der jeweiligen berufsständischen Kammer oder beim Jugendamt – ohne Nennung konkreter Patientendaten – eingeholt werden. Dieser schwierige Entscheidungsprozess muss gut dokumentiert werden.

Um die körperlichen Folgen von Gewalt zu attestieren, stehen Ärzten verschiedene Dokumentationshilfen wie beispielsweise die MED-DOC-CARD© → CD-ROM zur Verfügung. Eine gute Dokumentation der Folgen von Gewalt unterstützt die präzise Verständigung zwischen allen Beteiligten und kann entscheidend für den gerichtlich angeordneten Schutz der Betroffenen sein.

Umfangreiche Informationsmaterialien für Psychotherapeuten und Ärzte stehen im Internet beispielsweise unter www.frauennotruf-frankfurt.de oder www.familienatlas.de (Hessisches Sozialministerium) zur Verfügung, z. B. Informationen für Patientinnen und Patienten in verschiedenen Sprachen (englisch, türkisch, russisch) oder in leicht verständlicher Sprache, Handlungshilfen bei Gewalt gegen Kinder und eine DENT DOC CARD zur zahnmedizinischen Befunddokumentation. Bei Bedarf sollten Informationsmaterialien der Einrichtungen ausgelegt oder gezielt an Patientinnen und Patienten ausgegeben werden.

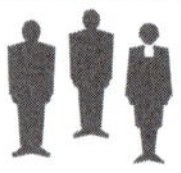

Team / Mitarbeiter

Bei Bedarf sollte eine Fortbildung für das Team oder beispielsweise die Teilnahme an entsprechenden Qualitätszirkeln organisiert werden. Sie finden das Qualitätszirkel-Modul „Möglichkeiten der Intervention bei häuslicher Gewalt" auf der → CD-ROM. Unterstützung bei der Schulung und Fortbildung bieten lokale Hilfsangebote wie Beratungsstellen, Frauennotrufe, Kindernotdienste, Kriminalpolizei und Jugendämter.

MUSTERDOKUMENTE

→ 1.2.2 (2) Verdachtsdokumentation_0.0

WEITERE INFORMATIONEN AUF CD-ROM

→ Qualitätszirkel-Modul „Möglichkeiten der Intervention bei häuslicher Gewalt" (KBV)
→ Qualitätszirkel-Modul „Frühe Hilfen" (KBV)
→ MED-DOC-CARD, Uniklinik Düsseldorf (für Ärzte)

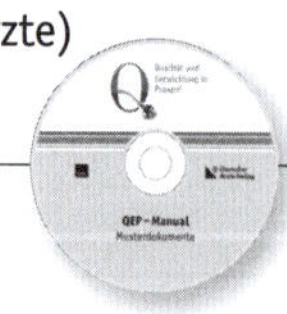

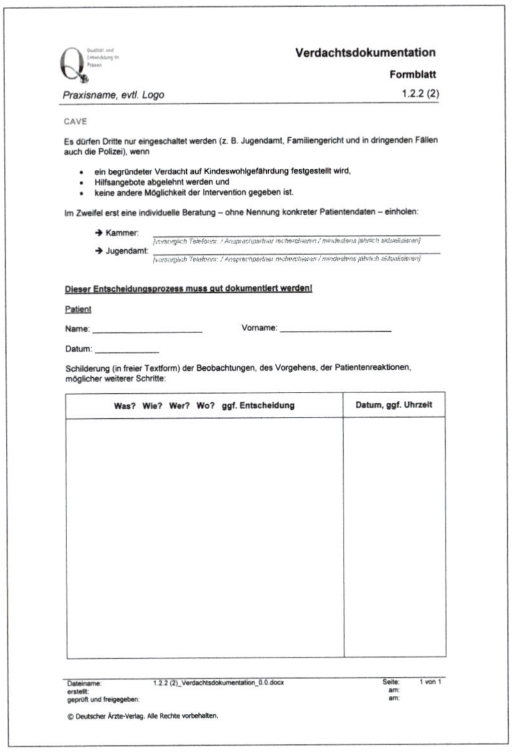

Praxisname, evtl. Logo

Verdachtsdokumentation

Formblatt

1.2.2 (2)

CAVE

Es dürfen Dritte nur eingeschaltet werden (z. B. Jugendamt, Familiengericht und in dringenden Fällen auch die Polizei), wenn

- ein begründeter Verdacht auf Kindeswohlgefährdung festgestellt wird,
- Hilfsangebote abgelehnt werden und
- keine andere Möglichkeit der Intervention gegeben ist.

Im Zweifel erst eine individuelle Beratung – ohne Nennung konkreter Patientendaten – einholen:

→ Kammer: ______________________
[vorsorglich Telefonnr. / Ansprechpartner recherchieren / mindestens jährlich aktualisieren]

→ Jugendamt: ______________________
[vorsorglich Telefonnr. / Ansprechpartner recherchieren / mindestens jährlich aktualisieren]

Dieser Entscheidungsprozess muss gut dokumentiert werden!

Patient

Name: ______________ Vorname: ______________

Datum: ______________

Schilderung (in freier Textform) der Beobachtungen, des Vorgehens, der Patientenreaktionen, möglicher weiterer Schritte:

Was? Wie? Wer? Wo? ggf. Entscheidung	Datum, ggf. Uhrzeit

Dateiname: 1.2.2 (2)_Verdachtsdokumentation_0.0.docx Seite: 1 von 1
erstellt: am:
geprüft und freigegeben: am:

© Deutscher Ärzte-Verlag. Alle Rechte vorbehalten.

1.2.2 (2) Verdachtsdokumentation_0.0

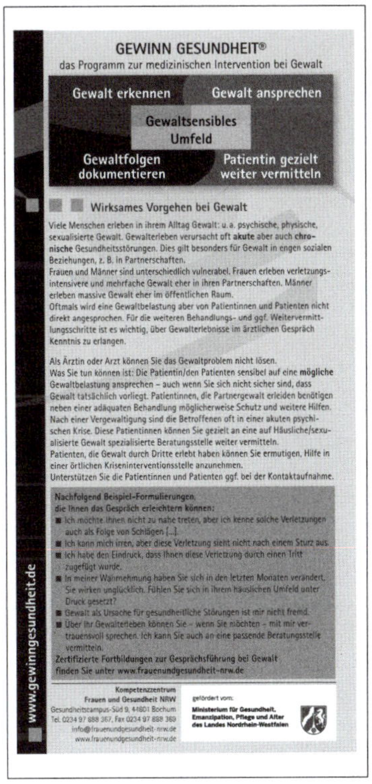

GEWINN GESUNDHEIT®
das Programm zur medizinischen Intervention bei Gewalt

Gewalt erkennen
Gewalt ansprechen
Gewaltsensibles Umfeld
Gewaltfolgen dokumentieren
Patientin gezielt weiter vermitteln

Wirksames Vorgehen bei Gewalt

Viele Menschen erleben in ihrem Alltag Gewalt: u. a. psychische, physische, sexualisierte Gewalt. Gewalterleben verursacht oft **akute** aber auch **chronische** Gesundheitsstörungen. Dies gilt besonders für Gewalt in engen sozialen Beziehungen, z. B. in Partnerschaften.
Frauen und Männer sind unterschiedlich vulnerabel. Frauen erleben verletzungsintensivere und mehrfache Gewalt eher in ihren Partnerschaften. Männer erleben massive Gewalt eher im öffentlichen Raum.
Oftmals wird eine Gewaltbelastung aber von Patientinnen und Patienten nicht direkt angesprochen. Für die weiteren Behandlungs- und ggf. Weitervermittlungsschritte ist es wichtig, über Gewalterlebnisse im ärztlichen Gespräch Kenntnis zu erlangen.

Als Ärztin oder Arzt können Sie das Gewaltproblem nicht lösen.
Was Sie tun können ist: Die Patientin/den Patienten sensibel auf eine **mögliche** Gewaltbelastung ansprechen – auch wenn Sie sich nicht sicher sind, dass Gewalt tatsächlich vorliegt. Patientinnen, die Partnergewalt erleiden benötigen neben einer adäquaten Behandlung möglicherweise Schutz und weitere Hilfen. Nach einer Vergewaltigung sind die Betroffenen oft in einer akuten psychischen Krise. Diese Patientinnen können Sie gezielt an eine auf Häusliche/sexualisierte Gewalt spezialisierte Beratungsstelle weiter vermitteln.
Patienten, die Gewalt durch Dritte erlebt haben können Sie ermutigen, Hilfe in einer örtlichen Kriseninterventionsstelle anzunehmen.
Unterstützen Sie die Patientinnen und Patienten ggf. bei der Kontaktaufnahme.

Nachfolgend Beispiel-Formulierungen, die Ihnen das Gespräch erleichtern können:

- Ich möchte Ihnen nicht zu nahe treten, aber ich kenne solche Verletzungen auch als Folge von Schlägen [...].
- Ich kann mich irren, aber diese Verletzung sieht nicht nach einem Sturz aus.
- Ich habe den Eindruck, dass Ihnen diese Verletzung durch einen Tritt zugefügt wurde.
- In meiner Wahrnehmung haben Sie sich in den letzten Monaten verändert. Sie wirken unglücklich. Fühlen Sie sich in Ihrem häuslichen Umfeld unter Druck gesetzt?
- Gewalt als Ursache für gesundheitliche Störungen ist mir nicht fremd.
- Über Ihr Gewalterleben können Sie – wenn Sie möchten – mit mir vertrauensvoll sprechen. Ich kann Sie auch an eine passende Beratungsstelle vermitteln.

Zertifizierte Fortbildungen zur Gesprächsführung bei Gewalt finden Sie unter www.frauenundgesundheit-nrw.de

Kompetenzzentrum
Frauen und Gesundheit NRW
Gesundheitscampus-Süd 9, 44801 Bochum
Tel. 0234 97 888 367, Fax 0234 97 888 369
info@frauenundgesundheit-nrw.de
www.frauenundgesundheit-nrw.de

gefördert vom:
Ministerium für Gesundheit, Emanzipation, Pflege und Alter des Landes Nordrhein-Westfalen

www.gewinngesundheit.de

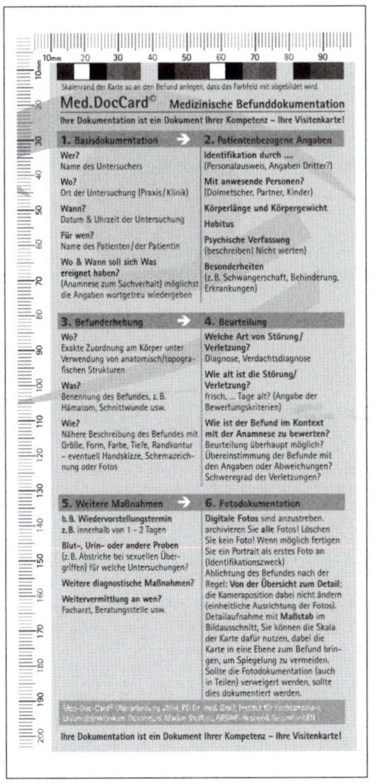

Skalenrand der Karte so an den Befund anlegen, dass das Farbfeld mit abgebildet wird.

Med.DocCard© Medizinische Befunddokumentation

Ihre Dokumentation ist ein Dokument Ihrer Kompetenz – Ihre Visitenkarte!

1. Basisdokumentation →

Wer? Name des Untersuchers
Wo? Ort der Untersuchung (Praxis/Klinik)
Wann? Datum & Uhrzeit der Untersuchung
Für wen? Name des Patienten/der Patientin
Wo & Wann soll sich Was ereignet haben? (Anamnese zum Sachverhalt) möglichst die Angaben wortgetreu wiedergeben

2. Patientenbezogene Angaben

Identifikation durch .... (Personalausweis, Angaben Dritter?)
Mit anwesende Personen? (Dolmetscher, Partner, Kinder)
Körperlänge und Körpergewicht
Habitus
Psychische Verfassung (beschreiben! Nicht werten)
Besonderheiten (z. B. Schwangerschaft, Behinderung, Erkrankungen)

3. Befunderhebung →

Wo? Exakte Zuordnung am Körper unter Verwendung von anatomisch/topografischen Strukturen
Was? Benennung des Befundes, z. B. Hämatom, Schnittwunde usw.
Wie? Nähere Beschreibung des Befundes mit Größe, Form, Farbe, Tiefe, Randkontur – eventuell Handskizze, Schemazeichnung oder Fotos

4. Beurteilung

Welche Art von Störung/Verletzung? Diagnose, Verdachtsdiagnose
Wie alt ist die Störung/Verletzung? frisch, ... Tage alt? (Angabe der Bewertungskriterien)
Wie ist der Befund im Kontext mit der Anamnese zu bewerten? Beurteilung überhaupt möglich? Übereinstimmung der Befunde mit den Angaben oder Abweichungen? Schweregrad der Verletzungen?

5. Weitere Maßnahmen →

b. B. Wiedervorstellungstermin z. B. innerhalb von 1 – 2 Tagen
Blut-, Urin- oder andere Proben (z. B. Abstriche bei sexuellen Übergriffen) für welche Untersuchungen?
Weitere diagnostische Maßnahmen?
Weitervermittlung an wen? Facharzt, Beratungsstelle usw.

6. Fotodokumentation

Digitale Fotos sind anzustreben. archivieren Sie **alle** Fotos! Löschen Sie kein Foto! Wenn möglich fertigen Sie ein Portrait als erstes Foto an (Identifikationszweck)
Ablichtung des Befundes nach der Regel: **Von der Übersicht zum Detail**; die Kameraposition dabei nicht ändern (einheitliche Ausrichtung der Fotos). Detailaufnahme mit **Maßstab** im Bildausschnitt, Sie können die Skala der Karte dafür nutzen, dabei die Karte in eine Ebene zum Befund bringen, um Spiegelung zu vermeiden. Sollte die Fotodokumentation (auch in Teilen) verweigert werden, sollte dies dokumentiert werden.

Ihre Dokumentation ist ein Dokument Ihrer Kompetenz – Ihre Visitenkarte!

Med.DocCard

Notizen:

Notizen:

1.2.3 Diagnostische Leistungen

Ziel 1

KERNZIEL Gezielt veranlasste diagnostische Maßnahmen ermöglichen eine sichere, risikoarme Diagnosestellung.

QM-RiLi

	Nachweise / Indikatoren	Das sollten Sie sich fragen.	Schätzen Sie sich ein ✓
1.	Die Indikation für praxisinterne und externe diagnostische Maßnahmen oder Konsile wird von Ärzten/ Psychotherapeuten gestellt.	*Wer ist für die Indikationsstellung für diagnostische Maßnahmen oder Konsile verantwortlich?*	☐
2.	Diagnostische Instrumente und Verfahren werden anlass- und symptombezogen angewendet.	*Wie stellen Sie sicher, dass je nach Anlass und Symptom die erforderlichen diagnostischen Instrumente und Verfahren angewendet werden?*	☐
3.	Für praxisinterne und externe diagnostische Maßnahmen oder Konsile werden alle notwendigen Informationen übermittelt.	*Welche Informationen übermitteln Sie bei der Veranlassung weiterführender diagnostischer Maßnahmen oder Konsile?*	☐
4.	Bei Veranlassung von weiterführenden externen diagnostischen Maßnahmen oder Konsilen ist die Verdachtsdiagnose bzw. die Fragestellung formuliert und dokumentiert.	*Wie formulieren und dokumentieren Sie konkrete Fragestellungen für weiterführende diagnostische Maßnahmen?*	☐
5.	Bei der Veranlassung diagnostischer Maßnahmen werden die Notwendigkeit, die Zweckmäßigkeit, das Wirtschaftlichkeitsgebot sowie die Qualität der erbrachten Leistungen beachtet.	*Inwiefern beachten Sie die Notwendigkeit, Zweckmäßigkeit und Wirtschaftlichkeit bei der Veranlassung diagnostischer Maßnahmen? Wie berücksichtigen Sie die Qualität der erbrachten Leistung?*	☐
6.	Diagnosen werden auf Grundlage der erhobenen Befunde gestellt und dokumentiert.	*Wie stellen Sie sicher, dass Ihre Diagnosestellung strukturiert erfolgt?*	☐

➔ VORSCHLAG ZUR UMSETZUNG

Im Rahmen der Psychotherapie gehen Diagnosestellung und Beginn therapeutischer Maßnahmen in der Regel ineinander über, da bereits während der Diagnostik der Aufbau einer therapeutischen Beziehung beginnt. Eine ausführliche Anamnese und Diagnostik sind Grundlagen für die richtige Indikationsstellung und jegliche Art psychotherapeutischen und ärztlichen Handelns. Psychotherapie setzt eine ätiologisch orientierte Diagnostik voraus.

TIPP: 1.2.1, 1.2.2, 1.2.3 und 1.3.1 gemeinsam bearbeiten!

Indikationsbegründende Befunde, Verdachtsdiagnosen und Fragestellungen müssen in der Patientenakte dokumentiert werden, was auch zur Abstimmung mit mitbehandelnden Psychotherapeuten, Haus- oder Fachärzten hilfreich ist.

Bei der Veranlassung externer diagnostischer Maßnahmen wie beispielsweise laborchemische Tests (Schwangerschaftstest, Drogenscreening etc.) und apparative Verfahren (z. B. EEG, MRT) sollten relevante Informationen (wichtige Befunde, Medikation, Diagnose bzw. Verdachtsdiagnosen) an die Konsiliarärzte oder Hausärzte übermittelt werden. Hierfür können zusätzlich zu Vordrucken schriftliche Kurzmitteilungen und Auszüge aus der elektronischen Patientenakte genutzt werden. Bei Zuweisung zur Durchführung diagnostischer Maßnahmen aufgrund von Arbeitsunfällen, Traumatisierungen durch Unfälle, Berufskrankheiten oder Schülerunfällen müssen besondere Formulare zur Abrechnung über die gesetzliche Unfallversicherung genutzt werden (siehe www.dguv.de).

Zur Diagnostik geben die Fachgesellschaften wertvolle Entscheidungshilfen in Form von Algorithmen, Darstellung möglicher Behandlungspfade usw. Auch die S-3-Leitlinien zu bestimmten psychischen Erkrankungen beinhalten Kriterien zur Diagnosestellung (vgl. 1.3.5 Ziel 2).

Nach dem neuen Patientenrechtegesetz haben die Patienten einen Anspruch auf vollumfängliche Aufklärung – auch zur Diagnose. Die Diagnose kann bei manchen Patienten zu einer erheblichen Belastung führen und unterschiedliche Reaktionen auslösen. Daher sollte ein Verfahren abgestimmt werden, in welcher Art und Weise die Diagnosen den Patienten beispielsweise im Rahmen des therapeutischen Gesprächs übermittelt wird. Für Fragen sollte genügend Zeit eingeplant werden. Die Aufklärung über die Diagnose und die angestrebte Indikation sollten für den Patienten verständlich sein.

SIEHE HIERZU:

1.3.5 Behandlungspfade, Leitlinien und evidenzbasierte Medizin

Notizen:

1.2.3 Diagnostische Leistungen

Ziel 2

KERNZIEL Rahmenbedingungen und Abläufe interner diagnostischer Maßnahmen sorgen für größtmögliche Sicherheit und Nutzen bei gleichzeitig möglichst geringer Belastung der Patienten.

QM-RiLi

	Nachweise / Indikatoren	Das sollten Sie sich fragen.	Schätzen Sie sich ein ✓
1.	Für wichtige praxisinterne diagnostische Maßnahmen liegen schriftliche Ablaufbeschreibungen vor.	*Für welche praxisinternen diagnostischen Maßnahmen liegen schriftliche Ablaufbeschreibungen vor?*	☐
2.	Die diagnostischen Maßnahmen erfolgen entsprechend den Ablaufbeschreibungen.	*Wie gewährleisten Sie, dass die diagnostischen Maßnahmen entsprechend den Ablaufbeschreibungen erfolgen?*	☐
3.	Die Verantwortlichkeiten für die Durchführung, Auswertung und Interpretation von praxisinternen diagnostischen Maßnahmen sind festgelegt.	*Wie sind die Verantwortlichkeiten für die Durchführung, Auswertung und Interpretation von praxisinternen diagnostischen Maßnahmen festgelegt?*	☐
4.	Die Qualifikation der ausführenden oder mitwirkenden Mitglieder des Praxisteams kann nachgewiesen werden.	*Wie wird die Qualifikation der ausführenden oder mitwirkenden Mitarbeiter sichergestellt?*	☐
5.	Eine angemessene Ausstattung für die Durchführung der praxisinternen diagnostischen Maßnahmen ist vorhanden.	*Welche Ausstattung benötigen Sie für die Durchführung der diagnostischen Maßnahmen?*	☐
6.	Die Ablaufbeschreibungen werden jährlich überprüft, und es wird über die Notwendigkeit daraus resultierender Anpassungen entschieden.	*Wie und wie häufig überprüfen Sie die Aktualität Ihrer Ablaufbeschreibungen? Wie gehen Sie bei erforderlichen Anpassungen vor?*	☐

➔ VORSCHLAG ZUR UMSETZUNG

TIPP: 1.2.1, 1.2.2, 1.2.3 und 1.3.1 gemeinsam bearbeiten!

Für eine gute Aussagekraft durchgeführter diagnostischer Verfahren und die anschließende Therapieentscheidung ist die korrekte Durchführung (z. B. Befragungstechnik, Interviewleitfaden) auf Basis wissenschaftlicher Methoden und Vorgehensweisen unerlässlich. Dabei helfen Ablaufbeschreibungen, z. B. zur Durchführung diagnostischer Maßnahmen, zur Therapieentscheidung, die in unterschiedlicher Form schriftlich aufbereitet werden können (z. B. als Tabelle oder Flussdiagramm) → Musterdokumente. Ablaufbeschreibungen zu Diagnostik und Therapie können zusammengefasst werden, da sie Teile eines Gesamtprozesses sind.

Schriftliche Ablaufbeschreibungen sollten vorrangig für diejenigen diagnostischen (und therapeutischen) Leistungen erstellt werden, die störanfällig und mit besonderem Risiko behaftet sind. Daneben sollten jedoch auch häufig vorkommende Routineabläufe, genauso wie besonders selten durchgeführte Verfahren dargelegt werden. Falls bei der jährlichen Überprüfung der Abläufe, beispielsweise im Rahmen einer internen Visitation, Änderungsbedarf festgestellt wird, sollten entsprechende Maßnahmen wie z. B. Schulungs-, Personalbedarf oder die Neuanschaffung therapeutischer Materialien ab- oder eingeleitet werden.

Zur Beantragung der Kostenübernahme durch die gesetzlichen Krankenkassen werden die Informationsblätter zum Bericht des Therapeuten an den Gutachter genutzt (siehe Psychotherapie-Vereinbarung Teil E – Vordrucke → weitere Informationen auf der CD-ROM). Sie geben Hinweise für die Erstellung der Berichte an die Gutachter und beinhalten Anforderungen an die anamnestischen und diagnostischen Gespräche mit den Patienten beziehungsweise den Beziehungspersonen sowie einzusetzende Fragebogen und Tests.

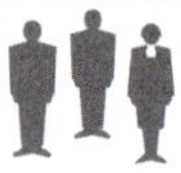

Team / Mitarbeiter

Die Ablaufbeschreibungen dienen gegebenenfalls auch den Mitarbeitern, beispielsweise zur sicheren Durchführung psychodiagnostische Verfahren. Das Team sollte gemeinsam festlegen, welche Abläufe schriftlich geregelt werden müssen und in welcher Reihenfolge und Darstellungsform die Bearbeitung erfolgen soll. Dabei empfiehlt sich die Abläufe diagnostischer Maßnahmen mit Hilfe der Leitfrage „Wer, macht was, ggf. mit wem, wo und wie?" zu betrachten. Die Anzahl der Ablaufbeschreibung wird je nach Fachrichtung und Praxisart variieren. Das Erstellen der Ablaufbeschreibungen im Team erhöht nicht nur die Akzeptanz und das Verständnis bei der späteren Anwendung, sondern ermöglicht es, praktische Hinweise von vornherein zu berücksichtigen und Unklarheiten zu erkennen.

Es hat sich bewährt, auch die gegebenenfalls für die Durchführung diagnostischer und therapeutischer Maßnahmen erforderliche Praxisausstattung und die Verantwortlichkeiten darzustellen. Es können ggf. des Weiteren die Qualifikation und Fortbildungs-, Einarbeitungs- und Unterweisungserfordernisse aufgeführt werden. Die Leitung muss sicherstellen, dass alle an den diagnostischen Maßnahmen beteiligten Mitarbeiter über die nötige Qualifikation verfügen (z. B. Fortbildungen, Einarbeitung, Berufserfahrung). Bei Neueinstellungen sollte sich die Leitung zu Beginn der Zusammenarbeit überzeugen, dass die Leistungen der Mitarbeiter tatsächlich eine ihrer formalen Qualifikation entsprechende Qualität haben. Gegebenenfalls muss nachgeschult, geübt und bei der Leistungserbringung eingehend begleitet werden.

MUSTERDOKUMENTE

- → 1.2.3 (2) Ablaufbeschreibung Tabelle blanko_0.0
- → 1.3.1 (1) Antragstellung Psychotherapie_0.0
- → 1.3.5 (1) Behandlungspfad Angststörung_0.0
- → 1.3.5 (1) Behandlungspfad Depressive Störung_0.0

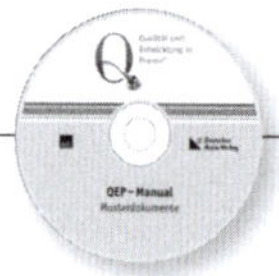

SIEHE HIERZU:

1.3.5 Behandlungspfade, Leitlinien und evidenzbasierte Medizin
3.2.2 Fortbildung und Qualifikation
4.1.2 Organisationsstruktur und Verantwortlichkeiten

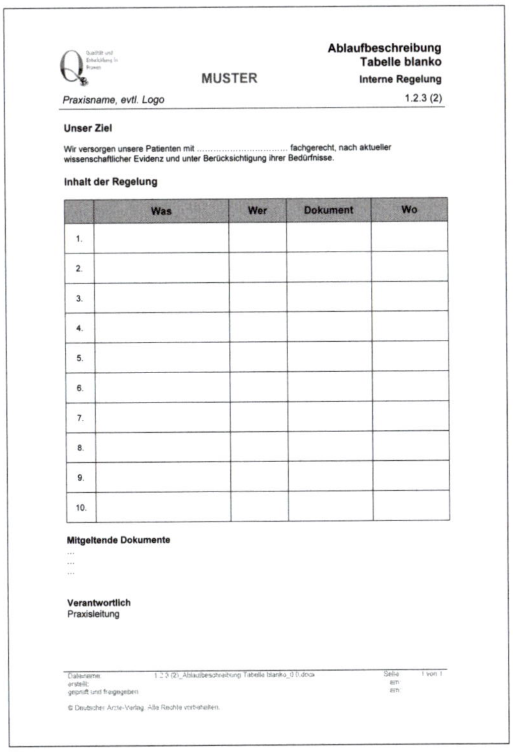

1.2.3 (2) Ablaufbeschreibung Tabelle blanko_0.0

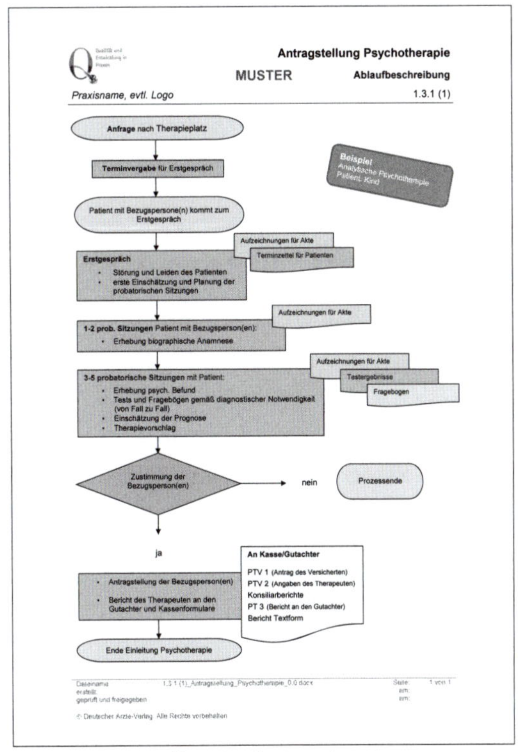

1.3.1 (1) Antragstellung Psychotherapie_0.0

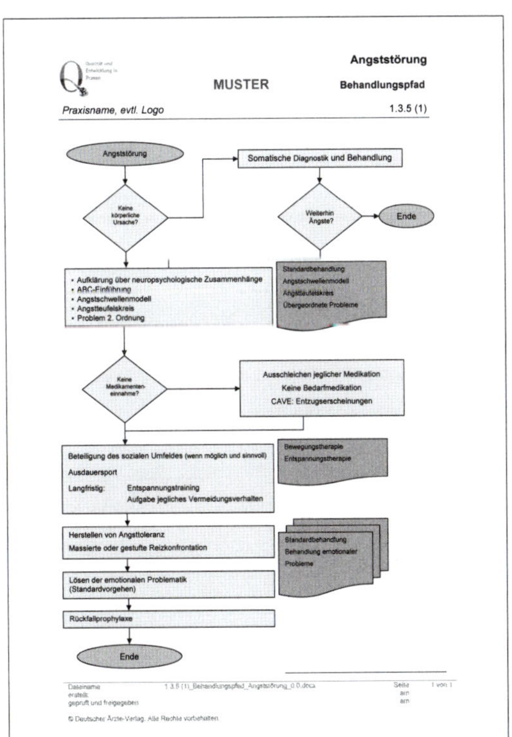

1.3.5 (1) Behandlungspfad Angststörung_0.0

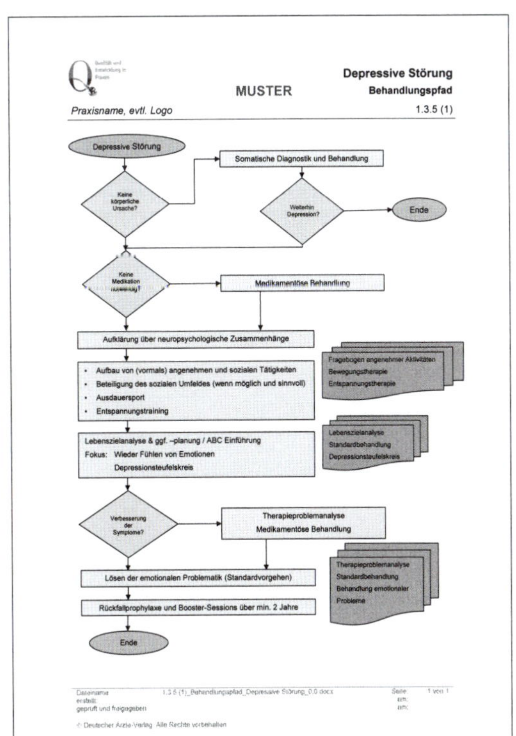

1.3.5 (1) Behandlungspfad Depressive Störung_0.0

Notizen:

1.3.1 Therapieentscheidung, -planung und -ziele

Ziel 1

KERNZIEL

Therapieentscheidungen werden individuell getroffen und therapeutische Maßnahmen gezielt geplant und veranlasst.

QM-RiLi

	Nachweise / Indikatoren	Das sollten Sie sich fragen.	Schätzen Sie sich ein ✓
1.	Die Indikation für therapeutische Maßnahmen wird von Ärzten/ Psychotherapeuten gestellt.	*Wer ist für die Indikationsstellung für therapeutische Maßnahmen verantwortlich?*	☐
2.	Patienten werden in die Therapieentscheidung und -planung einbezogen.	*Wie beziehen Sie Ihre Patienten in die Therapieentscheidung und -planung ein?*	☐
3.	Therapeutische Maßnahmen und Verfahren werden symptom- und diagnosebezogen veranlasst oder durchgeführt.	*Wie stellen Sie sicher, dass therapeutische Maßnahmen und Verfahren symptom- und diagnosebezogen veranlasst oder durchgeführt werden?*	☐
4.	Die Indikationsstellung, Therapieentscheidung und -planung sind dem Anlass der Konsultation entsprechend dokumentiert.	*Wie dokumentieren Sie Ihre Indikationsstellung, Therapieentscheidung und -planung?*	☐
5.	Individuelle therapierelevante Aspekte werden bei der Therapieentscheidung und -planung berücksichtigt sowie dokumentiert.	*Auf welche Weise berücksichtigen Sie individuelle therapierelevante Aspekte bei der Therapieentscheidung und -planung? Wie dokumentieren Sie dies?*	☐

→ VORSCHLAG ZUR UMSETZUNG

TIPP:
1.2.1, 1.2.2, 1.2.3 und 1.3.1 gemeinsam bearbeiten!

Die psychotherapeutische Versorgung ist dem festgestellten Bedarf der Patienten, d. h. der Schwere der Erkrankung, den Symptomen, der Beeinträchtigung oder einer Behinderung anzupassen. Dabei müssen individuelle, geschlechts- und kulturspezifische Faktoren auf Seiten der Patienten, wissenschaftliche Erkenntnisse sowie wirtschaftliche Aspekte (z. B. Vorgaben durch Psychotherapie-Richtlinie des G-BA) berücksichtigt werden.

Die Therapieentscheidung, -planung und -zielsetzung sollte sich an nationalen wie internationalen Standards der Wissenschaft orientieren. Die von Fachgesellschaften erstellten Leitlinien (Nationale Versorgungsleitlinien, S3-Leitlinien) sollten, wo vorhanden, genutzt werden. Dieses Vorgehen schließt selbstverständlich ein, dass im individuellen Fall von den Empfehlungen der Leitlinien abgewichen werden kann beziehungsweise muss. Da auch seltene Erkrankungen systematisch diagnostiziert und behandelt werden sollten, kann eine von der Praxis/ vom MVZ erstellte Beschreibung, wie prinzipiell vorgegangen wird, in diesen Fällen sinnvoll sein. Ein im Team und gegebenenfalls mit Kooperationspartnern abgestimmtes Vorgehen zum Procedere der Therapieentscheidung, der Therapieplanung und der Therapiezielsetzung ist hilfreich, um in der Zusammenarbeit und besonders im Vertretungsfall einheitlich und abgestimmt vorgehen zu können.

Die Indikationsstellung, Therapieplanung und Therapiezielsetzung sollen ebenfalls unter Berücksichtigung der Patientenbedürfnisse und deren psychosozialer Situation beurteilt werden. Unter dem Aspekt der partizipativen Entscheidungsfindung („Shared Decision Making") sollten die Patienten aktiv in den Entscheidungsprozess einbezogen werden. Schriftliche Therapie-/ Behandlungspläne können zur Unterstützung und zur Information der Patienten eingesetzt werden.

Die Indikationsstellung, die Therapieentscheidung und -planung sowie ein begründetes Abweichen von Leitlinien-Empfehlungen sind in der Akte entsprechend zu dokumentieren („Exeption Reporting").

Psychologische Psychotherapeuten haben zur Verordnung von Soziotherapie, zur Krankenhauseinweisung und Veranlassung eines Krankentransportes gemäß GKV-Versorgungsstrukturgesetz (VSG) erweiterte Befugnisse erhalten.

Zur Beantragung der Kostenübernahme durch die gesetzlichen Krankenkassen werden die Informationsblätter zum Bericht des Therapeuten an den Gutachter genutzt (siehe Psychotherapie-Vereinbarung Teil E – Vordrucke → CD-ROM). Sie geben Hinweise für die Erstellung der Berichte an die Gutachter und beinhalten Anforderungen an die anamnestischen und diagnostischen Gespräche mit den Patienten beziehungsweise den Beziehungspersonen sowie einzusetzende Fragebogen und Tests.

MUSTERDOKUMENTE

→ 1.3.1 (1) Antragstellung Psychotherapie_0.0
→ 1.3.1 (3) Behandlungsplan für Patienten_0.0

WEITERE INFORMATIONEN AUF CD-ROM

→ Psychotherapie-Vereinbarung, Januar 2015

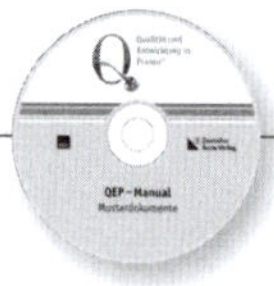

SIEHE HIERZU:

1.3.5 Behandlungspfade, Leitlinien und evidenzbasierte Medizin

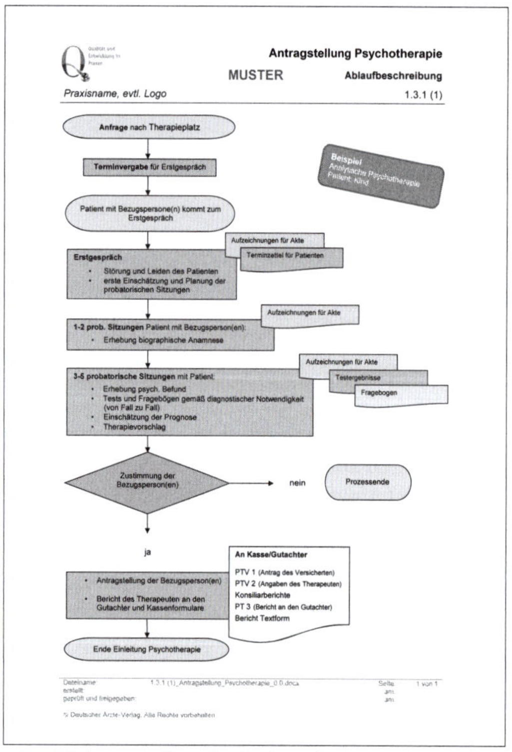

Antragstellung Psychotherapie
MUSTER **Ablaufbeschreibung**
Praxisname, evtl. Logo 1.3.1 (1)

Anfrage nach Therapieplatz
Terminvergabe für Erstgespräch
Patient mit Bezugspersone(n) kommt zum Erstgespräch
Erstgespräch
- Störung und Leiden des Patienten
- erste Einschätzung und Planung der probatorischen Sitzungen

Aufzeichnungen für Akte
Terminzettel für Patienten

1-2 prob. Sitzungen Patient mit Bezugsperson(en):
- Erhebung biographische Anamnese

Aufzeichnungen für Akte

3-5 probatorische Sitzungen mit Patient:
- Erhebung psych. Befund
- Tests und Fragebögen gemäß diagnostischer Notwendigkeit (von Fall zu Fall)
- Einschätzung der Prognose
- Therapievorschlag

Aufzeichnungen für Akte
Testergebnisse
Fragebogen

Beispiel
Analytische Psychotherapie
Patient: Kind

Zustimmung der Bezugsperson(en)
nein
Prozessende
ja

- Antragstellung der Bezugsperson(en)
- Bericht des Therapeuten an den Gutachter und Kassenformulare

An Kasse/Gutachter
PTV 1 (Antrag des Versicherten)
PTV 2 (Angaben des Therapeuten)
Konsiliarberichte
PT 3 (Bericht an den Gutachter)
Bericht Textform

Ende Einleitung Psychotherapie

Dateiname: 1.3.1 (1)_Antragstellung_Psychotherapie_0.0.docx Seite: 1 von 1
erstellt: am:
geprüft und freigegeben: am:

© Deutscher Ärzte-Verlag. Alle Rechte vorbehalten

1.3.1 (1) Antragstellung Psychotherapie_0.0

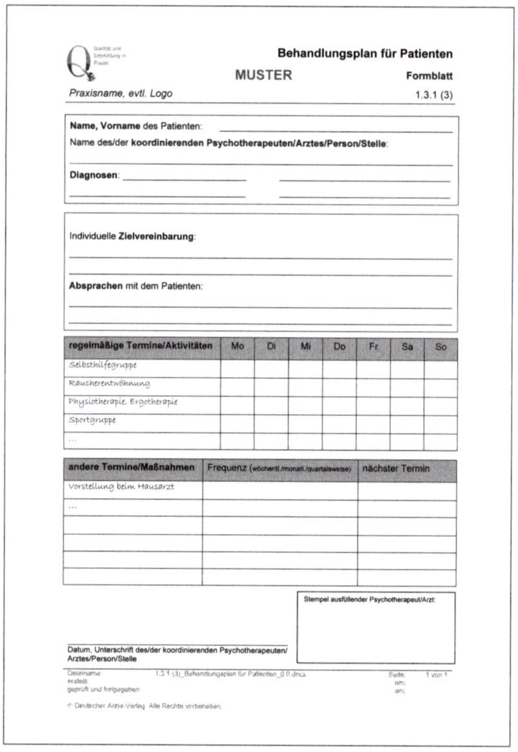

Behandlungsplan für Patienten
MUSTER **Formblatt**
Praxisname, evtl. Logo 1.3.1 (3)

Name, Vorname des Patienten: ______
Name des/der **koordinierenden Psychotherapeuten/Arztes/Person/Stelle**: ______
Diagnosen: ______

Individuelle **Zielvereinbarung**: ______

Absprachen mit dem Patienten: ______

regelmäßige Termine/Aktivitäten	Mo	Di	Mi	Do	Fr	Sa	So
Selbsthilfegruppe							
Raucherentwöhnung							
Physiotherapie, Ergotherapie							
Sportgruppe							
...							

andere Termine/Maßnahmen	Frequenz (wöchentl./monatl./quartalsweise)	nächster Termin
Vorstellung beim Hausarzt		
...		

Stempel ausfüllender Psychotherapeut/Arzt:

Datum, Unterschrift des/der koordinierenden Psychotherapeuten/Arztes/Person/Stelle

Dateiname: 1.3.1 (3)_Behandlungsplan für Patienten_0.0.docx Seite: 1 von 1
erstellt: am:
geprüft und freigegeben: am:

© Deutscher Ärzte-Verlag. Alle Rechte vorbehalten.

1.3.1 (3) Behandlungsplan für Patienten_0.0

1.3.4 Notfallmanagement

Ziel 1

KERNZIEL Notfallpatienten werden unverzüglich versorgt.

QM-RiLi

	Nachweise / Indikatoren	Das sollten Sie sich fragen.	Schätzen Sie sich ein ✓
1.	Es gibt eine Checkliste mit Kriterien zur Identifikation von Notfallpatienten.	*Wie erkennen Sie und Ihr Team Notfallpatienten?*	☐
2.	Es gibt einen schriftlichen Notfallplan, der die Verantwortlichkeiten und Abläufe zur Versorgung von Notfallpatienten regelt.	*Wie haben Sie Verantwortlichkeiten und Abläufe bei der Versorgung von Notfallpatienten geregelt und dokumentiert?*	☐
3.	Das Team wird in geplanten Abständen geschult, Notfallpatienten zu erkennen und unverzüglich zu versorgen.	*Welche Schulungen erhält Ihr Team, um Notfallpatienten sicher zu erkennen und unverzüglich zu versorgen?*	☐
4.	Das Team beherrscht den Einsatz der praxisinternen Notfallausstattung.	*Wie stellen Sie sicher, dass das Team den Einsatz der praxisinternen Notfallausstattung beherrscht?*	☐
5.	Stattgefundene Notfallsituationen werden zeitnah analysiert, und es wird über die Notwendigkeit daraus resultierender Maßnahmen entschieden.	*Wann und wie analysieren Sie stattgefundende Notfallsituationen? Nach welchem Vorgehen leiten Sie aus der Analyse konkrete Maßnahmen zur Verbesserung ab?*	☐

→ VORSCHLAG ZUR UMSETZUNG

Notfälle in der psychotherapeutischen Praxis können sein:

a) Somatische Notfälle durch Asthmaanfall, Hyperventilation, Kreislaufkollaps, Herzinfarkt, Medikamentenunverträglichkeit, Unfälle, Stürze o. Ä. in der Praxis
b) Psycho-soziale Notfälle mit gesundheitlichem Schaden oder Lebensbedrohung (z. B. Suizidgefährdung, Aggressionshandlungen, Misshandlung, depressiver Schub, psychotische Dekompensation, akute Verwirrtheit, Intoxikation, schwere traumatische Ereignisse, Krisen des Bezugssystems z. B. der Eltern eines in Therapie befindlichen Kindes etc.)

Das Notfallmanagement ist auf die Praxisbesonderheiten sowie auf die entsprechenden Qualifikationen der Psychologischen/ Ärztlichen Psychotherapeuten auszurichten.

Zu a)
Die Psychotherapeuten/ Mitarbeiter sind geschult, Erste-Hilfe-Maßnahmen und gegebenenfalls Wiederbelebungsmaßnahmen durchzuführen. Mitarbeiter suchen in Zweifelsfällen immer eine sofortige Rücksprache mit der Praxisleitung. Bei größeren Verletzungen ist unverzüglich der Rettungswagen oder der Notarzt, im Brandfall die Feuerwehr zu rufen → 4.3.1 Ziel 7.

Um zu gewährleisten, dass alle Mitarbeiter die Erste-Hilfe-Maßnahmen und den Einsatz der Notfallausstattung beherrschen, belegen sie möglichst jährlich eine Erste-Hilfe-Schulung. Schulungen geben den Psychotherapeuten/ Mitarbeitern Sicherheit und verringern die Angst, in Notfällen nicht das Richtige zu tun. Bei neuen Kollegen/ Mitarbeitern ist im Rahmen der Einarbeitung sicherzustellen, dass sie schnell mit der vorgehaltenen Notfallausstattung (z. B. Erste-Hilfe-Kasten) vertraut gemacht werden und ebenfalls an einer Erste-Hilfe-Schulung/ Notfallausbildung teilnehmen.

Ein schriftlicher Notfallplan → Musterdokument soll für die Psychotherapeuten/ Mitarbeiter sichtbar ausliegen oder aushängen. Er beinhaltet die Verantwortlichkeiten und Abläufe zur Versorgung von Notfallpatienten mit aktuellen Notfallnummern sowie den Standort der Notfallausstattung. Die Abläufe, die Notfallnummern und die Notfallausstattung sind einmal jährlich und nach jedem Einsatz zu überprüfen. Die Überprüfung kann auf einem Formblatt dokumentiert werden → Musterdokument.

Bei Notfällen von Kindern oder Jugendlichen unter 18 Jahren sind die Sorgeberechtigten (in der Regel die Eltern) umgehend zu benachrichtigen. Nimmt die Klärung der Notfallsituation längere Zeit in Anspruch, sollten wartende Patienten über den Grund der verlängerten Wartezeit informiert werden. Es ist sicherzustellen, dass die Notfall-Patienten auf sicherem Weg nach Hause oder zur weiteren Behandlung in eine angemessene Versorgungseinrichtung kommen.

Zu b)
Die Dringlichkeit der Hilfesuche soll bei der Anmeldung bzw. Terminanfrage („Triage") durch die Psychotherapeuten/ Mitarbeiter festgestellt werden → 1.1.3 Ziel 1. Mitarbeiter sollen durch die verantwortlichen Psychotherapeuten eine Einweisung erhalten, welche Notfallsituationen als besonders dringlich einzustufen sind. Eine fach- und praxisspezifische Checkliste mit Notfallkriterien gibt den Psychotherapeuten/ den Mitarbeitern einen Handlungsrahmen vor → Musterdokument. Sind sich Mitarbeiter nicht sicher, sollen sie jederzeit die Psychotherapeuten befragen oder einschalten können. In einer großen Psychotherapiepraxis/ Berufsausübungsgemeinschaft oder in einem MVZ können offene Sprechstunden zur Versorgung akuter Notfälle angeboten werden.

Bei lebensbedrohlichen psychischen Krisen (z. B. akuter Suizidalität, bei Aggressionshandlungen, im Missbrauchsfall oder bei Gewaltandrohungen der Patienten selbst oder eines Dritten) ist zu entscheiden, ob die Patienten an stationäre Leistungserbringer (Psychiatrie, psychosomatische Kliniken, Kinderkliniken etc.) weitervermittelt werden müssen. Psychologische Psychotherapeuten können ihre gemäß GKV-Versorgungsstrukturgesetz erweiterten Befugnisse zur Krankenhauseinweisung und Veranlassung eines Krankentransportes nutzen. Wo sinnvoll und möglich sollten die behandelnden Ärzte beziehungsweise Hausärzte hierbei einbezogen werden. Ärztliche Psychotherapeuten können eine Klinikeinweisung und bei Bedarf eine Zwangseinweisung in die Wege leiten. Bei Gewalthandlungen oder in Missbrauchsfällen sind gegebenenfalls die Polizei und/ oder das Jugendamt einzuschalten. Alle Praxismitglieder sind über die gesetzlichen Vorgaben zum Schutzauftrag bei Kindeswohlgefährdung informiert und qualifiziert, um im Falle einer Kindeswohlgefährdung kompetent zu handeln → 1.2.2 Ziel 2.

Für patientenbezogene psychosoziale Notfälle (siehe oben) sollten die Psychotherapeuten Konzepte zur Krisenintervention verfügbar haben und diese anwenden können. Psychotherapeutische Kriseninterventionen sind Bestandteil der Psychotherapie-Ausbildung und sollten bei Bedarf durch Fortbildung aufgefrischt werden. Nehmen das Krisengespräch oder die Weitervermittlung längere Zeit in Anspruch, sind einbestellte oder wartende Patienten über den Zeitverzug zu informieren. Sie erhalten einen Ersatztermin.

Zu a) und b)
Stattgefundene Notfälle sollten durch die Psychotherapeuten, innerhalb des Praxisteams und gegebenenfalls im Rahmen der Supervision reflektiert und ausgewertet werden. Wo möglich sollten Verbesserungsmaßnahmen abgeleitet werden. Dabei kann das Formblatt → Ereignisdokumentation 5.2.3 (1) helfen.

Team / Mitarbeiter

Ab zwei Mitarbeitern benötigt die Praxis/ das MVZ einen Ersthelfer, über 20 Mitarbeiter 10 % der Angestellten. Personen mit medizinischen Qualifikationen können als Ersthelferinnen oder Ersthelfer eingesetzt werden, ohne dass sie eine Erste-Hilfe-Grundausbildung absolviert haben. Die Ausbildung zum Ersthelfer umfasst 9 Stunden (Erste-Hilfe-Lehrgang) und wird von durch die Berufsgenossenschaft (BGW) ermächtigte Stellen angeboten und bezahlt. Um Ersthelfer zu bleiben ist eine Fortbildung spätestens alle zwei Jahre (erneut 9 Stunden) erforderlich. Sofern regelmäßig Erste-Hilfe-Maßnahmen durchgeführt werden, müssen auch keine weiteren Erste-Hilfe-Trainings besucht werden. Fehlt aber die praktische Erfahrung, trägt die BGW die Kosten für die notwendige Auffrischung der Kenntnisse durch eine Erste-Hilfe-Fortbildung.

MUSTERDOKUMENTE

→ 1.3.4 (1) Notfallplan_0.0
→ 1.3.4 (1) Notfallkriterien_0.0

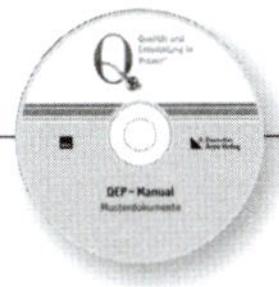

SIEHE HIERZU:

1.1.3 Terminvergabe
1.3.5 Behandlungspfade, Leitlinien und evidenzbasierte Medizin

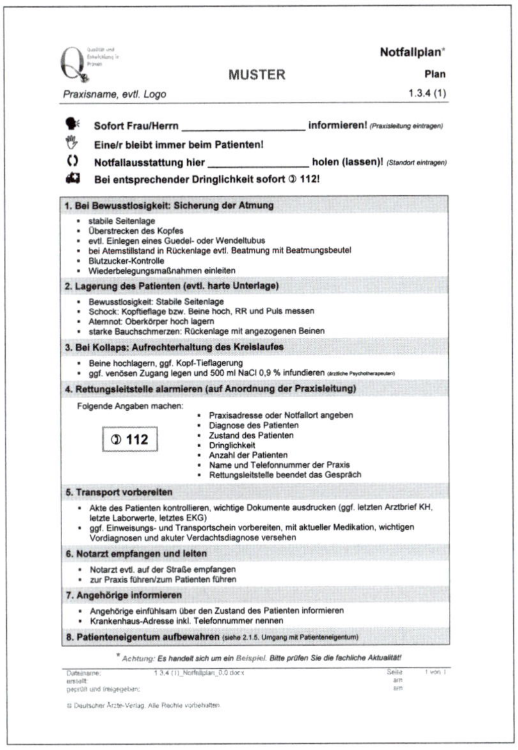

Notfallplan*
MUSTER
Plan
Praxisname, evtl. Logo
1.3.4 (1)

Sofort Frau/Herrn __________________ informieren! *(Praxisleitung eintragen)*
Eine/r bleibt immer beim Patienten!
Notfallausstattung hier ______________ holen (lassen)! *(Standort eintragen)*
Bei entsprechender Dringlichkeit sofort ✆ 112!

1. Bei Bewusstlosigkeit: Sicherung der Atmung
- stabile Seitenlage
- Überstrecken des Kopfes
- evtl. Einlegen eines Guedel- oder Wendeltubus
- bei Atemstillstand in Rückenlage evtl. Beatmung mit Beatmungsbeutel
- Blutzucker-Kontrolle
- Wiederbelegungsmaßnahmen einleiten

2. Lagerung des Patienten (evtl. harte Unterlage)
- Bewusstlosigkeit: Stabile Seitenlage
- Schock: Kopftieflage bzw. Beine hoch, RR und Puls messen
- Atemnot: Oberkörper hoch lagern
- starke Bauchschmerzen: Rückenlage mit angezogenen Beinen

3. Bei Kollaps: Aufrechterhaltung des Kreislaufes
- Beine hochlagern, ggf. Kopf-Tieflagerung
- ggf. venösen Zugang legen und 500 ml NaCl 0,9 % infundieren (ärztliche Psychotherapeuten)

4. Rettungsleitstelle alarmieren (auf Anordnung der Praxisleitung)

Folgende Angaben machen:

✆ 112

- Praxisadresse oder Notfallort angeben
- Diagnose des Patienten
- Zustand des Patienten
- Dringlichkeit
- Anzahl der Patienten
- Name und Telefonnummer der Praxis
- Rettungsleitstelle beendet das Gespräch

5. Transport vorbereiten
- Akte des Patienten kontrollieren, wichtige Dokumente ausdrucken (ggf. letzten Arztbrief KH, letzte Laborwerte, letztes EKG)
- ggf. Einweisungs- und Transportschein vorbereiten, mit aktueller Medikation, wichtigen Vordiagnosen und akuter Verdachtsdiagnose versehen

6. Notarzt empfangen und leiten
- Notarzt evtl. auf der Straße empfangen
- zur Praxis führen/zum Patienten führen

7. Angehörige informieren
- Angehörige einfühlsam über den Zustand des Patienten informieren
- Krankenhaus-Adresse inkl. Telefonnummer nennen

8. Patienteneigentum aufbewahren (siehe 2.1.5. Umgang mit Patienteneigentum)

* *Achtung: Es handelt sich um ein Beispiel. Bitte prüfen Sie die fachliche Aktualität!*

Dateiname: 1.3.4 (1)_Notfallplan_0.0.docx Seite 1 von 1
erstellt: am
geprüft und freigegeben: am

1.3.4 (1) Notfallplan_0.0

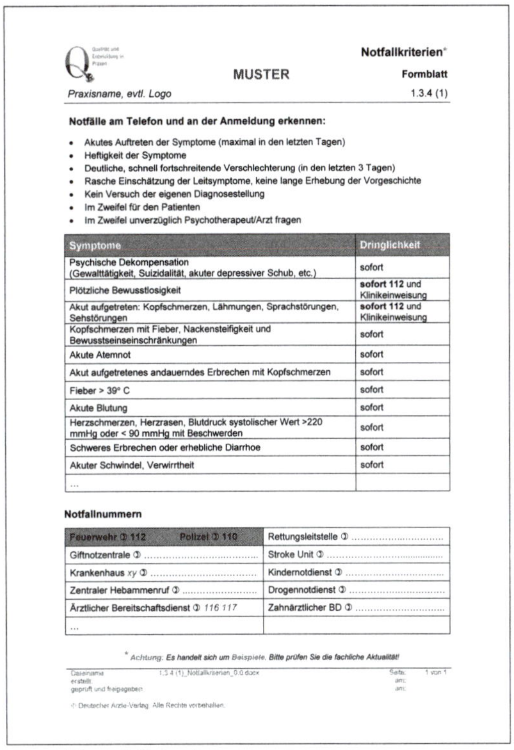

Notfallkriterien*
MUSTER
Formblatt
Praxisname, evtl. Logo
1.3.4 (1)

Notfälle am Telefon und an der Anmeldung erkennen:

- Akutes Auftreten der Symptome (maximal in den letzten Tagen)
- Heftigkeit der Symptome
- Deutliche, schnell fortschreitende Verschlechterung (in den letzten 3 Tagen)
- Rasche Einschätzung der Leitsymptome, keine lange Erhebung der Vorgeschichte
- Kein Versuch der eigenen Diagnosestellung
- Im Zweifel für den Patienten
- Im Zweifel unverzüglich Psychotherapeut/Arzt fragen

Symptome	Dringlichkeit
Psychische Dekompensation (Gewalttätigkeit, Suizidalität, akuter depressiver Schub, etc.)	sofort
Plötzliche Bewusstlosigkeit	**sofort 112** und Klinikeinweisung
Akut aufgetreten: Kopfschmerzen, Lähmungen, Sprachstörungen, Sehstörungen	**sofort 112** und Klinikeinweisung
Kopfschmerzen mit Fieber, Nackensteifigkeit und Bewusstseinseinschränkungen	sofort
Akute Atemnot	sofort
Akut aufgetretenes andauerndes Erbrechen mit Kopfschmerzen	sofort
Fieber > 39° C	sofort
Akute Blutung	sofort
Herzschmerzen, Herzrasen, Blutdruck systolischer Wert >220 mmHg oder < 90 mmHg mit Beschwerden	sofort
Schweres Erbrechen oder erhebliche Diarrhoe	sofort
Akuter Schwindel, Verwirrtheit	sofort
...	

Notfallnummern

Feuerwehr ✆ 112 Polizei ✆ 110	Rettungsleitstelle ✆ ....
Giftnotzentrale ✆	Stroke Unit ✆ ....
Krankenhaus *xy* ✆	Kindernotdienst ✆ ....
Zentraler Hebammenruf ✆	Drogennotdienst ✆ ....
Ärztlicher Bereitschaftsdienst ✆ *116 117*	Zahnärztlicher BD ✆ ....
...	

* *Achtung: Es handelt sich um Beispiele. Bitte prüfen Sie die fachliche Aktualität!*

Dateiname 1.3.4 (1)_Notfallkriterien_0.0.docx Seite: 1 von 1
erstellt: am:
geprüft und freigegeben: am:

1.3.4 (1) Notfallkriterien_0.0

Notizen:

1.3.4 Notfallmanagement

Ziel 2

KERNZIEL

Eine dem Leistungsspektrum der Praxis/ des MVZ angemessene Notfallausstattung steht jederzeit vollständig und funktionsfähig zur Verfügung.

QM-RiLi

	Nachweise / Indikatoren	Das sollten Sie sich fragen.	Schätzen Sie sich ein ✓
1.	Es gibt eine für die durchgeführten Leistungen angemessene, vollständige und funktionsfähige Notfallausstattung.	*Entspricht die Notfallausstattung den durchgeführten Leistungen? Wie stellen Sie sicher, dass die Notfallausstattung vollständig und funktionsfähig vorhanden ist?*	☐
2.	Es gibt eine Liste aller erforderlichen Notfallinstrumente und Medikamente.	*Wie haben Sie alle erforderlichen Notfallinstrumente und Medikamente dokumentiert?*	☐
3.	Die Notfallausstattung ist jederzeit schnell zugänglich und übersichtlich angeordnet.	*Wie stellen Sie sicher, dass die Notfallausstattung jederzeit schnell zugänglich und übersichtlich angeordnet ist?*	☐
4.	Intervalle für Funktions-/ Vollständigkeitsprüfungen und Wartungen sind festgelegt und die Prüfungen sind dokumentiert.	*Wie oft überprüfen und dokumentieren Sie die Funktionalität und Vollständigkeit der Notfallausstattung? Wie stellen Sie sicher, dass Wartungsintervalle eingehalten werden?*	☐
5.	Verantwortliche Mitarbeiter für die Überprüfung der Notfallausstattung sind benannt.	*Haben Sie die Verantwortlichkeiten zur Überprüfung der Notfallausstattung geregelt?*	☐

→ VORSCHLAG ZUR UMSETZUNG

Jede psychotherapeutische Praxis sollte Erste-Hilfe-Material für Notfälle bereithalten. Wenn Mitarbeiter beschäftigt werden, muss ein kleiner Verbandskasten vorhanden sein, z. B. ein sogenannter „Kleiner Verbandskasten für Betriebe" (DIN EN 13157).

Ärztliche Psychotherapeuten können entsprechend ihres Leistungsspektrums eine umfangreichere Notfallausstattung zusammenstellen. Die Anordnung beziehungsweise Verwendung der Medikamente und Instrumente muss einen raschen und sicheren Zugriff gewährleisten. Dafür können spezielle Koffer mit einer übersichtlichen Aufteilung mit Fächern, Halterungen und Taschen verwendet werden. Je nach Umfang der Ausstattung und Größe der Praxis-/ MVZ-Räume sind aber auch andere Aufbewahrungsorte geeignet.

Mindestens einmal jährlich und jeweils nach einem Notfalleinsatz muss die Notfallausstattung/ der Erste-Hilfe-Kasten auf Vollständigkeit überprüft werden. Auch auf Haltbarkeit der Medikamente und des Verbandsmaterials sowie auf Funktionsfähigkeit der Ausstattung muss geachtet werden. Sinnvoll ist eine Checkliste, die im Notfall-Set angebracht ist → Musterdokument und gleichzeitig zur Dokumentation der Überprüfung genutzt werden kann.

Die Notfallausstattung/ der Erste-Hilfe-Kasten muss frei zugänglich an einem für alle in der Praxis/ im MVZ tätigen Psychotherapeuten/ Mitarbeiter stehen. Alle Mitarbeiter und Vertretungskräfte sind über diesen Ort und die Handhabung der Notfall-Ausstattung/ des Erste-Hilfe-Kastens zu informieren. Bei Neueinstellungen oder im Falle von Praxisvertretungen ist auf die Notfallausstattung/ auf den Erste-Hilfe-Kasten zu verweisen.

Team / Mitarbeiter

MUSTERDOKUMENTE

→ 1.3.4 (2) Notfallausstattung_0.0

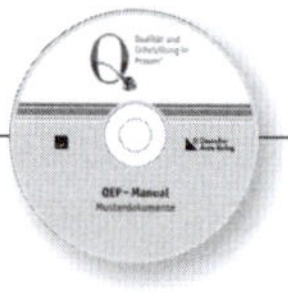

SIEHE HIERZU:

3.2.2 Fortbildung und Qualifizierung
4.2.2 Geräteanwendung, Instandhaltung und Wartung

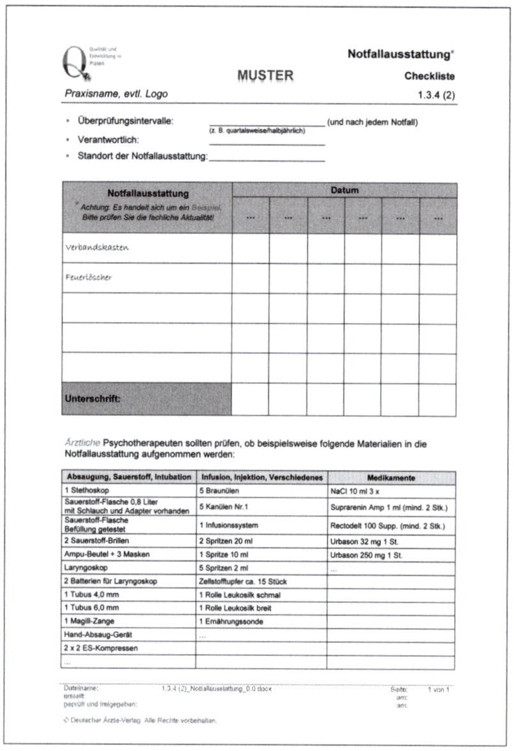

Notfallausstattung*

MUSTER **Checkliste**

Praxisname, evtl. Logo 1.3.4 (2)

- Überprüfungsintervalle: ____________ (und nach jedem Notfall)
  (z. B. quartalsweise/halbjährlich)
- Verantwortlich: ____________
- Standort der Notfallausstattung: ____________

Notfallausstattung * *Achtung: Es handelt sich um ein Beispiel. Bitte prüfen Sie die fachliche Aktualität!*	Datum					
	...	...	...	...	...	...
Verbandskasten						
Feuerlöscher						
Unterschrift:						

Ärztliche Psychotherapeuten sollten prüfen, ob beispielsweise folgende Materialien in die Notfallausstattung aufgenommen werden:

Absaugung, Sauerstoff, Intubation	Infusion, Injektion, Verschiedenes	Medikamente
1 Stethoskop	5 Braunülen	NaCl 10 ml 3 x
Sauerstoff-Flasche 0,8 Liter mit Schlauch und Adapter vorhanden	5 Kanülen Nr.1	Suprarenin Amp 1 ml (mind. 2 Stk.)
Sauerstoff-Flasche Befüllung getestet	1 Infusionssystem	Rectodelt 100 Supp. (mind. 2 Stk.)
2 Sauerstoff-Brillen	2 Spritzen 20 ml	Urbason 32 mg 1 St.
Ampu-Beutel + 3 Masken	1 Spritze 10 ml	Urbason 250 mg 1 St.
Laryngoskop	5 Spritzen 2 ml	...
2 Batterien für Laryngoskop	Zellstofftupfer ca. 15 Stück	
1 Tubus 4,0 mm	1 Rolle Leukosilk schmal	
1 Tubus 6,0 mm	1 Rolle Leukosilk breit	
1 Magill-Zange	1 Ernährungssonde	
Hand-Absaug-Gerät	...	
2 x 2 ES-Kompressen		
...		

Dateiname: 1.3.4 (2)_Notfallausstattung_0.0.docx Seite: 1 von 1
erstellt: am:
geprüft und freigegeben: am:

1.3.4 (2) Notfallausstattung_0.0

1.3.5 Behandlungspfade, Leitlinien und evidenzbasierte Medizin

Ziel 1

KERNZIEL

Die Behandlung häufiger oder schwerer Erkrankungen sowie häufig erbrachte Leistungen orientieren sich an internen Behandlungspfaden.

QM-RiLi

	Nachweise / Indikatoren	Das sollten Sie sich fragen.	Schätzen Sie sich ein ✓
1.	Für häufig auftretende oder schwere, komplexe Erkrankungen/ Beschwerdebilder/ Leistungen liegen Behandlungspfade vor.	*Für welche Erkrankungen/ Beschwerdebilder/ Leistungen haben Sie für Ihre Praxis interne Behandlungspfade erstellt? Wie haben Sie diese entwickelt?*	☐
2.	Die Behandlungspfade werden in der Patientenversorgung angewandt.	*Wie nutzen Sie Behandlungspfade in der Patientenversorgung?*	☐
3.	Jedes Mitglied des Praxisteams kennt die für seinen Aufgabenbereich relevanten Anteile der Behandlungspfade.	*Wie stellen Sie sicher, dass jedes Mitglied des Praxisteams die für das jeweilige Aufgaben- und Verantwortlichkeitsgebiet relevanten Anteile kennt?*	☐
4.	Die Behandlungspfade werden jährlich überprüft, und es wird über die Notwendigkeit daraus resultierender Anpassungen entschieden.	*Wie überprüfen Sie die Aktualität der Behandlungspfade? Welche konkreten Anpassungen haben Sie aus der Überprüfung bereits abgeleitet?*	☐

➔ VORSCHLAG ZUR UMSETZUNG

Behandlungspfade beschreiben das konkrete Vorgehen in der jeweiligen Praxis/ im MVZ bei bestimmten Krankheits- bzw. Störungsbildern (z. B. Agoraphobie, depressive Episode) oder Symptomen (z. B. Angst, Niedergeschlagenheit, erhöhte Grunderregung, Herzrasen). Sie orientieren sich u. a. an der aktuellen Psychotherapie-Richtlinie des Gemeinsamen Bundesausschusses sowie evidenzbasierten Leitlinien und fassen die Regelungen zu diagnostischen, therapeutischen und gegebenenfalls präventiven Teilschritten zusammen.

Behandlungspfade können aus mehreren einzelnen Ablaufbeschreibungen aufgebaut sein beziehungsweise diese beinhalten. Sie gelten als schriftliche Regelungen und sind intern verbindlich anzuwenden. Behandlungspfade ähneln Leitlinien. Der Unterschied besteht allerdings darin, dass Behandlungspfade auch Angaben beinhalten zu spezifisch organisatorischen Aspekten wie Verantwortlichkeiten, Räumlichkeiten, Materialien etc. Es reicht also nicht aus, lediglich auf entsprechende evidenzbasierte Leitlinien zu verweisen beziehungsweise diese auszudrucken.

Das Abweichen vom intern gültigen Pfad sollte mit einer kurzen Begründung in der Patientenakte notiert werden.

Eine Möglichkeit zur Erstellung von Behandlungspfaden sieht folgendermaßen aus:

1. Die Praxisleitung legt fest, für welche häufig auftretenden oder schweren, komplexen Erkrankungen/ Störungs- und Beschwerdebilder/ Leistungen Behandlungspfade erstellt werden sollen.
2. Es ist von Vorteil, wenn die Praxisleitung auch die Form der Darstellung vorgibt. Graphiken (Flussdiagramme/ Flowcharts) → Musterdokument sind klar und übersichtlich. Geeignete Programme hierfür sind z. B. Powerpoint®, Flowcharter® oder Visio®. Nachteil ist der hohe IT-Aufwand bei der Erstellung und Anpassung. Checklisten oder Tabellen → Musterdokument sind nicht so übersichtlich, dafür lassen sie sich schneller erstellen und ändern.

3. Anschließend sollte ein erster Entwurf mit den einzelnen Schritten des Pfades erstellt werden. Die einzelnen Behandlungsschritte werden dann um Verantwortlichkeiten (z. B. Praxisinhaber, Mitarbeiter) und praxisorganisatorische Aspekte (z. B. Räumlichkeiten) ergänzt. Die Beschreibung eines Pfades kann auch in einer Gruppe von Kollegen (z. B. innerhalb eines Qualitätszirkels) erfolgen. Wo es im Sinne guter Kooperation hilfreich ist, können einzelne Behandlungsschritte oder Verantwortlichkeiten praxis-/ einrichtungsübergreifend abgestimmt werden. Vorhandene diagnostische und therapeutische Ablaufbeschreibungen können integriert oder als Querverweise aufgeführt werden.
4. In Praxen mit Mitarbeitern, in Praxisgemeinschaften oder im MVZ sollte der Entwurf in der Teamsitzung vorgestellt, diskutiert und gegebenenfalls modifiziert werden.
5. Nach Fertigstellung muss die Leitung den Behandlungspfad freigeben. Erst dann ist er die verbindliche Grundlage für das gesamte Team.

Die Praxisleitung sollte die Behandlungspfade regelmäßig überprüfen (mindestens einmal jährlich), was auch im Rahmen einer internen Visitation erfolgen kann: Sind die Pfade noch aktuell? Werden die Behandlungspfade konsequent angewendet? Werden die festgelegten Abläufe eingehalten? Falls Änderungsbedarf festgestellt wird (z. B. neue Prozeduren, Untersuchungen, geänderte Abläufe, Änderungen der zugrunde liegenden Leitlinien), sollten entsprechende Anpassungen erfolgen. Wird Fortbildungsbedarf identifiziert, sollten entsprechende Maßnahmen eingeleitet werden.

Team / Mitarbeiter

Es ist wichtig, dass alle Mitarbeiter die für ihre Aufgaben relevanten Anteile der Pfade kennen und diese als verbindliche Grundlage akzeptieren. Erfahrungsgemäß verbessert sich die Akzeptanz der Behandlungspfade, wenn alle Beteiligten schon bei der Erarbeitung eingebunden werden.

MUSTERDOKUMENTE

- → 1.3.5 (1) Behandlungspfad Angststörung_0.0 (Flussdiagramm)
- → 1.3.5 (1) Behandlungspfad Panik_Platzangst_0.0 (Tabelle)
- → 1.3.5 (1) Behandlungspfad Depressive Störung_0.0 (Flussdiagramm)
- → 1.3.5 (1) Behandlungspfad Alkoholabhängigkeit_0.0 (Tabelle)
- → 1.3.5 (1) Behandlungspfad Ess-Störungen_0.0 (Tabelle)
- → 1.3.5 (1) Ablaufbeschreibung Phasen Psychotherapie_0.0 (Flussdiagramm)

WEITERE INFORMATIONEN AUF CD-ROM

- → Flussdiagramme - Symbole
- → Psychotherapie-Richtlinie (G-BA)
- → Nationale Versorgungsleitlinien (ÄZQ)

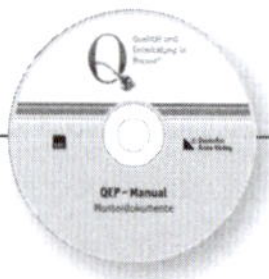

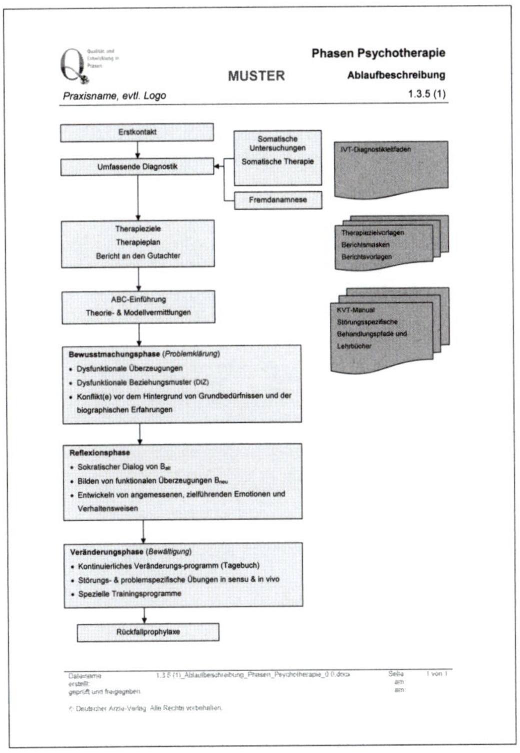

1.3.5 (1) Ablaufbeschreibung Phasen Psychotherapie_0.0

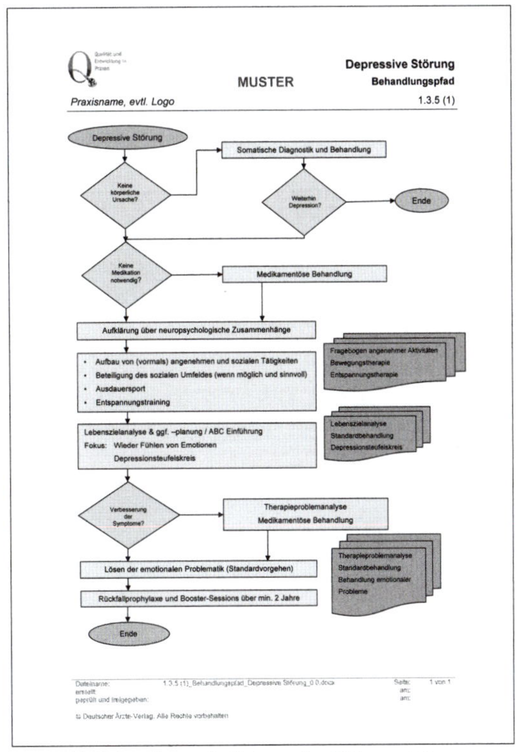

1.3.5 (1) Behandlungspfad Depressive Störung_0.0

MUSTER

Panik, Platzangst

Behandlungspfad

Praxisname, evtl. Logo 1.3.5 (1)

Unser Ziel

Die Patienten werden fachgerecht und nach aktueller wissenschaftlicher Evidenz versorgt.

Behandlungspfad Panik, Platzangst

Angst ist ein normales, natürliches Gefühl. Sie schützt uns vor Gefahren. Es gibt aber auch Menschen, die krankhaft Angst haben. Die Angst ist dann so stark, dass sie das Leben gravierend einschränkt. Bei schweren Erkrankungen verlassen Menschen, die z. B. an Platzangst leiden, nicht mehr die eigene Wohnung. Die Angst kann sich dann zu einem Gefängnis entwickeln. (Quelle: BPtK, 2015)

- Individualisieren und konkretisieren Sie die einzelnen Schritte für Ihre Praxis -

	Wer	Einzelne Schritte	Dokument
1.	Pth	Diagnostik • Für die Diagnostik und Differenzialdiagnostik ist ein ausführliches Gespräch unerlässlich.	Patientenakte
2.	Arzt (HA)	Diagnostik • Medizinische Untersuchungen zum Ausschluss körperlicher (v. a. neurologischer und kardiologischer) Ursachen	Befund(e)
3.	Pth	Diagnostik • Fragebogen, um die Schwere der Erkrankung abzuschätzen, z. B. zur angstbezogenen Kognitionen (ACQ), zur Angst vor körperlichen Symptomen (BSQ) und Test zum Vermeidungsverhalten (MI = Mobilitäts-Inventar) [alle nach Ehlers & Margraf (1993)]	Fragebogen
4.	Pth	Therapieentscheidung • gemeinsam mit Patienten und Angehörigen	Patientenakte
5.	Pth	Verhaltenstherapie: • Der Patient lernt, sich mit den angstauslösenden Situationen zu konfrontieren. Ihm wird Mut gemacht, sich der Situation zu stellen und die Erfahrung zu machen, dass die Angst nach kurzer Zeit nachlässt, wenn er nicht mehr ausweicht. Übertriebene Befürchtungen, z. B. die Erwartung, durch eine Panikattacke zu sterben, werden überprüft.	Patientenakte
6.	Pth	Psychodynamische Therapie: • Der Patient lernt, die Konflikte zu erkennen, die den Ängsten zugrunde liegen. Er versteht, wie seine Ängste durch frühe Beziehungen geprägt sind. Der psychische Konflikt, der sowohl der Grund für seine Angst ist als auch seine aktuellen Beziehungen prägt, wird mittels der Beziehung zum Psychotherapeuten bearbeitet.	Patientenakte

Dateiname 1.3.5 (1)_Behandlungspfad_Panik_Platzangst_0.0.docx Seite 1 von 2
erstellt: am:
geprüft und freigegeben am:

1.3.5 (1) Behandlungspfad Panik_Platzangst_0.0

MUSTER

Ess-Störungen

Behandlungspfad

Praxisname, evtl. Logo 1.3.5 (1)

Unser Ziel

Die Patienten werden fachgerecht und nach aktueller wissenschaftlicher Evidenz versorgt.

Behandlungspfad Ess-Störungen

Ess-Störungen sind im Vergleich zu Depressionen oder Angststörungen seltene, aber häufig sehr schwere psychische Erkrankungen. Etwa ein Prozent der Frauen erkrankt während ihres Lebens an einer Magersucht und circa zwei Prozent der Frauen leiden während ihres Lebens an einer Bulimie. Frauen erkranken etwa zwölfmal häufiger als Männer an einer Magersucht bzw. Bulimie. An Essattacken ohne Hungern und Erbrechen (Binge-Eating-Störung) erkranken zwischen zwei bis drei Prozent der Bevölkerung. Frauen sind hiervon etwa doppelt so häufig betroffen. Bei allen drei Ess-Störungen ist eine evidenzbasierte Psychotherapie die Behandlungsmethode der ersten Wahl. Dabei ist insbesondere bei magersüchtigen Patientinnen im Jugendalter eine Psychotherapie ratsam, die die Familie aktiv in die Behandlung einbezieht. Die Wirksamkeit der Psychotherapie bei Ess-Störungen wurde in zahlreichen Studien nachgewiesen. Lediglich bei Magersucht ist die empirische Studienlage noch unbefriedigend. (Quelle: BPtK, 2015)

- Individualisieren und konkretisieren Sie die einzelnen Schritte für Ihre Praxis -

	Wer	Einzelne Schritte	Dokument
1.	Pth	Diagnostik • Für die Diagnostik und Differenzialdiagnostik ist ein ausführliches Gespräch unerlässlich.	Patientenakte
2.	Pth	Diagnostik • Tests mit Fragebogen, z. B. SKID (Strukturiertes Klinisches Interview) oder DIPS (Diagnostisches Interview bei psychischen Störungen)	Testbogen
3.	Pth	Diagnostik • Essstörungsspezifische Interviews, z. B. EDI (Eating Disorder Inventory), FEV (Fragebogen zum Essverhalten)	Interviewleitfaden
4.	Pth	Diagnostik • Familiäre Vorgeschichte (z. B. Erkrankungen der Eltern, Essverhalten in der Familie) sowie die biografische Vorgeschichte einschließlich möglicher emotionaler Vernachlässigung und Missbrauch	Anamnesebogen
5.	Pth	Diagnostik • Abklärung weiterer psychischer Störungen, insbesondere Depressionen, Angststörungen, Substanzmissbrauch und -abhängigkeit (z. B. Alkohol, Drogen, Medikamente) sowie Persönlichkeitsstörungen.	Statuserhebung
6.	Pth	Diagnostik • Liegen andere („komorbide") Störungen vor, muss der Behandlungsschwerpunkt sorgfältig abgewogen werden	Patientenakte
7.	Arzt (HA)	Diagnostik • Umfassende medizinische Diagnostik zwingend erforderlich	Befund(e)
8.	Pth, HA	Therapieentscheidung • gemeinsam mit Patienten und Angehörigen	Patientenakte

Dateiname 1.3.5 (1)_Behandlungspfad_Ess-Störung_0.0.docx Seite 1 von 2
erstellt: am
geprüft und freigegeben am

1.3.5 (1) Behandlungspfad Ess-Störungen_0.0

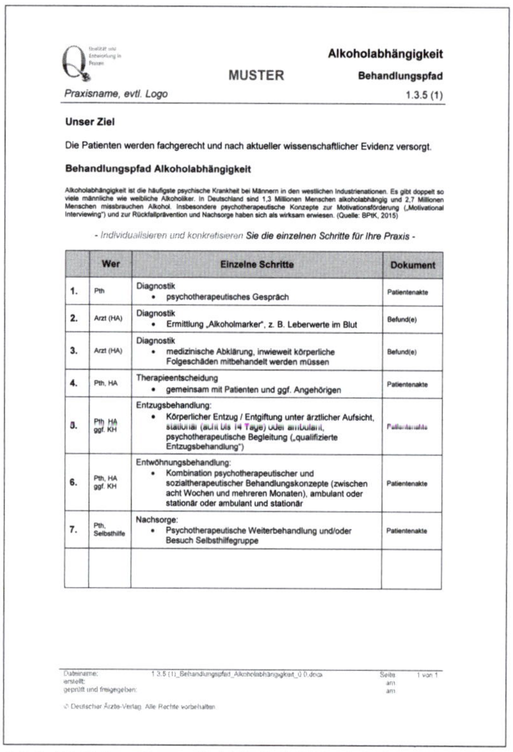

Qualität und Entwicklung in Praxen

Alkoholabhängigkeit

MUSTER **Behandlungspfad**

Praxisname, evtl. Logo 1.3.5 (1)

Unser Ziel

Die Patienten werden fachgerecht und nach aktueller wissenschaftlicher Evidenz versorgt.

Behandlungspfad Alkoholabhängigkeit

Alkoholabhängigkeit ist die häufigste psychische Krankheit bei Männern in den westlichen Industrienationen. Es gibt doppelt so viele männliche wie weibliche Alkoholiker. In Deutschland sind 1,3 Millionen Menschen alkoholabhängig und 2,7 Millionen Menschen missbrauchen Alkohol. Insbesondere psychotherapeutische Konzepte zur Motivationsförderung („Motivational Interviewing") und zur Rückfallprävention und Nachsorge haben sich als wirksam erwiesen. (Quelle: BPtK, 2015)

- Individualisieren und konkretisieren Sie die einzelnen Schritte für Ihre Praxis -

	Wer	Einzelne Schritte	Dokument
1.	Pth	Diagnostik • psychotherapeutisches Gespräch	Patientenakte
2.	Arzt (HA)	Diagnostik • Ermittlung „Alkoholmarker", z. B. Leberwerte im Blut	Befund(e)
3.	Arzt (HA)	Diagnostik • medizinische Abklärung, inwieweit körperliche Folgeschäden mitbehandelt werden müssen	Befund(e)
4.	Pth, HA	Therapieentscheidung • gemeinsam mit Patienten und ggf. Angehörigen	Patientenakte
5.	Pth, HA ggf. KH	Entzugsbehandlung: • Körperlicher Entzug / Entgiftung unter ärztlicher Aufsicht, stationär (acht bis 14 Tage) oder ambulant, psychotherapeutische Begleitung („qualifizierte Entzugsbehandlung")	Patientenakte
6.	Pth, HA ggf. KH	Entwöhnungsbehandlung: • Kombination psychotherapeutischer und sozialtherapeutischer Behandlungskonzepte (zwischen acht Wochen und mehreren Monaten), ambulant oder stationär oder ambulant und stationär	Patientenakte
7.	Pth, Selbsthilfe	Nachsorge: • Psychotherapeutische Weiterbehandlung und/oder Besuch Selbsthilfegruppe	Patientenakte

Dateiname: 1.3.5 (1)_Behandlungspfad_Alkoholabhängigkeit_0.0.docx Seite 1 von 1
erstellt: am
geprüft und freigegeben: am

© Deutscher Ärzte-Verlag. Alle Rechte vorbehalten

1.3.5 (1) Behandlungspfad Alkoholabhängigkeit_0.0

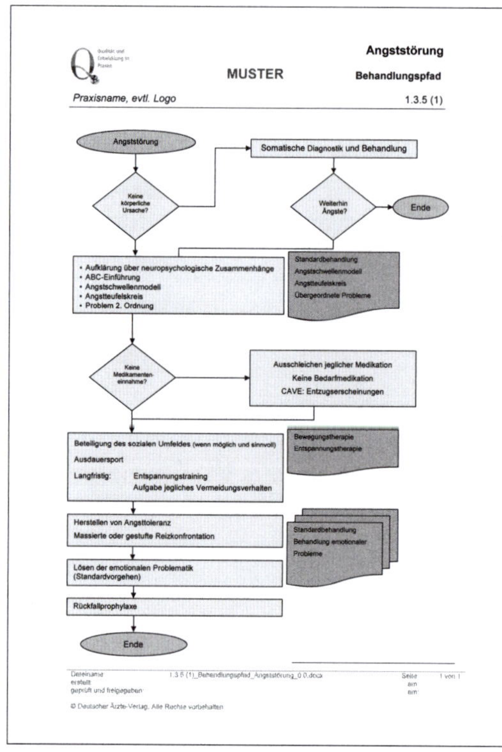

Qualität und Entwicklung in Praxen

Angststörung

MUSTER **Behandlungspfad**

Praxisname, evtl. Logo 1.3.5 (1)

Dateiname 1.3.5 (1)_Behandlungspfad_Angststörung_0.0.docx Seite 1 von 1
erstellt am
geprüft und freigegeben am

© Deutscher Ärzte-Verlag. Alle Rechte vorbehalten

1.3.5 (1) Behandlungspfad Angststörung_0.0

Notizen:

1.3.5 Behandlungspfade, Leitlinien und evidenzbasierte Medizin

Ziel 2

KERNZIEL

Die Patientenversorgung orientiert sich an aktuellen wissenschaftlichen Erkenntnissen, Leitlinien und den Prinzipien der evidenzbasierten Medizin.

QM-RiLi

	Nachweise / Indikatoren	Das sollten Sie sich fragen.	Schätzen Sie sich ein ✓
1.	Die Ärzte/ Psychotherapeuten berücksichtigen bei der Patientenversorgung den aktuellen Stand der Wissenschaft.	*In welcher Weise fließen aktuelle wissenschaftliche Erkenntnisse in Ihre Patientenversorgung ein?*	☐
2.	Die Ärzte/ Psychotherapeuten nutzen evidenzbasierte Leitlinien und Empfehlungen der wissenschaftlichen Fachgesellschaften.	*Welche evidenzbasierten Leitlinien und Empfehlungen der wissenschaftlichen Fachgesellschaften nutzen Sie?*	☐
3.	Die Ärzte/ Psychotherapeuten nutzen die Prinzipien der evidenzbasierten Medizin.	*In welcher Weise und für welche Erkrankungen nutzen Sie die Prinzipien der evidenzbasierten Medizin für die Patientenversorgung?*	☐

→ VORSCHLAG ZUR UMSETZUNG

Damit aktuelle wissenschaftliche Erkenntnisse zeitnah in das diagnostische und therapeutische Vorgehen integriert werden können beispielsweise der Leitlinien-Informations- und Recherchedienst des Ärztlichen Zentrums für Qualität in der Medizin (ÄZQ) www.leitlinien.de und www.versorgungsleitlinien.de [Nationale Versorgungsleitlinien (NVL)] hilfreich sein. Hier wird medizinisches Wissen gezielt verfügbar gemacht, es sind aktuelle wissenschaftliche Erkenntnisse, Leitlinien-Sammlungen nach Anbietern, Themen und Fachgebieten sowie Tipps zur Anwendung zu finden. Auch alle wissenschaftlichen Fachgesellschaften bieten Informationen über das Internet an. Ein umfassendes Leitlinienportal ist auf der Webseite der Arbeitsgemeinschaft der Wissenschaftlichen Medizinischen Fachgesellschaften (AWMF e.V.) unter www.awmf.de zu finden.

Beispiele für S 3-Leitlinien (Stand 09/2015) sind:

- NVL Unipolare Depression (08/2011, in Überarbeitung)
- NVL Kreuzschmerzen (08/2011, in Überarbeitung)
- Screening, Diagnostik und Behandlung des schädlichen und abhängigen Tabakkonsums (02/2015)
- Screening, Diagnose und Behandlung alkoholbedingter Störungen (04/2014)
- Angststörungen (04/2014)
- Depressive Störungen bei Kindern und Jugendlichen (07/2013)
- Zwangsstörungen (05/2013)
- Psychosoziale Versorgung in der Pädiatrischen Onkologie und Hämatologie (04/2013)
- Psychosoziale Therapien bei schweren psychischen Erkrankungen (10/2012)
- Bipolare Störungen (05/2012)
- Umgang mit Patienten mit nicht-spezifischen, funktionellen und somatoformen Körperbeschwerden (04/2012)
- Posttraumatische Belastungsstörung (01/2011, in Überarbeitung)
- Ess-Störungen, Diagnostik und Therapie (12/2010, in Überarbeitung)
- Therapie der Adipositas im Kindes- und Jugendalter (01/2009, in Überarbeitung)

Die Orientierung an einer Leitlinie bei der Behandlung (siehe Behandlungspfade) bzw. – noch wichtiger – das begründete Abweichen von einer Leitlinie sollte in der Patientenakte vermerkt werden.

Relevante Fachzeitschriften, der regelmäßige Besuch von Tagungen und Kongressen sowie sonstige Fort- bzw. Weiterbildungsmöglichkeiten befassen sich mit der Umsetzung von Leitlinien. Eine weitere Möglichkeit der Praxisreflexion sind die Teilnahme an Qualitätszirkeln oder die Durchführung von Peer Reviews. Durch die Auswahl geeigneter fachlicher Fragestellungen, durch die Diskussion oder den Austausch im Kollegenkreis kann das eigene Versorgungsverhalten reflektiert bzw. angepasst werden. Vorhandene Leitlinien können gemeinsam überprüft und auf die Bedingungen vor Ort angepasst werden („local tailoring"). Im Bedarfsfall – vor allem bei komplexen Fragestellungen – können Recherche-Aufgaben auf mehrere Kollegen verteilt und dadurch der Arbeitsaufwand reduziert werden.

„Unter Evidenz-basierter Medizin ("evidence based medicine") oder evidenzbasierter Praxis ("evidence based practice") im engeren Sinne versteht man eine Vorgehensweise des medizinischen Handelns, individuelle Patienten auf der Basis der besten zur Verfügung stehenden Daten zu versorgen. Diese Technik umfasst die systematische Suche nach der relevanten Evidenz in der medizinischen Literatur für ein konkretes klinisches Problem, die kritische Beurteilung der Validität der Evidenz nach klinisch epidemiologischen Gesichtspunkten; die Bewertung der Größe des beobachteten Effekts sowie die Anwendung dieser Evidenz auf den konkreten Patienten mit Hilfe der klinischen Erfahrung und der Vorstellungen der Patienten" (Quelle: Deutsches Netzwert Evidenzbasierte Medizin e. V.). Dies könnte beispielsweise bedeuten, Kollegen konsiliarisch hinzuzuziehen. Anschließend folgt die Anpassung der Diagnostik und Therapie auf den individuellen Patienten unter Berücksichtigung seiner Lebensumstände und der eigenen psychotherapeutischen/ ärztlichen Erfahrung. Die psychotherapeutische/ ärztliche Therapiefreiheit wird also unter EbM nicht eingeschränkt, sondern der Fokus wird eher erweitert.

→ FÜR ÄRZTLICHE PSYCHOTHERAPEUTEN

Für die in der täglichen Patientenversorgung tätigen Ärzte werden vom Deutschen Netzwerk Evidenzbasierte Medizin e. V. Möglichkeiten aufgezeigt, wie trotz „widriger Umstände" Evidenz im Rahmen von Diagnostik und der Therapie einfließen kann. Relevante Literatur bzw. Hinweise werden zur Verfügung gestellt. Fragen, für die es offensichtlich (noch) keine oder nicht zugängliche Evidenz gibt, werden aufgegriffen. Projekte, die die Fragen der praktisch tätigen Ärzte aufnehmen und rasch und kompetent Antworten finden, werden beschrieben. Kurz-, mittel- und langfristiges Ziel ist es, Evidenz einfach, schnell und praktikabel für die tägliche praktische Patientenversorgung zur Verfügung zu stellen. Mit ein wenig Übung kann man so praxisrelevante Antworten erhalten. Die gefragtesten Seiten sind in der Regel in Englisch geschrieben, es gibt aber auch interessante EbM-Seiten aus dem deutschsprachigen Raum. Sie finden diese unter www.ebm-netzwerk.de (Quelle: Deutsches Netzwerk Evidenzbasierte Medizin e.V.).

WEITERE INFORMATIONEN AUF CD-ROM

- → Qualitätszirkel-Modul „Evidenzbasierte Medizin" (KBV)
- → Qualitätszirkel-Modul „Journal Club" (KBV)
- → Qualitätszirkel-Modul „Experteninterview" (KBV)

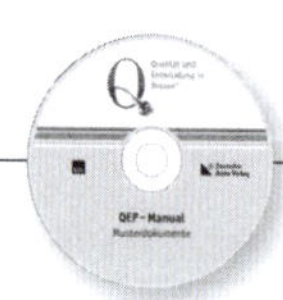

SIEHE HIERZU:

1.3.1 Therapieentscheidung, -planung und -ziele
3.2.2 Fortbildung und Qualifizierung
3.2.4 Kollegiales Lernen (Peer Review)

1.3.6 Erkrankungsspezifische Information, Beratung und Schulung

Ziel 1

KERNZIEL

Die Behandlung und Betreuung der Patienten werden durch patientengerechte Informationsmaterialien und durch Hinweise auf psychosoziale Angebote wie Selbsthilfekontaktstellen oder Beratungseinrichtungen unterstützt.

QM-RiLi

	Nachweise / Indikatoren	Das sollten Sie sich fragen.	Schätzen Sie sich ein ✓
1.	In der Praxis/ dem MVZ werden verständliche Informationsmaterialien zu Krankheitsbildern, deren Prävention, Diagnostik, Behandlung und Bewältigung angeboten.	*Welche Informationsmaterialien über Krankheiten, deren Prävention, Diagnostik, Behandlung und Bewältigung halten Sie vor? Wie prüfen Sie deren Verständlichkeit?*	☐
2.	Die Informationsmaterialien werden zur gezielten Information der Patienten über die Erkrankung, deren Prävention, Diagnose, Behandlung und Bewältigung eingesetzt.	*Wann und wie setzen Sie diese Informationsmaterialien ein?*	☐
3.	In der Praxis/ dem MVZ werden Informationen und Kontaktdaten zu Selbsthilfekontaktstellen, Patientenorganisationen oder lokalen Beratungseinrichtungen angeboten.	*Welche Informationen zu Selbsthilfekontaktstellen, Patientenorganisationen oder lokalen Beratungseinrichtungen bieten Sie Ihren Patienten an?*	☐
4.	Bei Bedarf wird im persönlichen Gespräch über die grundsätzliche Arbeitsweise von und Unterstützungsmöglichkeiten durch Selbsthilfegruppen informiert.	*Wann und wie weisen Sie Patienten gezielt auf die grundsätzliche Arbeitsweise von und Unterstützungsmöglichkeiten durch Selbsthilfegruppen beim Umgang mit ihrer Erkrankung hin?*	☐
5.	Die Verantwortlichkeiten für die Auswahl und die Aktualisierung der Informationsmaterialien und Kontaktdaten sind geregelt.	*Wie stellen Sie eine gezielte Auswahl und die Aktualität der Informationsmaterialien und Kontaktdaten sicher?*	☐

➔ VORSCHLAG ZUR UMSETZUNG

Schriftliches Informationsmaterial kann bei Bedarf zur gezielten Information der Patienten eingesetzt werden. Es kann entweder direkt während des Psychotherapeuten-Patienten-Gesprächs ausgehändigt oder im Warteraum ausgelegt werden. Gegebenenfalls bietet sich auch der Aushang von Informationen an einer Tafel oder Pinnwand an.

Bei Bedarf können die Psychotherapeuten auf Angebote von Selbsthilfegruppen und Beratungsstellen und deren Organisations- und Arbeitsweise hinweisen. Die Teilnahme an Selbsthilfegruppen und/ oder Angeboten von Beratungsstellen (z. B. Schuldnerberatung) können eine Psychotherapie gegebenenfalls sinnvoll ergänzen. Um einen besseren Überblick über die regionalen Angebote zu erhalten, können sich die Psychotherapeuten/ Ärzte an die Kontaktstellen für die Zusammenarbeit von Selbsthilfegruppen und Ärzten der KVen (KOSA) wenden. Je nach Themengebiet und Fachrichtung kann eine regionale Kooperation mit Patientenorganisationen oder Selbsthilfegruppen sinnvoll sein.

Die Deutsche Arbeitsgemeinschaft Selbsthilfegruppen e. V. hat sechs Qualitätskriterien für eine selbsthilfefreundliche Praxis aufgestellt (Alf Trojan, Stefan Nickel, Christopher Kofahl „Selbsthilfefreundlichkeit in der ambulanten Versorgung“, Selbsthilfegruppenjahrbuch 2011):

1. Informationen zu Selbsthilfe sind übersichtlich an zentraler Stelle in den Praxisräumen für Patienten zugänglich.
2. Die Praxis weist in ihren Medien und innerhalb der Praxisräume auf die Zusammenarbeit mit der Selbsthilfe hin.
3. Der Psychotherapeut/ Arzt gibt regelhaft und persönlich und insbesondere bei einer seltenen Erkrankung den konkreten Hinweis auf die Selbsthilfe.
4. Die Praxis benennt für die Selbsthilfe einen Ansprechpartner.
5. Praxis und Selbsthilfe treffen verbindliche Vereinbarungen zur Zusammenarbeit.
6. Die Praxis ist über Strukturen und Arbeitsweise der Selbsthilfe durch regelmäßigen Erfahrungsaustausch informiert.

Neben Fachinformationen finden Sie bei folgenden Quellen auch Informationen für Patienten:

- Ärztliches Zentrum für Qualität in der Medizin www.patienten-information.de, www.versorgungsleitlinien.de
- Aktionsbündnis Patientensicherheit e.V. www.aktionsbuendnis-patientensicherheit.de
- Aktionsbündnis Seelische Gesundheit www.seelischegesundheit.net
- Arzneimittelkommission der Deutschen Ärzteschaft www.akdae.de
- Bundespsychotherapeutenkammer www.bptk.de und Landespsychotherapeutenkammern
- Bundeszentale für gesundheitliche Aufklärung www.bzga.de
- Deutsche Arbeitsgemeinschaft Selbsthilfegruppen e.V. www.dag-shg.de
- Fach- und Berufsverbände
- Institut für Qualität und Wirtschaftlichkeit im Gesundheitswesen www.gesundheitsinformation.de
- Kassenärztliche Bundesvereinigung www.kbv.de und Kassenärztliche Vereinigungen
- Patientenbeauftragte der Länder
- Unabhängige Patientenberatung www.unabhaengige-patientenberatung.de
- Verbraucherzentralen www.verbraucherzentrale.de

Die Informationen sollten nach praxisindividuellen Kriterien (Therapieverfahren, Zielgruppen) ausgewählt und in ansprechender Weise sowie ausreichender Anzahl zusammenstellt werden. Die Schriften und darin angegebene Kontaktdaten oder Internetlinks sollten aktuell sein. Bevor die Materialien ausgegeben oder ausgelegt werden, sollten sie von der Praxisleitung oder einem Teammitglied gelesen werden, um die Qualität der Informationen beurteilen und eventuell Fragen dazu beantworten zu können.

SIEHE HIERZU:

2.1.1 Aufklärung und Einwilligung
1.4.2 Externe Kooperation und Kommunikation

1.3.7 Verlaufsbeobachtung und Sicherung des Therapieerfolges

Ziel 1

KERNZIEL Der Verlauf von Erkrankungen wird beobachtet und der Therapieerfolg überprüft.

QM-RiLi

	Nachweise / Indikatoren	Das sollten Sie sich fragen.	Schätzen Sie sich ein ✓
1.	Die Wiedereinbestellung von Patienten ist geregelt.	*Nach welchen Kriterien oder bei welchen Symptomen werden Patienten wieder einbestellt? Wer ist für die Wiedereinbestellung verantwortlich?*	☐
2.	Patienten werden über Ziel und Zweck von Nachuntersuchungen und Wiedereinbestellungen informiert.	*Wie informieren Sie Patienten über Ziel und Zweck von Nachuntersuchungen und Wiedereinbestellungen?*	☐
3.	Der Therapieerfolg wird regelmäßig überprüft und mit den Patienten reflektiert.	*Wie überprüfen Sie den Therapieerfolg und reflektieren diesen mit den Patienten?*	☐
4.	Die Therapie wird bei Bedarf gemeinsam mit den Patienten verändert oder angepasst.	*Wie beziehen Sie den Patienten bei einer bedarfsmäßigen Veränderung oder Anpassung der Therapie mit ein?*	☐

➔ VORSCHLAG ZUR UMSETZUNG

Psychotherapie erstreckt sich je nach Diagnose und Art der Therapie über einen längeren Zeitraum (z. B. in Form einer Kurzzeit- oder Langzeittherapie). Die Sitzungen dauern in der Regel 50 Minuten und finden – je nach Therapieverfahren – ein bis zweimal pro Woche statt. Bei fortgeschrittener Therapie werden Termine zum Teil in größeren Zeitabständen vergeben. Die Frequenz und Anzahl an Therapiesitzungen werden von den Therapeuten in Absprache mit den Patienten während der probatorischen Sitzungen festgelegt.

Originäre Aufgabe der Psychotherapeuten ist es nach bestimmten Zeitabschnitten im Verlauf die Ziele der Psychotherapie zu überprüfen. Dazu gleichen die Psychotherapeuten – je nach Verfahren – gemeinsam mit den Patienten den Therapieplan mit dem Erreichten ab und besprechen Erfolge und nicht erreichte Ziele. Wenn notwendig, müssen Therapieziele und Behandlungsmethoden modifiziert werden. Gegebenenfalls stellen die Psychotherapeuten beim Kostenträger einen Antrag auf Fortsetzung der Psychotherapie. Zur Feststellung des Therapieerfolges eignen sich neben dem therapeutischen Gespräch auch psychometrische Tests. Sind Suizidversuche aus der Anamnese bekannt, sollten Suizidabsichten regelmäßig beim Patienten abgefragt werden.

Bei einer medikamentösen Begleitbehandlung (z. B. Verordnung von Antidepressiva, Neuroleptika, Tranquilizer/ Benzodiazepine) müssen auch die Wirkungen der Verordnungen und gegebenenfalls Wechselwirkungen mit anderen Medikamenten oder psychoaktiven Substanzen (z. B. Alkoholkonsum) regelmäßig beobachtet werden. Dazu überweisen nicht-ärztliche Psychotherapeuten ihre Patienten an die mitbehandelnden Haus- oder Fachärzte. Ärztliche Psychotherapeuten können gegebenenfalls die Verlaufskontrolle der Medikamenteneinnahme selbst übernehmen.

Sind psychiatrische oder psychosomatische Erkrankungen aus der Anamnese bekannt, sollte mit dem Einverständnis der Patienten eine Abstimmung mit den behandelnden Haus- und Fachärzten stattfinden.

Entscheidend für eine erfolgreiche Psychotherapie kann sein, dass die Psychotherapie um weitere psychosoziale Begleitmaßnahmen (z. B. Schuldnerberatung, Paarberatung) ergänzt wird. Auch derartige Begleitmaßnahmen sollten hinsichtlich ihres Erfolges hinterfragt werden. Die behandelnden Psychotherapeuten haben im individuellen Fall zu entscheiden, ob sie den erreichten Erfolg direkt beim Patienten erfragen oder Kontakt zu den externen Kooperationspartnern (vgl. 1.4.2) aufnehmen.

Die psychotherapeutische Nachsorge ist frühzeitig von den Psychotherapeuten gemeinsam mit dem Patienten vorzubereiten. Diese kann unterschiedlich gestaltet werden und orientiert sich an den Bedürfnissen der Patienten (z. B. Empfehlung Selbsthilfegruppe, Möglichkeiten psychotherapeutischer Nachsorgegespräche/ Rezidivprophylaxe).

Ein Therapieerfolg lässt sich erkennen, wenn Einstellungs- und Verhaltensänderungen deutlich werden, die Beschwerden nachlassen und die Behandlung durch den Psychotherapeuten überflüssig wird. Manche Patienten empfinden die Beendigung der therapeutischen Beziehung als einen Verlust. So kann es sinnvoll sein, den Aspekt „Verlust“ in den letzten Therapiestunden zu thematisieren. Die Ergebnisse zur Verlaufsbeobachtung sind in der Patientenakte zu dokumentieren, ebenso die Konsequenzen, die daraus entwickelt wurden. Veränderungen und Anpassungen der Psychotherapie sollten von den Patienten verstanden und nachvollzogen werden können.

SIEHE HIERZU:

1.3.1 Therapieentscheidung, -planung und -ziele
1.3.2 Verordnungen
1.3.5 Behandlungspfade, Leitlinien und evidenzbasierte Medizin

Notizen:

1.3.7 Verlaufsbeobachtung und Sicherung des Therapieerfolges

Ziel 2

KERNZIEL

Zur Unterstützung des Therapieerfolges wird die Mitwirkung der Patienten bei der Behandlung und Betreuung gefördert.

QM-RiLi

	Nachweise / Indikatoren	Das sollten Sie sich fragen.	Schätzen Sie sich ein ✓
1.	Es werden Maßnahmen ergriffen, um die Mitwirkung der Patienten an der Behandlung zu fördern.	*Wie fördern Sie die Mitwirkung der Patienten an der Behandlung?*	☐
2.	Die Patienten werden auf ihre Eigenverantwortung und die Bedeutung ihrer Mitwirkung im Behandlungsprozess hingewiesen.	*Wie weisen Sie Ihre Patienten auf deren Eigenverantwortung und die Bedeutung ihrer Mitwirkung im Behandlungsprozess hin?*	☐
3.	Die Ärzte/ Psychotherapeuten ergreifen Maßnahmen, um die Patientenbeziehung langfristig zu erhalten.	*Welche Maßnahmen und Vorgehensweisen setzen Sie zum Erhalt einer langfristigen Patientenbeziehung ein?*	☐

➔ VORSCHLAG ZUR UMSETZUNG

Der Erfolg einer psychotherapeutischen Behandlung hängt maßgeblich von der Mitwirkung der Patienten ab (Adhärenz). Die Patienten sollten auf die Bedeutung ihrer Mitwirkung hingewiesen werden und sich, in Abhängigkeit ihrer individuellen Kompetenzen, an der Verantwortung für den Therapieerfolg beteiligen. Gute Adhärenz kann sich – je nach Therapieverfahren – beispielsweise darin ausdrücken, dass Patienten den vereinbarten Behandlungsplan einhalten. Eine eingeschränkte beziehungsweise geringe Adhärenz führt in der Regel zu einem Misserfolg der Behandlung. Grundlage der Mitwirkungspflicht der Patienten ist der psychotherapeutische Behandlungsvertrag.

Zum Aufbau einer langfristigen Therapeuten-Patientenbeziehung tragen die realistische Einschätzung der Fähigkeiten und Möglichkeiten der Patienten zur Mitwirkung bei der Behandlung sowie eine angemessene Reaktion auf unzureichende Übernahme der Eigenverantwortung bei. Fehlinformationen und Missverständnisse der Patienten können durch Verzicht auf „Fachchinesisch" vermieden werden. Patienten, die sich nicht scheuen aktiv nachzufragen, wenn etwas unklar ist, sind ein deutlicher Hinweis auf erfolgreiche Partnerschaft im Behandlungsprozess.

Um die Patienten kontinuierlich in den Therapieprozess einzubeziehen und die Therapeuten-Patienten-Beziehung zu festigen, kann ein weiterer Baustein sein, den Patienten qualitätsgeprüfte Informationen über Erkrankungen, Therapieziele und Verläufe zur Verfügung zu stellen (vgl. 1.3.6 Ziel 1). Transparente, eindeutige, gut verständliche Informationen und Angaben zu Forschungsergebnissen können beiden Seiten Orientierung und Entscheidungshilfe geben, beispielsweise zum Nutzen einer Untersuchung.

SIEHE HIERZU:

1.3.1 Therapieentscheidung, -planung und -ziele

Notizen:

1.4.1 Interne Kooperation und Kommunikation

Ziel 1

KERNZIEL

Die verlässliche interne Weitergabe patientenbezogener Informationen und die zeitnahe Erledigung von Anordnungen sorgen für reibungslose Abläufe.

QM-RiLi

	Nachweise / Indikatoren	Das sollten Sie sich fragen.	Schätzen Sie sich ein ✓
1.	Die interne Weitergabe von patientenbezogenen Informationen ist geregelt.	*Wie ist die interne Weitergabe von patientenbezogenen Informationen geregelt?*	☐
2.	Der Zugang zu relevanten personenbezogenen Informationen ist den zuständigen Mitgliedern des Teams jederzeit möglich.	*Wie ist sichergestellt, dass die zuständigen Mitglieder des Teams jederzeit Zugang zu relevanten patientenbezogenen Informationen haben?*	☐
3.	Es erfolgt eine zeitnahe und vollständige Erledigung der Anordnungen der Ärzte/ Psychotherapeuten.	*Wie gewährleisten Sie, dass Anordnungen zeitnah und vollständig erledigt werden?*	☐

➜ VORSCHLAG ZUR UMSETZUNG

Für Psychotherapeuten, die ohne feste oder freie Mitarbeiter und ohne Kollegen in der Praxis tätig sind, ist dieses Qualitätsziel nur eingeschränkt beziehungsweise gar nicht relevant.

Team / Mitarbeiter

Die sichere Behandlung von Patienten erfordert eine eindeutige Kommunikation zwischen Kollegen und Teammitgliedern der Praxis/ des MVZ, um Missverständnisse und sicherheitsrelevante Ereignisse bei Diagnostik und Therapie zu vermeiden. Die Praxisleitung sollte hinsichtlich der interprofessionellen Kooperation und Abstimmung im Team eine Vorbildfunktion wahrnehmen.

Um die interne Weitergabe aller relevanten patientenbezogenen Informationen zu regeln, sollten alle beteiligten Teammitglieder eindeutig ihre Verantwortung und Befugnisse kennen. Wesentliche Schnittstellen innerhalb der Praxis/ des MVZ müssen in den Ablaufbeschreibungen zur Diagnostik und Therapie und in Behandlungspfaden beschrieben werden. Sogenannte Laufzettel helfen Abläufe reibungslos und sicher zu organisieren. Auf diesem Wege können Zeitvorgaben (z. B. sofort, nächste Woche, in einem Monat), die Mitgabe von Informationsmaterialien, erforderliche Überweisungen und Folgetermine einfach, aber verbindlich angeordnet werden.

Erfahrungen in Praxen haben gezeigt, dass dies am besten funktioniert, wenn alle Beteiligten – Patienten und Mitarbeiter – möglichst genau wissen, warum, welche Maßnahmen, bei wem, wann durchgeführt werden. Eine stichprobenartige Auswertung der „abgearbeiteten" Laufzettel kann wichtige Hinweise auf mögliche Verbesserungen der Abläufe geben. Anlassbezogene Rückfragen der Mitarbeiter an die Psychotherapeuten, beispielsweise im Rahmen von Fallbesprechungen/ Fallkonferenzen, Teambesprechungen und sogenannten „Morgenrunden" dienen der verlässlichen Weitergabe von Informationen und damit der Patientensicherheit.

Der Zugang zu relevanten patientenbezogenen Informationen wird auch durch eine vollständige Dokumentation in der Patientenakte mit eindeutigen und möglichst standardisierten Eintragungen sichergestellt. Sowohl die Veranlassung als auch der Zeitpunkt und die vollständige Durchführung aller Maßnahmen sollten nachvollziehbar sein. Dazu können Namenskürzel und Datumsangaben verwendet werden.

Wenn Sie Regelungen getroffen haben, die nicht schriftlich festgehalten werden, sollte regelmäßig hinterfragt werden, ob diese auch allen Beteiligten bekannt sind und von allen verlässlich angewendet werden.

MUSTERDOKUMENTE

→ 1.4.1 (1) Laufzettel_0.0

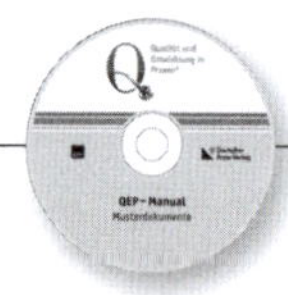

SIEHE HIERZU:

1.3.5 Behandlungspfade, Leitlinien und evidenzbasierte Medizin
2.3.2 Schweigepflicht und Datenschutz

Praxisname, evtl. Logo

Laufzettel
Formblatt
1.4.1 (1)

Patient/in: ______________________

Datum: ____________

Bitte an der Anmeldung beachten!

	Was, ggf. bis Wann	**erledigt** ✓
1.	*Folgetermin/e vereinbaren:* ________ ☐ *mit Eltern/Sorgeberechtigten* ☐ *mit Partner/in* ☐ *mit* ________	
2.	*Therapievereinbarung aushändigen* ________ ☐ *unterschreiben lassen*	
3.	*Informationsmaterial/Aufklärungsbogen mitgeben:* ________	
4.	*Adresse/Visitenkarte mitgeben:* ________ ☐ *Kontakt/Termin vermitteln*	
5.	*Kopien aushändigen* ________	
6.	…	
7.	…	

Dateiname: 1.4.1 (1)_Laufzettel_0.0.docx Seite 1 von 1
erstellt am
geprüft und freigegeben: am

© Deutscher Ärzte-Verlag. Alle Rechte vorbehalten

1.4.1 (1) Laufzettel_0.0

1.4.2 Externe Kooperation und Kommunikation

Ziel 1

KERNZIEL

Die reibungslose Überleitung von Patienten in andere Einrichtungen oder zu anderen Anbietern im Gesundheits- und Sozialwesen wird durch eine gezielte Kommunikation und abgestimmte Zusammenarbeit unterstützt.

QM-RiLi

	Nachweise / Indikatoren	Das sollten Sie sich fragen.	Schätzen Sie sich ein ✓
1.	Es ist geregelt, wie die Überleitung von Patienten in andere Einrichtungen oder zu anderen Anbietern organisiert und vorbereitet wird.	*Wie erfolgt die Organisation und Vorbereitung einer Überleitung von Patienten in andere Einrichtungen oder zu anderen Anbietern?*	☐
2.	Es ist sichergestellt, dass Formulare gut lesbar sind und alle erforderlichen medizinischen Daten, Informationen bzw. Fragestellungen enthalten.	*Wie stellen Sie sicher, dass Formulare gut lesbar sind und alle erforderlichen medizinischen Daten, Informationen bzw. Fragestellungen enthalten?*	☐
3.	Relevante Informationen, Befunde oder Ergebnisse werden dem Patienten mitgegeben oder der jeweiligen Einrichtung sorgfältig und zeitnah übermittelt.	*Wie ist gewährleistet, dass relevante Informationen, Befunde oder Ergebnisse dem Patienten mitgegeben oder sorgfältig und zeitnah übermittelt werden?*	☐
4.	In besonderen Fällen erfolgt die Übermittlung der Informationen und der Fragestellung durch persönliche Kontaktaufnahme oder eine Fallbesprechung.	*In welchen Fällen erfolgt die Übermittlung der Informationen und der Fragestellung durch persönliche Kontaktaufnahme oder eine Fallbesprechung?*	☐

➔ VORSCHLAG ZUR UMSETZUNG

Eine gute Abstimmung zwischen Psychotherapeuten und anderen Einrichtungen, insbesondere Krankenhäusern, Krankenkassen, Medizinischer Dienst, Jugendamt, Gutachtern etc. reduziert mögliche Versorgungsbrüche. Die entsprechenden Ansprechpartner persönlich zu kennen beziehungsweise konkrete Namen beispielsweise in einem individuell erstellten Verzeichnis zur Verfügung zu haben, kann für eine rasche und reibungslose Kommunikation genutzt werden. Bei häufigen Kontakten oder komplexen Abstimmungsprozessen sind gegenseitige Besuche und Einladungen z. B. zu Qualitätszirkeln oder zum Tag der offenen Tür zum gegenseitigen Kennenlernen und zu Absprachen für verbesserte Kommunikationswege hilfreich.

Wesentliche Schnittstellen der Praxis/ des MVZ mit anderen Einrichtungen sollten allen Beteiligten bekannt sein. In den Ablaufbeschreibungen zur Diagnostik und Therapie sollten die Kommunikations-/ Kooperationswege beschrieben werden.

Bei der Weitergabe von Gutachteranträgen, Befunden, Konsiliarberichten, gegebenenfalls auch Über- und Einweisungen, ist darauf zu achten, dass diese lesbar und zeitnah übermittelt und nur in Ausnahmen handschriftliche Aufzeichnungen verwendet werden. In komplexen und schwierigen Fällen sollte telefonisch Kontakt mit den behandelnden Kollegen oder zuständigen Stellen aufgenommen werden. Es sollte festgelegt sein, auf welchem Weg der jeweilige Informationsaustausch erfolgt. Zudem muss geregelt werden, wer aus dem Praxis- oder MVZ-Team – falls vorhanden – bei Nachfragen zur Vollständigkeit und Aussagefähigkeit Auskünfte geben darf und wie dabei die Einhaltung des Datenschutzes und der Schweigepflicht sichergestellt wird.

Für bestimmte Schriftwechsel bieten sich standardisierte Schreiben oder Textbausteine an (z. B. Schweigepflichtentbindung, Anforderung von Befund oder Konsiliarbericht), die im Praxisverwaltungssystem hinterlegt und regelmäßig auf Aktualität überprüft werden. Behandlungsanträge und patientenbezogene Gutachten müssen stets individuell formuliert werden. Berufsrechtliche Vorgaben sind dabei zu beachten.

In der Regel erfolgt die Übermittlung der Informationen auf dem Postweg oder per E-Mail. Der Versand von Befundberichten und Patienteninformationen soll künftig komplett elektronisch abgewickelt werden. Um die vertraulichen Daten sicher online zu übermitteln, können sich die Praxen bei ihrer zuständigen Kassenärztlichen Vereinigung (KV) unter dem Stichwort „Telematik“ oder „Praxis am Netz“ nach den neuen Kommunikationsstandards für den sicheren Übertragungsweg informieren. Die Kassenärztliche Bundesvereinigung (KBV) und die KVen bieten dafür das „Sichere Netz der KVen“ (SNK) (vgl. 2.3.2 Ziel 2).

In § 25 der Psychotherapie-Richtlinie des Gemeinsamen Bundesausschusses wird das **Antragsverfahren** geregelt. Zur Feststellung der Leistungspflicht für Psychotherapie stellen die Psychotherapeuten vor der Behandlung bei der jeweils für den Patienten zuständigen Krankenkasse einen Antrag mit Diagnose, Indikation und Art und Umfang der geplanten Therapie. Handelt es sich um einen Antrag auf Langzeittherapie, soll der Antrag neben den Angaben zur Diagnose, Indikation sowie Art, Umfang und Frequenz der geplanten Therapie auch einen fallbezogenen Behandlungsplan (Bericht an Gutachter) enthalten. In § 26 wird das **Gutachterverfahren** geregelt. Der Gutachter prüft im Vorfeld einer Kurz- oder Langzeitpsychotherapie (in bestimmten Fällen gibt es eine Gutachterbefreiung), ob die Indikation und Anforderungskriterien bzw. das Gebot der Wirtschaftlichkeit beim Antrag erfüllt sind.

Bei besonders schweren Krankheitsverläufen kann sich herausstellen, dass eine ambulante Psychotherapiebehandlung nicht ausreichend ist oder war. Es sollten daher Verfahrensweisen festgelegt werden, wie Patienten eine stationäre Weiterbehandlung empfohlen werden kann. Die Bundespsychotherapeutenkammer hat eine Checkliste zusammengestellt, die es Patienten ermöglichen soll, das für sie richtige Krankenhaus zur psychiatrischen und psychosomatischen (Weiter-)Behandlung zu finden. Im Rahmen des therapeutischen Gesprächs kann auf diese oder andere Informationsquellen verwiesen werden. Hinsichtlich der Einweisung leiten die Psychotherapeuten die Patienten an einen mitbehandelnden Haus- oder Facharzt weiter. Ärztliche Psychotherapeuten können die Einweisung selbst ausstellen.

WEITERE INFORMATIONEN AUF CD-ROM

- → Checkliste „Wie finde ich das richtige Krankenhaus für meine psychische Erkrankung?“ (Bundespsychotherapeutenkammer)
- → Broschüre PraxisWissen: Praxis am Netz (KBV)

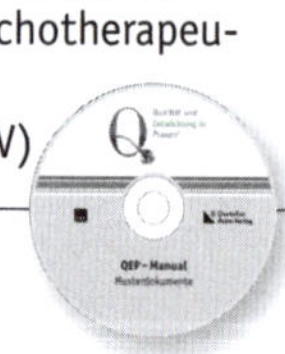

SIEHE HIERZU:

1.3.5 Behandlungspfade, Leitlinien und evidenzbasierte Medizin
2.3.2 Schweigepflicht und Datenschutz

1.5.2 Prävention

Ziel 1

KERNZIEL Die Patienten der Praxis/ des MVZ nehmen präventive Leistungen wahr.

	Nachweise / Indikatoren	Das sollten Sie sich fragen.	Schätzen Sie sich ein ✓
1.	Es ist festgelegt, welche präventiven Leistungen selbst angeboten oder empfohlen werden.	*Welche präventiven Leistungen bieten Sie an oder empfehlen Sie? Wie haben Sie diese ausgewählt und festgelegt?*	☐
2.	Patienten, die von präventiven Angeboten profitieren können, werden systematisch identifiziert, gezielt angesprochen und über die Inanspruchnahme an präventiven Leistungen informiert.	*Wie sprechen Sie Patienten gezielt zu präventiven Leistungen an und informieren diese über die Inanspruchnahme?*	☐
3.	Die Durchführung von präventiven Leistungen und von Beratungsgesprächen über präventives Verhalten werden dokumentiert.	*Wie dokumentieren Sie die Teilnahme an präventiven Leistungen? Wie beraten Sie Patienten über präventives Verhalten und dokumentieren dies?*	☐
4.	Für präventive Leistungen wird ein Erinnerungssystem eingesetzt.	*Wie erinnern Sie Ihre Patienten an die Durchführung von präventiven Leistungen? Wie informieren Sie über den Einsatz eines Erinnerungssystems?*	☐
5.	Die Inanspruchnahme von angebotenen Präventionsleistungen (Teilnahmerate) wird ausgewertet und über die Notwendigkeit daraus resultierender Konsequenzen entschieden.	*Werten Sie die Inanspruchnahme an präventiven Leistungen (Teilnahmerate) aus und entscheiden über die Notwendigkeit daraus resultierender Konsequenzen?*	☐

➔ VORSCHLAG ZUR UMSETZUNG

Prävention und Gesundheitsförderung setzen im Vorfeld einer manifesten psychischen Erkrankung an, können aber auch die psychotherapeutische beziehungsweise psychosomatische Behandlung sinnvoll ergänzen (z. B. begleitend zu einem DMP-Programm). Die hohe Prävalenz psychischer Erkrankungen bei Erwachsenen aber auch bei Kindern und Jugendlichen unterstreicht die Bedeutung von Präventionsprogrammen.

Die Umsetzung kann erfolgen:

a) über die Psychotherapiepraxis/ das MVZ selbst,
b) in Kooperation mit anderen Akteuren des Gesundheitswesens (z. B. mit Hausarztpraxen, der öffentlichen Gesundheitsversorgung, Kliniken oder Krankenkassen) oder
c) durch gezielte Weitervermittlung an entsprechende Präventionsanbieter (z. B. Öffentliche Gesundheitsversorgung, Beratungsstellen, Krankenkassen).

Ziele von Präventions- und Gesundheitsförderungsmaßnahmen sind u. a. die Verbesserung der Lebensqualität, Vermeidung der Manifestierung einer psychosomatischen oder psychischen Erkrankung, Raucherentwöhnung, psychotherapeutische Unterstützung bei Gewichtsreduktion, Erlernen von Stressmanagement und Entspannungstechniken, Verbesserung des Gesundheitsmanagements in Betrieben und Organisationen (z. B. Arbeits- und Organisationsentwicklung, Employee Assistance Programs, Betriebliches Eingliederungsmanagement, Suchtpräventionsprogramme).

Wenn Psychotherapeuten nicht selbst Präventionsangebote vorhalten, so sollten sie beziehungsweise die Praxismitarbeiter über entsprechende Angebote und deren Finanzierung in der regionalen Umgebung informiert sein. Bei Bedarf sollten sie auf entsprechende Angebote der Region verweisen können (z. B. Angebote über die Krankenkassen und deren Finanzierung über §§ 20 und 20a SGB V). Die eigenen Präventionsleistungen der Praxis/ des MVZ sollten systematisch geplant und in die Praxisorganisation integriert werden. Um räumliche und personelle Ressourcen gezielt zu nutzen, können feste Zeitfenster hierfür eingeplant werden.

Bei der Auswahl der Präventionsprogramme sollte auf folgende Qualitätsparameter geachtet werden:

- Die Ziele und Adressaten der Präventionsprogramme sollten klar definiert sein und die Inhalte wissenschaftlich begründet.
- Der Nutzen der Programme sollte durch Studien belegt sein.
- Die Präventionsangebote sollten konzeptualisiert (Manual; Curricula) sein. Eigene neue Angebote können mit Hilfe von Planungstools systematisch konzeptioniert werden (z. B. nach www.bzga.de; www.quint-essenz.ch).
- Wenn für die Teilnehmer eine Kostenbeteiligung über die gesetzlichen Krankenkassen möglich sein soll, muss seitens des Anbieters rechtzeitig ein Akkreditierungsantrag bei den gesetzlichen Krankenkassen gestellt werden.
- Die Angebote müssen zielgruppenorientiert beworben werden. Patientenorientiere Formulierungshilfen bietet das Webportal www.patienten-information.de.
- Qualitätsgeprüftes Aufklärungsmaterial können die Präventionsangebote unterstützen, kostenlose Informationsschriften z. B. über: www.bzga.de; www.dhs.de; www.baua.de; www.fruehe-hilfen.de.
- Bei der Durchführung eigener Angebote muss das Anmelde- und Durchführungsprozedere organisiert werden (Anmeldebestätigung; Absage bei Krankheit; ggf. Rückerstattung des Teilnehmerbeitrags; ggf. Raumbuchung; Materialien, Teilnahmebestätigung, Fragebogen zur Seminarevaluation etc.).

Sowohl die Beratung als auch die Durchführung von Präventionsleistungen sollten in der Patientenakte dokumentiert werden. Lehnen Patienten das Angebot ab, empfiehlt sich dies ebenfalls zu dokumentieren. Die Leitung sollte festlegen, wie bei Ablehnung der Patienten mit einer erneuten Ansprache umgegangen wird.

MUSTERDOKUMENTE

→ 1.5.2 (1) Einwilligungserklärung Prävention_0.0

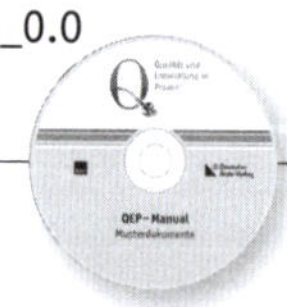

SIEHE HIERZU:

1.1.1 Leistungsspektrum
1.3.6 Erkrankungsspezifische Information, Beratung und Schulung
1.4.2 Externe Kooperation und Kommunikation

Krankenkasse bzw. Kostenträger		
Name, Vorname des Versicherten		geb. am
Kostenträgerkennung	Versicherten-Nr.	Status
Betriebsstätten-Nr.	Arzt-Nr.	Datum

Praxisname, evtl. Logo

Erinnerung an Präventionsangebote
Formblatt
1.5.2 (1)

MUSTER

Einwilligungserklärung zur Erinnerung an folgende Präventionsangebote:

☐ ____________________
☐ ____________________
☐ ____________________

Bitte informieren Sie mich auf folgendem Weg:

☐ Brief	Adresse s. oben	
☐ Fax	Fax-Nr.	____________
☐ E-Mail	E-Mail-Adresse	____________
☐ Telefon	Telefon-Nr.	____________
☐ SMS	Handy-Nr.	____________

Hiermit erkläre ich mich ausdrücklich einverstanden damit, dass die *Praxis Muster* mich nach festgelegten Zeitabständen an o. g. Angebote erinnert. Alle Fragen dazu wurden mir beantwortet.

Mir ist bekannt, dass ich diese Einwilligungserklärung über die Erinnerung an Präventionsangebote jederzeit mit Wirkung für die Zukunft widerrufen kann.

Ort, Datum ____________ Unterschrift Patient/ esetzlicher Vertreter ____________

Dateiname 1.5.2 (1)_Einwilligungserklärung Prävention_0.0.docx Seite 1 von 1
erstellt am
geprüft und freigegeben am

1.5.2 (1) Einwilligungserklärung Prävention_0.0

Notizen:

Notizen:

2 Patientenrechte und -sicherheit

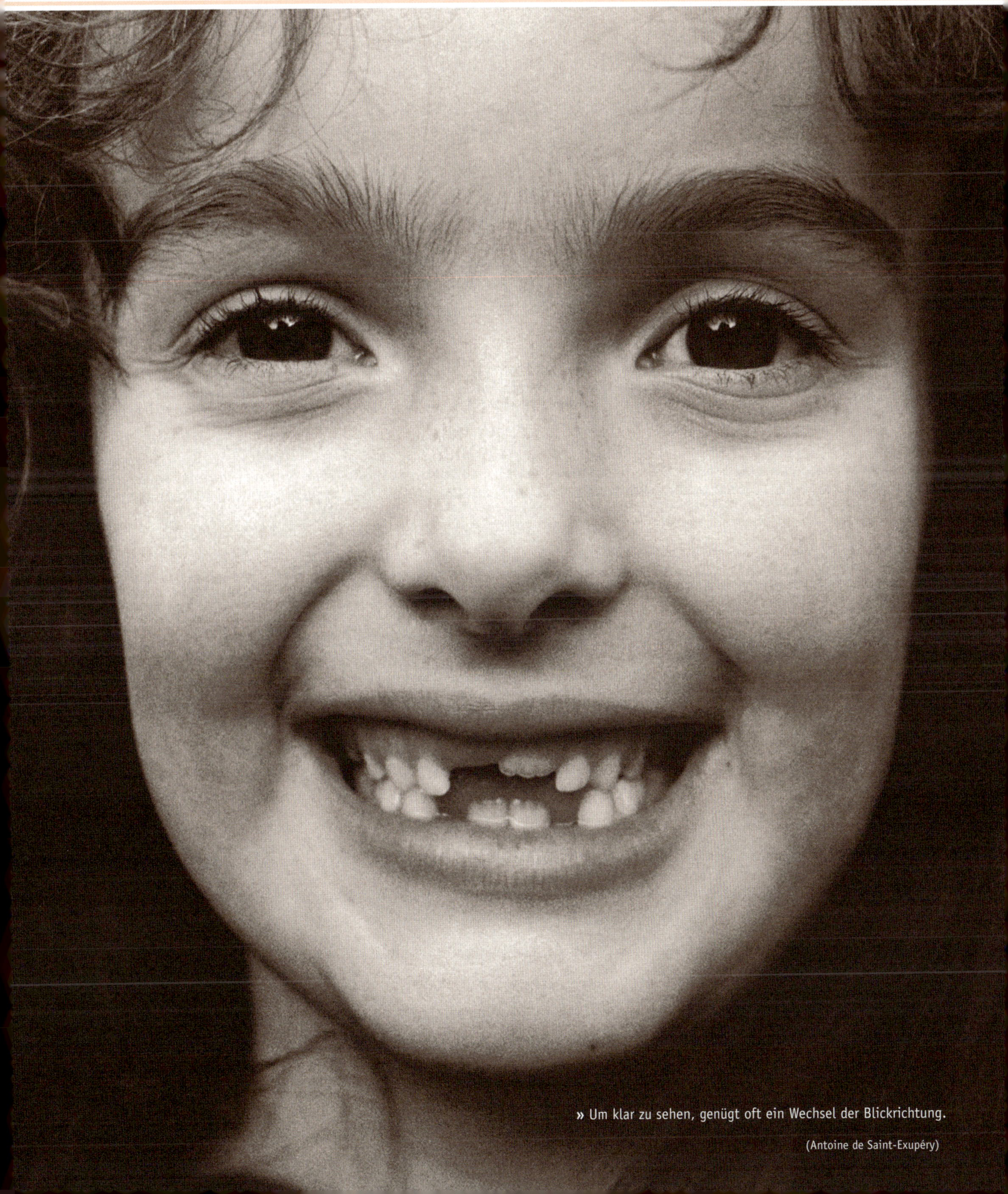

» Um klar zu sehen, genügt oft ein Wechsel der Blickrichtung.

(Antoine de Saint-Exupéry)

2

Die Sicherheit der Patienten steht bei jeder Behandlung an erster Stelle und sollte von allen Mitgliedern des Praxisteams entsprechend beachtet werden. Schlüsselaspekte für die psychotherapeutische und medizinische Versorgung sowie die Patientenzufriedenheit sind die Qualität der Kommunikation während der Beratung und der Umfang der Informationen, die den Patienten angeboten werden. Patienten sollen damit in die Lage versetzt werden, hinsichtlich ihrer Versorgung informierte und eigenverantwortliche Entscheidungen zu treffen. Vertraulichkeit, die Wahrung der Intimsphäre sowie Respekt gegenüber den Patienten bei allen Maßnahmen und Behandlungen sind von entscheidender Bedeutung für eine vertrauensvolle Beziehung. Hierzu gehören auch das Recht auf Selbstbestimmung und das Bedürfnis nach Information und Kommunikation, aber auch das Recht auf Nicht-Information.

2.1.1 Aufklärung und Einwilligung der Patienten

Ziel 1

KERNZIEL

Vor der Durchführung einer diagnostischen oder therapeutischen Maßnahme werden die Patienten individuell aufgeklärt und stimmen der Maßnahme zu.

QM-RiLi

	Nachweise / Indikatoren	Das sollten Sie sich fragen.	Schätzen Sie sich ein ✓
1.	Es gibt eine schriftlich formulierte Interne Regelung, vor welchen Maßnahmen und in welcher Form Patienten aufgeklärt werden und wann sie schriftlich einwilligen müssen.	*Vor welchen Maßnahmen und wie werden Patienten aufgeklärt und vor welchen Maßnahmen müssen sie schriftlich einwilligen?*	☐
2.	Für die Aufklärung der Patienten werden, sofern erforderlich, verständliche Informations- und Anschauungsmaterialien eingesetzt.	*Welche schriftlichen Informations- und Aufklärungsmaterialien werden bei der Aufklärung der Patienten eingesetzt und wie sorgen Sie dafür, dass diese für Patienten verständlich sind?*	☐
3.	Die Aufklärung und die daraus resultierenden Entscheidungen werden in der Patientenakte dokumentiert.	*Wie und in welchen Fällen dokumentieren Sie die Aufklärung des Patienten und daraus resultierende Entscheidungen?*	☐
4.	Die Ärzte/ Psychotherapeuten und das Team respektieren die Entscheidung der Patienten im Fall der Ablehnung einer Behandlung, Empfehlung oder Maßnahme.	*Wie gehen Sie mit Patienten um, die eine Empfehlung, Behandlung oder Maßnahme ablehnen?*	☐
5.	Die Patienten werden über die Möglichkeit der Einholung einer Zweitmeinung informiert.	*Wie informieren Sie Patienten über die Möglichkeit, eine Zweitmeinung einholen zu können?*	☐

→ VORSCHLAG ZUR UMSETZUNG

Jede psychotherapeutische Behandlung bedarf der Einwilligung und setzt eine vorhergehende, mündliche und für die Patienten verständliche Information und Aufklärung durch den behandelnden Psychotherapeuten bzw. eines Kollegen voraus. Bei minderjährigen Patienten müssen auch die Sorgeberechtigten – in der Regel beide Eltern – über alle relevanten Maßnahmen, die im Rahmen der Psychotherapie durchgeführt werden, informiert werden.

Die Aufklärung soll sich an den individuellen Bedürfnissen und Möglichkeiten der Patienten zur Informationsverarbeitung orientieren und in der Patientenakte dokumentiert werden. Die Aufklärungspflichten beinhalten:

- Art, Umfang, Durchführung der Therapie
- zu erwartende Folgen und Risiken
- Notwendigkeit, Dringlichkeit, Eignung und Erfolgsaussichten im Hinblick auf Diagnose und Therapie
- Behandlungsalternativen.

Die Einwilligung in die Behandlung erfolgt durch die Patienten selbst oder eines Berechtigten (z. B. gesetzlicher Betreuer). Ob ein Minderjähriger einwilligungsfähig ist, hängt vom individuellen Entwicklungsstand ab (in der Regel ab 16 Jahren, gegebenenfalls schon ab 14 Jahren). Bei nicht einwilligungsfähigen Minderjährigen ist die Einwilligung beider Eltern einzuholen. Das gilt auch im Falle getrennt lebender Eltern, wenn beide das Sorgerecht haben. Dies sollte möglichst schriftlich erfolgen und von den Patienten unterzeichnet werden. Im Fall der Verschriftlichung ist den Patienten eine Kopie auszuhändigen → Musterdokument.

Es sollte zwingend auf Risiken (z. B. anfängliche Symptomverschlechterung, temporäre emotionale Labilisierung), Alternativen (z. B. andere Richtlinienverfahren, psychiatrische Behandlung, stationäre Maßnahmen) und sinnvolle Begleittherapien (z. B. Logopädie, Ergotherapie, Entspannungsverfahren, medikamentöse Mitbehandlung) zur angestrebten Psychotherapie hingewiesen werden.

Um Argumente für und gegen die Durchführung einer Psychotherapie abwägen zu können, wird den Patienten durch die Struktur der „probatorischen Sitzungen" ausreichend Zeit eingeräumt. Dies schließt auch die Möglichkeit der Inanspruchnahme einer Zweitmeinung mit ein (z. B. Erstgespräch bei Kollegen).

Die Psychotherapeuten tragen für die Aufklärung und die Einwilligung die Beweislast (§§ 630 c, e, h Abs. 2 BGB). Deshalb sollten der grundsätzliche Ablauf und die Inhalte der mündlichen Aufklärung, die Einwilligung oder Ablehnung sowie das Vorgehen bei fehlender Einwilligungsfähigkeit beziehungsweise vorliegender Einwilligungsbefugnis (z. B. bei Unmündigkeit, Desorientierung) eindeutig geregelt und in Form einer schriftlichen Internen Regelung aufgeschrieben werden. Unter Beachtung der gesetzlichen Bestimmungen sollten zunächst die allgemeinen Grundsätze der Aufklärung (verständliche Sprache, keine Fachtermini, Anschauungsmaterial, Möglichkeit zum Nachfragen und zur Ablehnung) und die Struktur der Informationen im Team (soweit vorhanden) oder in der Intervisionsgruppe beziehungsweise im Qualitätszirkel besprochen und festgelegt werden. Die schriftliche Regelung → Musterdokument soll das konkrete Vorgehen beschreiben (Verantwortlichkeiten, Zeitpunkte, Dokumentation in der Patientenakte) sowie gegebenenfalls stichpunktartig die verfahrens- bzw. therapiespezifischen Aufklärungsinhalte beinhalten (z. B. tiefenpsychologisch, verhaltenstherapeutisch, analytisch).

Aus pragmatischen Gründen und zur Vermeidung von zusätzlichen Dokumenten ist zu empfehlen, dass im Rahmen der Einwilligungserklärung auch weitere Aspekte einer Psychotherapievereinbarung geregelt werden (z. B. Mitwirkungspflicht des Patienten, Honorarausfallregelung).

MUSTERDOKUMENTE

- → 2.1.1 (1) IR Aufklärung und Einwilligung_0.0
- → 2.1.1 (1) Einwilligungserklärung_0.0
- → 2.1.1 (1) Einwilligungserklärung_Therapievereinbarung_0.0
- → 1.5.2 (1) Einwilligungserklärung_Prävention_0.0

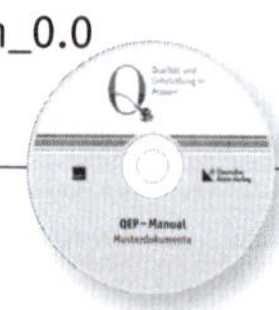

SIEHE HIERZU:

1.3.6	Patienteninformation
2.1.2	Patientenorientierung
2.2.1	Führen der Patientenakte
2.3.2	Schweigepflicht und Datenschutz

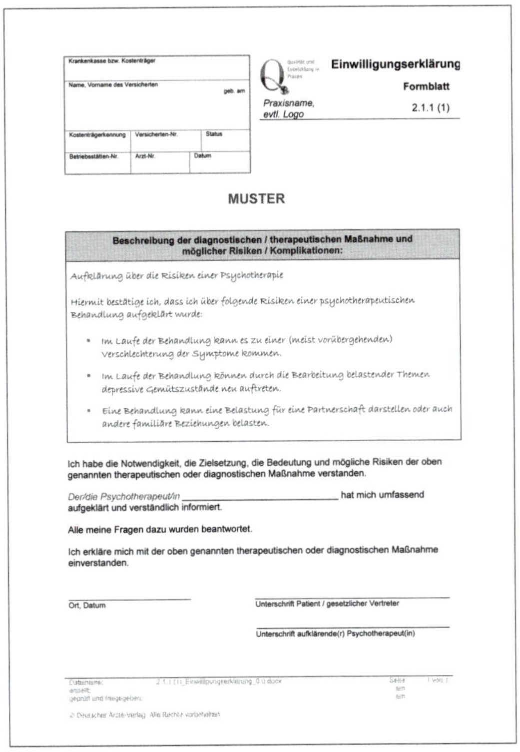

Krankenkasse bzw. Kostenträger		
Name, Vorname des Versicherten		geb. am
Kostenträgerkennung	Versicherten-Nr.	Status
Betriebsstätten-Nr.	Arzt-Nr.	Datum

Praxisname, evtl. Logo

Einwilligungserklärung

Formblatt 2.1.1 (1)

MUSTER

Beschreibung der diagnostischen / therapeutischen Maßnahme und möglicher Risiken / Komplikationen:

Aufklärung über die Risiken einer Psychotherapie

Hiermit bestätige ich, dass ich über folgende Risiken einer psychotherapeutischen Behandlung aufgeklärt wurde:

- *Im Laufe der Behandlung kann es zu einer (meist vorübergehenden) Verschlechterung der Symptome kommen.*
- *Im Laufe der Behandlung können durch die Bearbeitung belastender Themen depressive Gemütszustände neu auftreten.*
- *Eine Behandlung kann eine Belastung für eine Partnerschaft darstellen oder auch andere familiäre Beziehungen belasten.*

Ich habe die Notwendigkeit, die Zielsetzung, die Bedeutung und mögliche Risiken der oben genannten therapeutischen oder diagnostischen Maßnahme verstanden.

Der/die Psychotherapeut/in ______________________ hat mich umfassend aufgeklärt und verständlich informiert.

Alle meine Fragen dazu wurden beantwortet.

Ich erkläre mich mit der oben genannten therapeutischen oder diagnostischen Maßnahme einverstanden.

Ort, Datum

Unterschrift Patient / gesetzlicher Vertreter

Unterschrift aufklärende(r) Psychotherapeut(in)

Dateiname: 2.1.1 (1)_Einwilligungserklärung_0.0.docx Seite 1 von 1
erstellt: am
geprüft und freigegeben: am

© Deutscher Ärzte-Verlag. Alle Rechte vorbehalten.

2.1.1 (1) Einwilligungserklärung_0.0

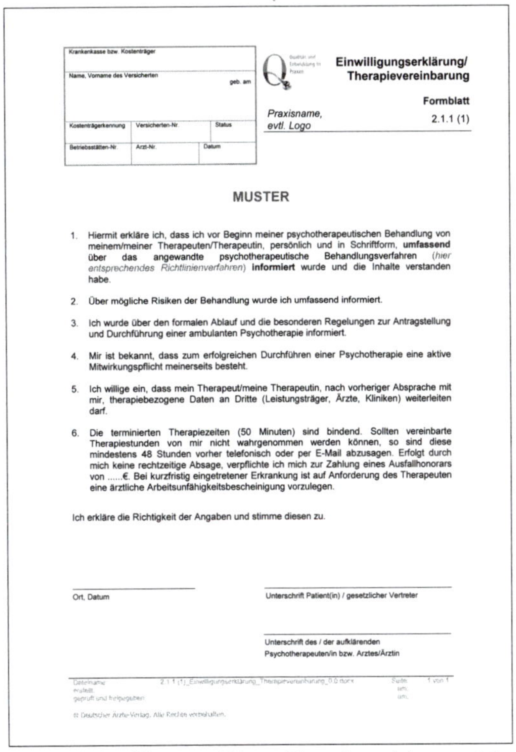

Krankenkasse bzw. Kostenträger		
Name, Vorname des Versicherten		geb. am
Kostenträgerkennung	Versicherten-Nr.	Status
Betriebsstätten-Nr.	Arzt-Nr.	Datum

Praxisname, evtl. Logo

Einwilligungserklärung/ Therapievereinbarung

Formblatt 2.1.1 (1)

MUSTER

1. Hiermit erkläre ich, dass ich vor Beginn meiner psychotherapeutischen Behandlung von meinem/meiner Therapeuten/Therapeutin, persönlich und in Schriftform, **umfassend** über das angewandte psychotherapeutische Behandlungsverfahren (*hier entsprechendes Richtlinienverfahren*) **informiert** wurde und die Inhalte verstanden habe.
2. Über mögliche Risiken der Behandlung wurde ich umfassend informiert.
3. Ich wurde über den formalen Ablauf und die besonderen Regelungen zur Antragstellung und Durchführung einer ambulanten Psychotherapie informiert.
4. Mir ist bekannt, dass zum erfolgreichen Durchführen einer Psychotherapie eine aktive Mitwirkungspflicht meinerseits besteht.
5. Ich willige ein, dass mein Therapeut/meine Therapeutin, nach vorheriger Absprache mit mir, therapiebezogene Daten an Dritte (Leistungsträger, Ärzte, Kliniken) weiterleiten darf.
6. Die terminierten Therapiezeiten (50 Minuten) sind bindend. Sollten vereinbarte Therapiestunden von mir nicht wahrgenommen werden können, so sind diese mindestens 48 Stunden vorher telefonisch oder per E-Mail abzusagen. Erfolgt durch mich keine rechtzeitige Absage, verpflichte ich mich zur Zahlung eines Ausfallhonorars von ......€. Bei kurzfristig eingetretener Erkrankung ist auf Anforderung des Therapeuten eine ärztliche Arbeitsunfähigkeitsbescheinigung vorzulegen.

Ich erkläre die Richtigkeit der Angaben und stimme diesen zu.

Ort, Datum

Unterschrift Patient(in) / gesetzlicher Vertreter

Unterschrift des / der aufklärenden Psychotherapeuten/in bzw. Arztes/Ärztin

Dateiname: 2.1.1 (1)_Einwilligungserklärung_Therapievereinbarung_0.0.docx Seite 1 von 1
erstellt: am
geprüft und freigegeben: am

© Deutscher Ärzte-Verlag. Alle Rechte vorbehalten.

2.1.1 (1) Einwilligungserklärung_Therapievereinbarung_0.0

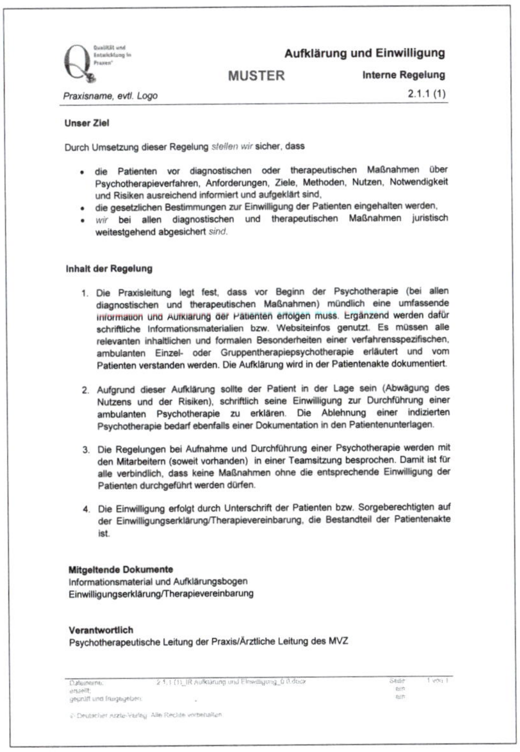

Qualität und Entwicklung in Praxen®

Praxisname, evtl. Logo

Aufklärung und Einwilligung

MUSTER

Interne Regelung 2.1.1 (1)

Unser Ziel

Durch Umsetzung dieser Regelung *stellen wir* sicher, dass

- die Patienten vor diagnostischen oder therapeutischen Maßnahmen über Psychotherapieverfahren, Anforderungen, Ziele, Methoden, Nutzen, Notwendigkeit und Risiken ausreichend informiert und aufgeklärt sind,
- die gesetzlichen Bestimmungen zur Einwilligung der Patienten eingehalten werden,
- *wir* bei allen diagnostischen und therapeutischen Maßnahmen juristisch weitestgehend abgesichert *sind*.

Inhalt der Regelung

1. Die Praxisleitung legt fest, dass vor Beginn der Psychotherapie (bei allen diagnostischen und therapeutischen Maßnahmen) mündlich eine umfassende Information und Aufklärung der Patienten erfolgen muss. Ergänzend werden dafür schriftliche Informationsmaterialien bzw. Websiteinfos genutzt. Es müssen alle relevanten inhaltlichen und formalen Besonderheiten einer verfahrensspezifischen, ambulanten Einzel- oder Gruppentherapiepsychotherapie erläutert und vom Patienten verstanden werden. Die Aufklärung wird in der Patientenakte dokumentiert.
2. Aufgrund dieser Aufklärung sollte der Patient in der Lage sein (Abwägung des Nutzens und der Risiken), schriftlich seine Einwilligung zur Durchführung einer ambulanten Psychotherapie zu erklären. Die Ablehnung einer indizierten Psychotherapie bedarf ebenfalls einer Dokumentation in den Patientenunterlagen.
3. Die Regelungen bei Aufnahme und Durchführung einer Psychotherapie werden mit den Mitarbeitern (soweit vorhanden) in einer Teamsitzung besprochen. Damit ist für alle verbindlich, dass keine Maßnahmen ohne die entsprechende Einwilligung der Patienten durchgeführt werden dürfen.
4. Die Einwilligung erfolgt durch Unterschrift der Patienten bzw. Sorgeberechtigten auf der Einwilligungserklärung/Therapievereinbarung, die Bestandteil der Patientenakte ist.

Mitgeltende Dokumente
Informationsmaterial und Aufklärungsbogen
Einwilligungserklärung/Therapievereinbarung

Verantwortlich
Psychotherapeutische Leitung der Praxis/Ärztliche Leitung des MVZ

Dateiname: 2.1.1 (1)_IR Aufklärung und Einwilligung_0.0.docx Seite 1 von 1
erstellt: am
geprüft und freigegeben: am

© Deutscher Ärzte-Verlag. Alle Rechte vorbehalten.

2.1.1 (1) IR Aufklärung und Einwilligung_0.0

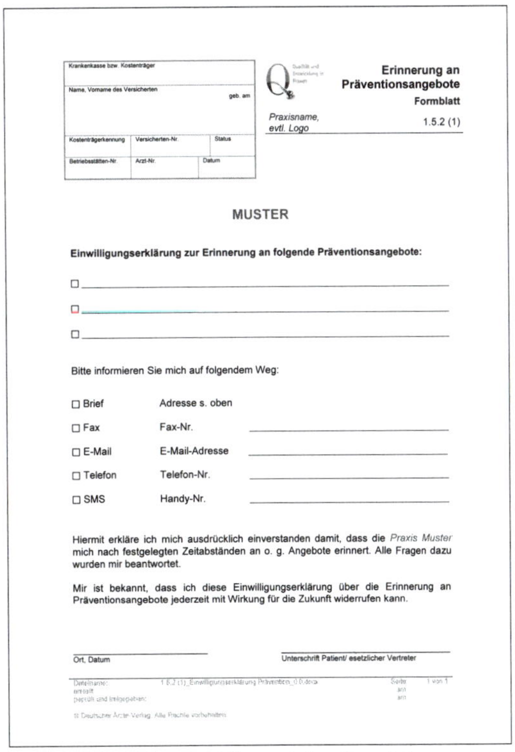

Krankenkasse bzw. Kostenträger		
Name, Vorname des Versicherten		geb. am
Kostenträgerkennung	Versicherten-Nr.	Status
Betriebsstätten-Nr.	Arzt-Nr.	Datum

Praxisname, evtl. Logo

Erinnerung an Präventionsangebote

Formblatt 1.5.2 (1)

MUSTER

Einwilligungserklärung zur Erinnerung an folgende Präventionsangebote:

☐ ______________________

☐ ______________________

☐ ______________________

Bitte informieren Sie mich auf folgendem Weg:

☐ Brief — Adresse s. oben

☐ Fax — Fax-Nr. ______________

☐ E-Mail — E-Mail-Adresse ______________

☐ Telefon — Telefon-Nr. ______________

☐ SMS — Handy-Nr. ______________

Hiermit erkläre ich mich ausdrücklich einverstanden damit, dass die *Praxis Muster* mich nach festgelegten Zeitabständen an o. g. Angebote erinnert. Alle Fragen dazu wurden mir beantwortet.

Mir ist bekannt, dass ich diese Einwilligungserklärung über die Erinnerung an Präventionsangebote jederzeit mit Wirkung für die Zukunft widerrufen kann.

Ort, Datum

Unterschrift Patient/ esetzlicher Vertreter

Dateiname: 1.5.2 (1)_Einwilligungserklärung Prävention_0.0.docx Seite 1 von 1
erstellt: am
geprüft und freigegeben: am

© Deutscher Ärzte-Verlag. Alle Rechte vorbehalten.

1.5.2 (1) Einwilligungserklärung_Prävention_0.0

Notizen:

2.1.2 Patientenorientierung

Ziel 1

KERNZIEL

Es wird ein respektvoller Umgang mit den Patienten unter Berücksichtigung ihrer individuellen Besonderheiten gepflegt.

QM-RiLi

	Nachweise / Indikatoren	Das sollten Sie sich fragen.	Schätzen Sie sich ein ✓
1.	Die persönlichen Wertvorstellungen, die religiösen Einstellungen und individuellen Besonderheiten der Patienten werden berücksichtigt.	*Wie werden persönliche Wertvorstellungen, religiöse Einstellungen und individuelle Besonderheiten der Patienten berücksichtigt?*	☐
2.	Die altersbedingten Bedürfnisse und Besonderheiten von Patienten werden berücksichtigt.	*Wie berücksichtigen Sie altersbedingte Besonderheiten Ihrer Patienten?*	☐
3.	Die Bedürfnisse und Besonderheiten von Menschen mit körperlicher oder geistiger Behinderung werden berücksichtigt.	*Wie berücksichtigen Sie die besonderen Bedürfnisse von Menschen mit körperlicher oder geistiger Behinderung?*	☐
4.	Patienten werden über die Möglichkeit der Einbeziehung von Angehörigen und/ oder Personen ihres Vertrauens informiert.	*Wie werden Patienten über die Möglichkeit der Einbeziehung von Angehörigen und/ oder Personen ihres Vertrauens informiert?*	☐

→ VORSCHLAG ZUR UMSETZUNG

Psychische Erkrankungen wirken sich häufig auf die gesamte Lebenssituation aus. Daher ist es besonders wichtig, die Patienten in ihrem psycho-sozialen und kulturellen Umfeld zu betrachten und individuelle Besonderheiten und Wertvorstellungen zu beachten. Niemand darf im Rahmen der psychotherapeutischen Versorgung wegen persönlichen Wertvorstellungen, religiösen Einstellungen oder individuellen Besonderheiten diskriminiert werden.

Die Praxisleitung sollte festlegen, wie die besonderen Belange der Patienten berücksichtigt werden. Wenn ein Team beziehungsweise Kollegen vorhanden ist, sollte dies gemeinsam erfolgen. Dabei ist es hilfreich, wenn alle individuellen Erfahrungen und Sichtweisen eingebracht und Verbesserungsvorschläge diskutiert werden. Die Ergebnisse sollten sich in der Qualitätspolitik oder im Leitbild vgl. 5.1.1 wiederfinden.

Folgende Fragen dienen als Anregung zur Patientenorientierung:

- Welche Patienten in welchen Altersgruppen kommen in unsere Praxis?
- Welche Indikationen behandeln wir im Schwerpunkt beziehungsweise welche Indikationen schließen wir aus?
- Wie regeln wir die Kommunikation mit den mitbehandelnden Kollegen/ Ärzten?
- Haben wir Patienten mit besonderen Kommunikationsanforderungen (z. B. Menschen mit einer Seh- oder Hörbehinderung oder Menschen, die unter Demenz leiden)?
- Welche besonderen Regelungen gelten bei der Behandlung von Kindern und Jugendlichen (z. B. Einbeziehung der Sorgeberechtigten oder gesetzlichen Betreuer)?
- Wie stellen wir die Einsichtsfähigkeit des Kindes oder des Jugendlichen fest, wie objektivieren wir diese?
- Behandeln wir Patienten (dazu zählen auch deren Angehörige), die aus anderen kulturellen oder religiösen Kreisen stammen und für uns ungewohnte Gebräuche und Gewohnheiten pflegen beziehungsweise ein anderes Krankheitsverständnis haben?
- Wie geben wir unseren Patienten die Möglichkeit, Beschwerden oder Unmut vorzutragen und welche Maßnahmen hat dies zur Folge (Beschwerdemanagement)? Wie erfolgt die Dokumentation von Beschwerden?

- Wie stellen wir sicher, dass unsere Patienten auf dem jeweiligen Stand der wissenschaftlichen Forschung (z. B. AWMF Leitlinien) therapiert werden?
- Wie gewährleisten wir die Sicherheit unserer Patienten während der Verweildauer in unserer Praxis (Notfallmanagement, Barrierefreiheit, Brandschutz, Arbeitssicherheit, Hygiene)?

Beispiele für Maßnahmen zur Verbesserung der Patientenorientierung:

- Kommunikationsregeln für das Patientengespräch, besonders in schwierigen Situationen (z. B. Notfälle, Beschwerden, Fehler, Angst, Gewalterfahrung)
- Dokumentationsregeln für die Einträge in der Patientenakte (keine abfälligen, voreingenommenen oder irrelevanten Bemerkungen)
- Informations- und Aufklärungsmaterial, auch für Kinder und Jugendliche
- Informations- und Aufklärungsmaterial in verschiedenen Sprachen
- Kontakte zu Dolmetschern
- visuelle und akustische Informationsmaterialien für ältere Menschen, Menschen mit einer Seh- oder Hörbehinderung
- Informationen und gegebenenfalls Schulung für das Team/ die Kollegen beispielsweise zum Umgang mit Menschen mit einer körperlichen, geistigen oder psychischen Behinderung, zu Patientenrechte in Deutschland oder zu ethischen Fragen.

Das Recht der Patienten, einen Angehörigen oder Menschen des Vertrauens im Rahmen der Therapieplanung und -entscheidung einzubeziehen, sollte allen Mitarbeitern bekannt sein. Die Patienten dürfen entscheiden, wer außer ihnen oder statt ihrer informiert werden darf oder soll. Dies bedarf einer schriftlichen Zustimmung der Patienten. Die Psychotherapeuten sind daran gebunden und dürfen nur diese Vertrauenspersonen informieren. Diesen Personen steht dann ein Recht auf Auskunft über den Gesundheitszustand zu. Die Bestimmungen zur Schweigepflicht sind zu beachten.

Wenn Sie Regelungen getroffen haben, die nicht schriftlich festgehalten werden, sollte regelmäßig hinterfragt werden, ob diese auch allen Beteiligten bekannt sind und von allen verlässlich angewendet werden.

WEITERE INFORMATIONEN AUF CD-ROM

→ Broschüre PraxisWissen „Barrierefreie Praxis"
→ Patienteninformation barrierefreie Arztpraxis (KBV September 2014)
→ Patienteninformation Depression Deutsch, Arabisch, Englisch, Französisch, Russisch, Spanisch, Türkisch (KBV/ÄZQ Oktober 2013)
→ Umgang mit sehbehinderten Patienten (FBS/DBSV)
→ Tipps für Sehbehinderte zur Vorbereitung auf einen Arztbesuch (FBS/DBSV)

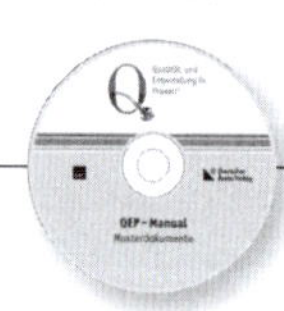

SIEHE HIERZU:

1.3.6 Erkrankungsspezifische Information, Beratung und Schulung
5.1.1 Qualitätspolitik

2.1.3 Patientensicherheit, Risiko- und Fehlermanagement

Ziel 1

KERNZIEL

Ein systematisches Risiko- und Fehlermanagement verfolgt das Ziel, größtmögliche Sicherheit für Patienten zu gewährleisten.

QM-RiLi

	Nachweise / Indikatoren	Das sollten Sie sich fragen.	Schätzen Sie sich ein ✓
1.	Es gibt eine schriftlich formulierte Interne Regelung zum Umgang mit kritischen und unerwünschten Ereignissen, Fehlern, Beinahe-Schäden und Schäden.	*Welche Aktivitäten verfolgen Sie zur Vermeidung von Risiken? Wie gehen Sie mit kritischen und unerwünschten Ereignissen, Fehlern, Beinahe-Schäden und Schäden um?*	☐
2.	Kritische und unerwünschte Ereignisse, Fehler, Beinahe-Schäden und Schäden werden erfasst und dokumentiert.	*Wie erfassen und dokumentieren Sie kritische und unerwünschte Ereignisse, Fehler, Beinahe-Schäden und Schäden?*	☐
3.	Aufgetretene kritische und unerwünschte Ereignisse, Fehler, Beinahe-Schäden und Schäden werden analysiert und Korrektur- und Vorbeugemaßnahmen werden eingeleitet.	*Wie stellen Sie sicher, dass kritische und unerwünschte Ereignisse, Fehler, Beinahe-Schäden und Schäden analysiert und Konsequenzen daraus gezogen bzw. Vorbeugemaßnahmen eingeleitet werden?*	☐
4.	Die Leitung kann ihr Vorgehen zur Reduzierung potentieller praxisspezifischer Risiken, Gefahren und Fehlerquellen darlegen.	*Wie identifizieren Sie praxisspezifische Risiken, Gefahren und Fehlerquellen? Wie reduzieren Sie diese?*	☐

→ VORSCHLAG ZUR UMSETZUNG

Im Mittelpunkt jeder qualitätsorientierten Versorgung steht die Sicherheit der Patienten, wozu auch die Durchführung der Therapie auf Basis wissenschaftlicher Methoden und Vorgehensweisen zählt. In der psychotherapeutischen Praxis bestehen potenzielle Risiken, Gefahren und Fehlerquellen im Rahmen der Therapie beispielsweise in folgenden Bereichen:

- Information und Aufklärung der Patienten (vgl. 2.1.1) und Dokumentation in der Patientenakte (vgl. 2.2.1)
- Komplikationen im Behandlungsverlauf (vgl. 1.2.1, 1.3.2, 1.3.4) wie beispielsweise unerwünschte Arzneimittelnebenwirkungen, Suizidalität, Aggressionshandlungen, Misshandlung, depressiver Schub, psychotische Dekompensation, akute Verwirrtheit
- Misserfolg oder Erfolglosigkeit der Therapie beispielsweise durch unerwünschte Wirkungen, Fehlentwicklungen, Therapieschäden oder sexuellen Missbrauch (vgl. 1.3.7), mangelnde Passung Therapeuten/Patienten

Neben dem therapeutischen Prozess sind auch folgende Bereiche relevant für die Patientensicherheit:

- Brandschutz, Flucht- und Rettungswege (vgl. 4.3.1)
- Hygiene/Händehygiene (vgl. 4.3.3)
- Medizinisch-technische Gerätesicherheit, z. B. beim Biofeedback physiologischer Parameter
- Arbeitsumgebung und Arbeitssicherheit, insbesondere wenn Mitarbeiter beschäftigt werden (vgl. 4.3.1)

Es bietet sich an, z. B. im Rahmen einer Selbstbewertung die praxisspezifischen potenziellen Risiken, Gefahren und Fehlerquellen zu identifizieren und Maßnahmen zur Vorbeugung in einer schriftlich formulierten Internen Regelung → Musterdokument festzulegen.

Um aus den eigenen und den Fehlern anderer zu lernen, sollten diese – je nach Relevanz – erfasst werden, beispielsweise in einem Fehler- und Ereignisprotokoll → Musterdokument, dann besprochen, Ursachen analysiert und längerfristige Konsequenzen gezogen werden. Dies sollte, wenn vorhanden, gemeinsam mit den Mitarbeitern erfolgen. Hilfreich ist auch der Austausch mit Kollegen beispielsweise in einer Intervisionsgruppe oder im Qualitätszirkel sowie bei internen Visitationen. Eine weitere Möglichkeit zum Berichten über und Lernen aus Fehlern sind sogenannte Critical Incident Reporting-Systeme (CIRS) wie www.cirsmedical.de oder www.jeder-fehler-zaehlt.de.

Um Fehler und Risiken systematisch zu erfassen und Schwachstellen zu identifizieren, können beispielsweise eine Stärken-Schwächen-Analyse (SWOT-Analyse) → Musterdokument oder eine Fehler-Möglichkeits- und Einfluss-Analyse (FMEA) → Musterdokument durchgeführt werden. Dies ist insbesondere bei komplexen Abläufe und vielen Schnittstellen sinnvoll. Daraus ergeben sich dann sogenannte Vorbeugemaßnahmen, z. B. die Auffrischung von Unterweisungen, praktische Übungen, Schulungen, die Konkretisierung der Verantwortlichkeiten oder Überarbeitung Interner Regelungen.

Team / Mitarbeiter

Für die Entwicklung eines Bewusstseins im Umgang mit Fehlern ist es darüber hinaus hilfreich, wenn die Leitung im Sinne der Vorbildfunktion eigene Fehler einräumt und die Fehlerkultur nicht einer Bestrafungskultur gleicht (Leitmotto: „Jeder Fehler ist ein Schatz.“). Dies könnte auch in der Qualitätspolitik oder im Leitbild verankert werden.

MUSTERDOKUMENTE

- → 2.1.3 (1) IR Risiko- und Fehlermanagement_0.0
- → 2.1.3 (1) Fehlerprotokoll_0.0
- → 2.1.3 (1) Fehler- und Ereignisdokumentation_0.0
- → 2.1.3 (1) FMEA-Analyse_0.0
- → 2.1.3 (1) SWOT-Analyse_0.0

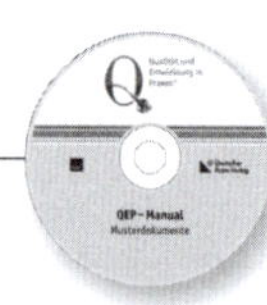

SIEHE HIERZU:

1.2.1	Anamnese
1.2.2	Untersuchung und psychosoziale Erhebung
1.2.3	Diagnostische Leistungen
1.3.1	Therapieentscheidung, -planung und -ziele
1.3.4	Notfallmanagement
1.3.7	Verlaufsbeobachtung und Sicherung des Therapieerfolges
2.1.1	Aufklärung und Einwilligung der Patienten
2.2.1	Führen der Patientenakte
2.3.2	Schweigepflicht und Datenschutz
4.3.1	Arbeitsumgebung und Arbeitssicherheit
4.3.3	Hygiene und Reinigung

Fehler- und Ereignisdokumentation

MUSTER

Formblatt

Praxisname, evtl. Logo

2.1.3 (1) und 5.2.3 (1)

1. Dokumentation
(von Fehlern, kritischen und unerwünschten Ereignissen, Beinahe-Schäden, Schäden und Beschwerden)

Was war das Ereignis? **Was** ist **wann** passiert? **Wer** war beteiligt?

Kontext: ☐ Prävention ☐ Diagnosestellung ☐ Therapie ☐ Organisation (Schnittstellen/Kommunikation)

Patient (falls betroffen): ____________ Alter: ______ ☐ w ☐ m

Kam der Patient zu Schaden?

☐ nicht anwendbar (kein Pat. beteiligt) ☐ nein
☐ minimaler Schaden/Verunsicherung des Pat.
☐ passagerer Schaden: ☐ leicht – mittel ☐ schwer
☐ Dauerschaden: ☐ leicht – mittel ☐ schwer ☐ Tod

2. Auswertung und Ableitung von Korrektur- und Vorbeugemaßnahmen

Wie häufig tritt ein solches Ereignis ungefähr auf? ☐ erstmalig ☐ jährlich ☐ monatlich ☐ täglich ☐ ________

Welche Faktoren trugen zu dem Ereignis bei?

☐ Kommunikation (im Team, mit Patienten, mit anderen Ärzten)
☐ Ausbildung und Training
☐ Persönliche Faktoren des Mitarbeiters (Müdigkeit, Gesundheit, Motivation etc.)
☐ Teamfaktoren (Zusammenarbeit, Vertrauen, Kultur, Führung etc.)
☐ Organisation (zu wenig Personal, Arbeitsbelastung etc.)
☐ Patientenfaktoren (Sprache, Einschränkungen, med. Zustand etc.)
☐ Technische Geräte (Funktionsfähigkeit, Bedienbarkeit etc.)
☐ Kontext der Institution (Organisation des Gesundheitswesens etc.)
☐ Medikation (Medikamente beteiligt?)
☐ Sonstiges:

Quellenhinweis:

Das Dokument lehnt sich an das Online-Formular des Berichts- und Lernsystems der deutschen Ärzteschaft für kritische Ereignisse in der Medizin an. Es ist eine gemeinsame Initiative von Bundesärztekammer (BÄK) und der Kassenärztlichen Bundesvereinigung (KBV) und wird vom Ärztlichen Zentrum für Qualität in der Medizin (ÄZQ) betreut. Siehe www.cirsmedical.de

Wo sehen Sie Gründe für dieses Ereignis und wie könnte es in Zukunft vermieden werden?

3. Ereignis abgeschlossen

Im Team besprochen: ____________ (Datum, Unterschrift) und

Beteiligte informiert: ____________ (Datum, Unterschrift)
(z. B. Beschwerdeführer, Patient, Angehöriger, Zuweiser, Krankenkasse, KV)

Dateiname: 2.1.3 (1)_Fehler- und Ereignisdokumentation_0.0.docx Seite: 1 von 1
erstellt: am:
geprüft und freigegeben: am:

2.1.3 (1) Fehler- und Ereignisdokumentation_0.0

Fehlerprotokoll

MUSTER

Formblatt

Praxisname, evtl. Logo

2.1.3 (1)

Fehlererfassung

Datum: ____________ Uhrzeit: ____________

Was ist passiert?

Wie ist es passiert?

Wer war daran beteiligt?

Konnte der Fehler zeitnah behoben werden?

Ja: wie schnell? (Zeitangabe) ____________ Nein: Maßnahmen

Maßnahmen:

Status: offen (Datum) ____________ erledigt (Datum) ____________

Verantwortlich für die Aktualisierung
Praxisleitung

Aktualisierung
Bei Bedarf

Dateiname: 2.1.3 (1)_Fehlerprotokoll_0.0.docx Seite: 1 von 1
erstellt: am:
geprüft und freigegeben: am:

2.1.3 (1) Fehlerprotokoll_0.0

SWOT-Analyse

MUSTER

Dokument

Praxisname, evtl. Logo

2.1.3 (1)

SWOT-Analyse

Zweck	▪ Überblick über die Stärken und Schwächen der Praxis/des MVZ (interne Sicht zum jetzigen Zeitpunkt) und die Chancen und Risiken der Praxis/MVZ (externe Sicht auf die Zukunft) ▪ Standortbestimmung zu Beginn des Aufbaus eines QM-Systems (regelmäßige Wiederholung beispielsweise einmal jährlich)
Der Begriff ergibt sich also aus **vier Perspektiven**	**S** trength = Stärken **W** eaknesses = Schwächen **O** pportunities = Chancen **T** hreats = Risiken
Ziel	▪ Ableitung interner Qualitätsziele der Praxis/des MVZ und entsprechender Maßnahmen zur Zielerreichung
Vorteil	▪ Anwendung einfach und, eine Offenheit und Kreativität der Teilnehmer vorausgesetzt, oftmals zu interessanten Erkenntnisgewinnen führend
Durchführung	▪ Leitung allein ▪ Austausch in einer Teamsitzung (z. B. mit Flipchart arbeiten)

Dateiname: 2.1.3 (1)_SWOT-Analyse_0.0.docx Seite: 1 von 2
erstellt: am:
geprüft und freigegeben: am:

2.1.3 (1) SWOT-Analyse_0.0

Praxisname, evtl. Logo

FMEA: Fehler - Möglichkeits - und Einfluss - Analyse

MUSTER

Formblatt

2.1.3 (1)

Methode

Formalisierte Methode zur systematischen Erfassung und Bewertung möglicher Fehler in Abläufen aller Art.

Zielsetzung

- Fehler frühzeitig erkennen
- Fehlerursachen feststellen
- Auswirkungen der möglichen Fehler abschätzen und bewerten
- Maßnahmen zur Fehlervermeidung bzw. Abminderung der Fehlerfolgen festlegen

Anwendungsbereiche

- Vorbeugung bei der Planung neuer Abläufe
- Analyse bereits eingeführter Abläufe

Hilfsmittel

- Zentrales FMEA – Formular mit Checklisten zur Bewertung

Mitglieder eines FMEA-Teams zur Analyse eines Ablaufs

- Am jeweils analysierten Ablauf Beteiligte

Vorgehensweise im Team

1. Dokumentation der Stammdaten (Was? Wann? Wobei?)
2. Ablaufschritt, Problembereich
3. Auflistung aller möglichen Fehler
4. Einschätzung aller möglichen Auswirkungen, wenn der angenommene Fehler auftritt
5. Erfassung aller Ursachen, die zu einem angenommenen Fehler führen können
6. Erfassung der Fehlerentdeckung
7. Bewertung der Wahrscheinlichkeit **A** für das Auftreten eines potenziellen Fehlers (siehe Checkliste, unter Hinzuziehung von 5.)
8. Bewertung der Bedeutung **B** des Fehlers (siehe Checkliste, unter Hinzuziehung von 4.)
9. Bewertung der Wahrscheinlichkeit **E** für die Entdeckung eines Fehlers (siehe Checkliste, unter Hinzuziehung von 6.) bevor der Fehler eingetreten ist
10. Bestimmung der Risikoprioritätszahl (RPZ = A x B x E)
11. Beschreibung der vorhandenen bzw. geplanten Maßnahmen zur Verbesserung

Dateiname 2.1.3 (1)_FMEA-Analyse_0.0.docx Seite: 1 von 2
erstellt: am:
geprüft und freigegeben: am:

2.1.3 (1) FMEA-Analyse_0.0

Praxisname, evtl. Logo

Risiko- und Fehlermanagement

MUSTER

Interne Regelung

2.1.3 (1)

Unser Ziel

Wir vermeiden in *unserer* Praxis Fehler systematisch, um eine hohe Sicherheit für Patienten und Mitarbeiter zu gewährleisten. „Fehler" bedeutet für uns, dass ein richtiges Vorhaben nicht wie geplant durchgeführt wird, oder dem Geschehen ein falscher Plan zugrunde liegt (Quelle: Glossar *www.patientensicherheit-online.de*). Durch die Umsetzung dieser Regelung soll sichergestellt werden, dass Fehler und Risiken systematisch erfasst, analysiert, reduziert und zukünftig möglichst vermieden werden.

Inhalt der Regelung

1. Sicherheit der Patienten im Rahmen der psychotherapeutischen Behandlung

- Durch kontinuierliche Fortbildung der Praxisleitung wird sichergestellt, dass Fehler im Umgang mit angewandten Methoden und Verfahren weitestgehend vermieden werden und die angewandten Behandlungsmethoden immer auf dem neuesten Stand sind.
- Die Praxisleitung behandelt auf der Basis der AWMF-Leitlinien und stellt so eine wissenschaftlich-empirische Fundierung ihres therapeutischen Handelns sicher.
- Die Patienten werden über Risiken und Nebenwirkungen der Behandlung informiert. So kann es z. B. im Anschluss an eine Therapiesitzung zu Stimmungsschwankungen und Stimmungseinbrüchen kommen. Sollte es zu starken Einbrüchen mit Suizidgedanken oder suizidalen Handlungsabsichten kommen, besteht die Möglichkeit auf den Anrufbeantworter der Praxis zu sprechen, der während der Praxisöffnungszeiten stündlich abgehört wird.
- In akuten Krisen werden die Patienten kurzfristig einbestellt.

2. Sicherheit der Patienten (und Mitarbeiter) während des Aufenthaltes in den Praxisräumen

Bei der baulichen Gestaltung und Einrichtung der Praxis sind Sicherheitsaspekte berücksichtigt:

- keine Unebenheiten auf dem Boden, keine freiliegenden Kabel, keine Schwellen
- gut lesbare Beschilderung (Wegeleitsystem) des Fluchtweges für den Brandfall
- ausreichende Beleuchtung
- ordnungsgemäße Hygiene und Reinigung außerhalb der Sprechstundenzeit
- leistungsfähige, ordnungsgemäß gewartete Einrichtung der Praxis – Geräte und Mobiliar (Geräteliste, Wartungsverträge)

Geltende Datenschutzbestimmungen werden sichergestellt:

- PC ist passwortgeschützt und der Monitor schaltet nach 60 Sekunden auf Bildschirmschoner
- Akten sind für Patienten unzugänglich aufbewahrt (auch während des Praxisbetriebs)
- Anrufbeantworter ist in der Wartezone nicht hörbar
- Aktenvernichter entspricht der erhöhten Sicherheitsstufe 3
- Einsicht in den Terminkalender ist durch Sichtschutz am Tresen unmöglich

3. Sicherheitskultur

Wir versuchen im Praxisalltag keine Schuldzuweisungen vorzunehmen, sondern einen vorurteilsfreien Umgang mit Fehlern zu üben. Der Fokus liegt auf der Verbesserung von Prozessen und vorbeugenden „Sicherheitsmaßnahmen". Alle kritischen und unerwünschten Ereignisse, Fehler, Beinahe-Schäden und Schäden, die wir als relevant einschätzen und aus denen wir lernen möchten, werden protokolliert und, je nach Relevanz, sofort und in der Teambesprechung/im Qualitätszirkel/in der Intervisionsgruppe besprochen.

Mitgeltende Dokumente 2.1.3 (1) Fehler- und Ereignisdokumentation_1.0

Verantwortlich Psychotherapeutische Leitung der Praxis/Ärztliche Leitung des MVZ

Dateiname: 2.1.3 (1)_IR Risiko- und Fehlermanagement_0.0.docx Seite: 1 von 1
erstellt: am:
geprüft und freigegeben: am:

2.1.3 (1) IR Risiko- und Fehlermanagement_0.0

2.2.1 Führen der Patientenakte

Ziel 1

KERNZIEL

Alle Informationen über Patienten sind eindeutig und nachvollziehbar dokumentiert, stehen schnell, vollständig und ausreichend lange zur Verfügung.

QM-RiLi

	Nachweise / Indikatoren	Das sollten Sie sich fragen.	Schätzen Sie sich ein ✓
1.	Für alle Patienten gibt es eindeutig zugeordnete Patientenakten.	*Wie stellen Sie sicher, dass patientenbezogene Informationen und Unterlagen eindeutig den betreffenden Patienten zugeordnet werden können?*	☐
2.	Die Dokumentation umfasst alle relevanten Informationen und Maßnahmen sowie den Verlauf.	*Wie sind Ihre Patientenakten aufgebaut? Was dokumentieren Sie in den Patientenakten?*	☐
3.	In den Patientenakten sind alle relevanten internen und externen Unterlagen des Patienten abgelegt.	*Wie gewährleisten Sie, dass alle relevanten internen und externen Unterlagen des Patienten vollständig vorhanden sind?*	☐
4.	Die zeitnahe Durchsicht und Bearbeitung aller eingegangenen Befunde, Unterlagen und Arztbriefe ist geregelt.	*Wie verfahren Sie mit eingegangenen Befunden, Unterlagen und Arztbriefen? Wie erfolgt deren Bearbeitung, Archivierung und ggf. Rückgabe?*	☐
5.	Patientenakten und -unterlagen sind schnell und vollständig auffindbar.	*Wie gewährleisten Sie, dass Patientenakten und -unterlagen schnell und vollständig auffindbar sind?*	☐
6.	Patientenakten und -unterlagen werden gemäß gesetzlichen Fristen aufbewahrt.	*Wie stellen Sie sicher, dass Patientenakten und -unterlagen gemäß gesetzlichen Fristen aufbewahrt werden?*	☐

→ VORSCHLAG ZUR UMSETZUNG

Erstrebenswert ist die vollständige und strukturierte Dokumentation des kompletten Behandlungsverlaufes und aller relevanten Informationen zu den Patienten. Der Umfang der Dokumentation hängt unter anderem vom Anlass des Kontaktes ab. Ordnungsgemäße Dokumentation in psychotherapeutischen Praxen dient nicht nur als Gedächtnisstütze, sondern auch im Haftungsfall als Beweisführung. Es besteht eine Verpflichtung jeden fortlaufenden Behandlungskontakt, alle wesentlichen Maßnahmen und deren Ergebnisse, anamnestische Daten sowie Diagnosen zu dokumentieren. Berichtigungen und Änderungen der Eintragungen sind nur zulässig, wenn neben dem ursprünglichen Inhalt erkennbar bleibt, wann und von wem sie vorgenommen worden sind.

Das Recht der Patienten auf Einsichtnahme in die Behandlungsdokumentation ist zu beachten. Die Art der Einsichtnahme und den Zeitpunkt bestimmen die Psychotherapeuten. Kopien oder elektronische Abschriften (z. B. auf CD-ROM/ DVD oder USB-Stick) können gegen Kostenersatz (Sach- und Personalkosten) abgegeben werden.

Werden eine elektronische und eine Papierakte für jeden Patienten vorgehalten, sollte genau festgelegt werden, welche Informationen in der Papierversion und welche in der elektronischen Akte erfasst werden. Bei eingescannten und digital abgelegten externen Papierdokumenten (z. B. Arztbriefe, Befunde, Krankenhausentlassungsbriefe) sollte darauf vermerkt werden, wann und gegebenenfalls durch wen das Originaldokument vollständig in eine elektronische Form übertragen wurde. Die Vernichtung des Originaldokumentes kann nur empfohlen werden, wenn das Original beispielsweise bei dem Verfasser noch zu einem Vergleich zur Verfügung steht. Aufzeichnungen auf

TIPP:
Mit 2.3.2 bearbeiten!

elektronischen Datenträgern oder anderen Speichermedien bedürfen besonderer Sicherungs- und Schutzmaßnahmen.

Die Dokumentation muss mindestens zehn Jahre nach Abschluss der Behandlung aufbewahrt (§ 9 Abs. 2 MBO-Pt, § 10 MBO-Ä) und kann danach vernichtet werden. Im Einzelfall kann eine längere Aufbewahrung geboten sein (z. B. bei zu erwartenden haftungsrechtlichen Auseinandersetzungen). Informationen über Regelungen zur Verwahrung der Patientenakten nach Auflösung einer Praxis durch Tod oder Insolvenz des Inhabers können bei Landesdatenschutzbeauftragten und Psychotherapeuten-/Ärztekammern eingeholt werden.

Team / Mitarbeiter

Die Dokumentation ist darüber hinaus für eine reibungslose Kommunikation in Praxen mit Mitarbeitern und Kollegen wichtig. In Praxisgemeinschaften und MVZ muss das Einverständnis der Patienten vorliegen wenn, beispielsweise im Vertretungsfall, ein anderer Therapeut in die Akte Einsicht nehmen möchte. Da die Patienten in der Regel ausdrücklich mit einem persönlich ausgewählten Psychotherapeuten einen Behandlungsvertrag schliessen, gilt auch gegenüber den Kollegen in einer Gemeinschaftspraxis die psychotherapeutische/ ärztliche Schweigepflicht. Es sollte eindeutig geklärt sein, wer wann was in die Akte einträgt und wer für Sortierung, Speicherung und Ablage verantwortlich ist. Je nach Anzahl der Mitarbeiter kann es sinnvoll sein, praxisinterne Dokumentationsstandards, die Nutzung von Namenskürzeln (z. B. im Terminbuch, in der Papierakte, auf Lieferscheinen und Befunden) sowie die Vergabe von Schreibrechten in der Praxisverwaltungssoftware zu vereinbaren.

Wenn Sie Regelungen getroffen haben, die nicht schriftlich festgehalten werden, sollte regelmäßig hinterfragt werden, ob diese auch allen Beteiligten bekannt sind und von allen verlässlich angewendet werden.

SIEHE HIERZU:

1.2.1 Anamnese
1.2.2 Körperliche Untersuchung und psychosoziale Erhebung
1.2.3 Diagnostische Leistungen
1.3.1 Therapieentscheidung, -planung und -ziele

2.3.1 Wahrung der Intimsphäre

Ziel 1

KERNZIEL Bei der Erhebung von Patientendaten sowie bei allen Untersuchungen und Behandlungen wird die Intimsphäre gewahrt.

	Nachweise / Indikatoren	Das sollten Sie sich fragen.	Schätzen Sie sich ein ✓
1.	Die Mitarbeiter sind darin geschult, die Vertraulichkeit von Patientenangelegenheiten und die Wahrung der Intimsphäre zu gewährleisten.	*Wie gewährleisten Sie einen vertraulichen Umgang mit Patientenangelegenheiten und das Einhalten der Intimsphäre von Patienten?*	☐
2.	Bei der Erhebung der Patientendaten ist eine angemessene akustische Abschirmung sichergestellt.	*Wie stellen Sie bei der Erhebung der Patientendaten eine angemessene akustische Abschirmung sicher?*	☐
3.	In den Untersuchungs- und Behandlungsräumen ist eine angemessene optische und akustische Abschirmung sichergestellt.	*Welche Maßnahmen haben Sie für eine angemessene optische und akustische Abschirmung in den Untersuchungs- und Behandlungsräumen ergriffen?*	☐

➔ VORSCHLAG ZUR UMSETZUNG

TIPP:
Mit 2.3.2 (1) und (2) bearbeiten!

Eine vertrauensvolle, kooperative Beziehung zwischen Psychotherapeuten und Patienten ist die wichtigste Voraussetzung für den Erfolg der Behandlung. Dabei sollte besonders auf folgende Aspekte geachtet werden:

- Akustische Abschirmung/ Schallisolierung des Sprechzimmers, der Untersuchungs- und Behandlungsräume sowie Schutz vor Einsicht von Außen z. B. durch Vorhänge oder Rollos vor den Fenstern.
- Nachrichten, die auf dem Anrufbeantworter hinterlassen werden, können von keiner anderen Person ab- oder mitgehört werden.
- Die Anwesenheit von Begleitpersonen, mit Ausnahme von Elterngesprächen oder Sitzungen mit Begleitpersonen, ist in psychotherapeutischen Behandlungen nicht üblich und erfolgt nur auf ausdrücklichen Wunsch der Patienten (z. B. Dolmetscher).
- Für manche Patienten anderer Kulturkreise oder Religionen kann es problematisch sein, wenn Psychotherapeuten des anderen Geschlechts Gespräche, Untersuchungen oder Therapien durchführen (z. B. muslimische Patienten). Es sollte überlegt werden, wie in diesen Fällen vorgegangen wird.
- Das Gebot der Abstinenz (§ 6 MBO-Pt) ist absolut zu beachten. Dieses beinhaltet: Kein Missbrauch der Vertrauensbeziehung; Beschränkung der außertherapeutischen Kontakte zu Patienten auf das Nötigste und bis zu einem Jahr nach Therapieende; keine sexuellen Kontakte zu Patienten oder Elternteilen der behandelten Kinder.
- Bei der Erhebung der Patientendaten und der Kommunikation mit Patienten, unter anderem an der Anmeldung und am Telefon, sollte auf größtmögliche Diskretion geachtet werden (z. B. durch abgetrennte Bereiche, optische und akustische Abschirmung, schriftliche Aufnahme sensibler Daten, keine namentliche Ansprache von Patienten am Telefon, gedämpfte Stimme, evtl. Hintergrundmusik im Wartebereich).
- Bei diagnostischen Untersuchungen, die nicht durch die Psychotherapeuten, sondern von entsprechend qualifizierten Mitarbeitern durchgeführt werden (z. B. Tests), sollten die Patienten über die Aufgabenteilung informiert werden.
- Mitarbeiter, die Vertraulichkeit und Intimsphäre verletzen, sollten darauf zeitnah, kollegial und möglichst nicht in Anwesenheit von Patienten hingewiesen werden.

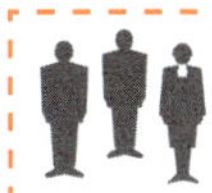
Team / Mitarbeiter

Wenn Sie Regelungen getroffen haben, die nicht schriftlich festgehalten werden, sollte regelmäßig hinterfragt werden, ob diese auch allen Beteiligten bekannt sind und von allen verlässlich angewendet werden.

Notizen:

2.3.2 Schweigepflicht und Datenschutz

§ **Ziel 1**

KERNZIEL Die in der Praxis/ dem MVZ vorhandenen Patientendaten, -unterlagen und -befunde werden vor Missbrauch geschützt.

QM-RiLi

	Nachweise / Indikatoren	Das sollten Sie sich fragen.	Schätzen Sie sich ein ✓
1.	Es gibt eine schriftlich formulierte Interne Regelung zum vertraulichen Umgang mit Patientendaten, -unterlagen und -befunden sowie deren sicherer Aufbewahrung.	*Welche Regelungen zum vertraulichen Umgang mit Patientendaten, -unterlagen und -befunden sowie deren sicherer Aufbewahrung haben Sie getroffen?*	☐
2.	Patientenakten und andere patientenbezogene Dokumente sind für Unbefugte nicht zugänglich.	*Wo werden in Ihren Räumlichkeiten patientenbezogene Dokumente aufbewahrt? Wie stellen Sie sicher, dass diese vor dem Zugriff Unbefugter geschützt sind?*	☐
3.	Computerbildschirme sind von Unbefugten nicht einsehbar und passwortgeschützt.	*Welche Maßnahmen haben Sie ergriffen, damit Computerbildschirme von Unbefugten nicht einsehbar sind?*	☐
4.	Mitarbeiter und externe Dienstleister haben eine Datenschutzerklärung unterschrieben und erfüllen die Vorgaben zu Schweigepflicht und Datenschutz.	*Wie stellen Sie sicher, dass Mitarbeiter und externe Dienstleister über die Vorgaben zu Schweigepflicht und Datenschutz informiert sind und diese einhalten?* *Liegt von allen Mitarbeitern und externen Dienstleistern eine unterschriebene Datenschutzerklärung vor?*	☐
5.	Für alle Mitarbeiter sind Zugriffsrechte auf das EDV-System definiert.	*Wie sind die Zugriffsrechte auf das EDV-System geregelt?*	☐
6.	Vertrauliche Informationen, Unterlagen und Daten werden gemäß den Datenschutzanforderungen vernichtet.	*Wie erfolgt die Vernichtung vertraulicher Informationen, Unterlagen und Daten?*	☐

➔ VORSCHLAG ZUR UMSETZUNG

TIPP: Mit Ziel 2 und 2.3.1 (1) bearbeiten!

Die Schweigepflicht schafft einen Vertrauensrahmen und ist deshalb eine der zentralen Grundlagen professionellen Handelns in der Psychotherapie. Als besonders sensible und vertrauliche Patientendaten gelten deshalb sämtliche Daten und Informationen von der Tatsache eines Kontaktes über den Gesundheitszustand der Patienten zur Krankengeschichte oder zu vergangenen bzw. zukünftigen Behandlungen. Daher sollte dieses Thema einen hohen Stellenwert haben und verbindlich in einer schriftlich formulierten Internen Regelung → Musterdokument beschrieben werden. Des Weiteren müssen – soweit vorhanden – alle Mitarbeiter und externen Dienstleister (z. B. IT-Administratoren mit Zugriff auf Patientendaten) eine Datenschutzerklärung → Musterdokument unterschreiben und sollten regelmäßig über die jeweils gültigen aktuellen gesetzlichen Regelungen und deren Bedeutung informiert werden.

Patientenakten und andere patientenbezogene Dokumente müssen sicher, am besten in abschließbaren Akten- und Serverschränken aufbewahrt werden. Auch während der Sprechstunde dürfen Computerbildschirme, Karteikarten und Patientenunterlagen nicht unbeaufsichtigt ausliegen oder durch Unbefugte einsehbar in den Praxis-/ MVZ-Räumen sein. Technische Geräte, die Patientendaten verarbeiten oder kommunizieren, sollten so aufgestellt sein, dass sie von Unbefugten nicht eingesehen bzw. unbeaufsichtigt erreicht werden können (z. B. durch Bildschirmschoner mit Passwortschutz, Blickschutzfilter). Zugänge zu den Computern müssen durch Passwörter geschützt sein. Mobile Datenträger (z. B. USB-Sticks, CD-ROM, DVD) sind mit großer Vorsicht zu verwenden, da sie Schadsoftware in das Praxisverwaltungssystem einspielen können. Ebenso erfordert der Einsatz mobiler Endgeräte (Mobiltelefone, Smartphones, und tragbare Computer), die leicht zu entwenden sind, große Achtsamkeit. Die externe Speicherung von Patientendaten ist nur unter bestimmten Voraussetzungen zulässig – Regelungen zur Auftragsdatenverarbeitung und des Sozialgesetzbuches sind zu beachten.

Wenn Patientendaten nach Ablauf der gesetzlichen Aufbewahrungsfristen nicht mehr benötigt werden, sind die Unterlagen aus Datenschutzgründen vor der Entsorgung ordnungsgemäß zu vernichten. Mit Aktenvernichtern können Papier-Dokumente, aber auch Chipkarten und CDs zerschnitten werden. Für die Vernichtung von schutzbedürftigen Informationen sind drei Schutzklassen und mehrere Sicherheitsstufen definiert. Beachten Sie die aktuellen Regelungen des Bundesdatenschutzgesetzes und erkundigen Sie sich über Vorgaben Ihres Landesdatenschutzbeauftragten, insbesondere Empfehlungen zur Aktenvernichtung mit Geräten der Sicherheitsstufe 3 (Streifenschnitt) oder 4 (Kreuzschnitt).

Es sollten Vorkehrungen getroffen werden, wer Einsicht in vertrauliche Unterlagen erhält (inklusive gegebenenfalls Entbindung von der Schweigepflicht durch Patienten) und wer die Akten beispielsweise im Falle schwerer Krankheitsfälle und Tod des Praxisinhabers aufbewahrt. Dies ist auch bei Veränderungen der Organisationsstruktur (Gemeinschaftspraxis, Praxisgemeinschaft, MVZ, Ausscheiden eines Praxispartners) zu bedenken.

Testen Sie die Informationssicherheit in Ihrer Praxis/ im MVZ mit dem kostenlosen Angebot „Mein PraxisCheck Informationssicherheit" auf www.kbv.de/praxischeck.

Team / Mitarbeiter

Haben mehrere Mitarbeiter Zugriff auf Patientendaten, sollten neben Passwörtern auch Zugriffsrechte (Lese- und Schreibrechte) individuell festgelegt werden. Es muss sichergestellt werden, dass nur befugte Mitarbeiter die Passwörter kennen und diese aktuellen Sicherheitsstandards entsprechen. Neue Mitarbeiter müssen bei Aufnahme der Tätigkeit auf die jeweils gültigen aktuellen gesetzlichen Regelungen hingewiesen werden und die Kenntnisnahme schriftlich gegenzeichnen (z. B. als Tagesordnungspunkt in der Teambesprechung und durch Abzeichnen des Protokolls durch alle Mitarbeiter).

Wenn mehr als neun Mitarbeiter (hierzu zählen alle Mitarbeiter, auch Teilzeitkräfte) ständig mit der automatisierten Verarbeitung personenbezogener Daten beschäftigt sind oder mindestens zwanzig Personen mit der Verarbeitung, Nutzung oder Erhebung personenbezogener Daten auf andere Weise (manuelle Verarbeitung) beschäftigt sind, muss die Leitung gemäß Bundesdatenschutzgesetz einen Datenschutzbeauftragten schriftlich bestellen.

MUSTERDOKUMENTE

→ 2.3.2 (1) IR Schweigepflicht Datenschutz_0.0
→ 2.3.2 (1) Datenschutzerklärung_0.0
→ 2.3.2 (1) Datenschutzbeauftragter_0.0

WEITERE INFORMATIONEN AUF CD-ROM

→ Empfehlungen Schweigepflicht und Datenschutz (KBV/BÄK, 2014)
→ Datenschutz in der Arzt-/Psychotherapiepraxis (KV Bayerns, 2015)

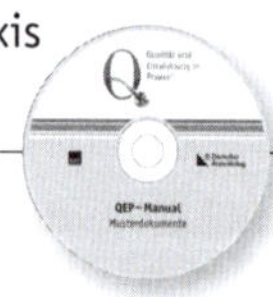

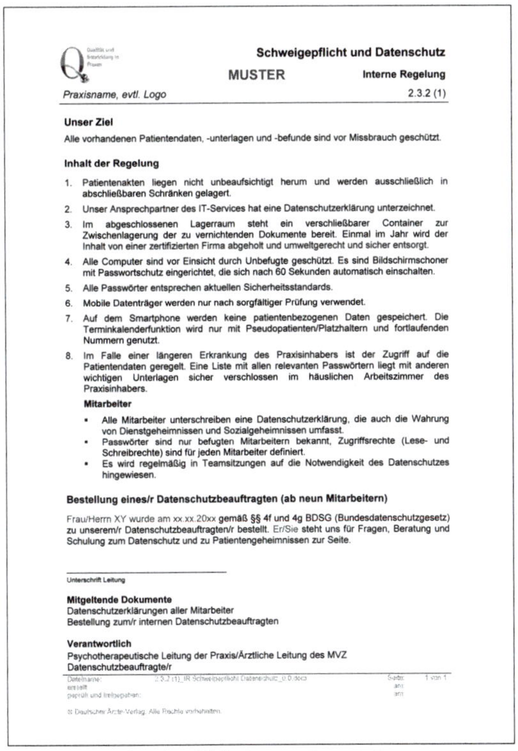

Praxisname, evtl. Logo

MUSTER

Schweigepflicht und Datenschutz
Interne Regelung
2.3.2 (1)

Unser Ziel

Alle vorhandenen Patientendaten, -unterlagen und -befunde sind vor Missbrauch geschützt.

Inhalt der Regelung

1. Patientenakten liegen nicht unbeaufsichtigt herum und werden ausschließlich in abschließbaren Schränken gelagert.
2. Unser Ansprechpartner des IT-Services hat eine Datenschutzerklärung unterzeichnet.
3. Im abgeschlossenen Lagerraum steht ein verschließbarer Container zur Zwischenlagerung der zu vernichtenden Dokumente bereit. Einmal im Jahr wird der Inhalt von einer zertifizierten Firma abgeholt und umweltgerecht und sicher entsorgt.
4. Alle Computer sind vor Einsicht durch Unbefugte geschützt. Es sind Bildschirmschoner mit Passwortschutz eingerichtet, die sich nach 60 Sekunden automatisch einschalten.
5. Alle Passwörter entsprechen aktuellen Sicherheitsstandards.
6. Mobile Datenträger werden nur nach sorgfältiger Prüfung verwendet.
7. Auf dem Smartphone werden keine patientenbezogenen Daten gespeichert. Die Terminkalenderfunktion wird nur mit Pseudopatienten/Platzhaltern und fortlaufenden Nummern genutzt.
8. Im Falle einer längeren Erkrankung des Praxisinhabers ist der Zugriff auf die Patientendaten geregelt. Eine Liste mit allen relevanten Passwörtern liegt mit anderen wichtigen Unterlagen sicher verschlossen im häuslichen Arbeitszimmer des Praxisinhabers.

Mitarbeiter

- Alle Mitarbeiter unterschreiben eine Datenschutzerklärung, die auch die Wahrung von Dienstgeheimnissen und Sozialgeheimnissen umfasst.
- Passwörter sind nur befugten Mitarbeitern bekannt, Zugriffsrechte (Lese- und Schreibrechte) sind für jeden Mitarbeiter definiert.
- Es wird regelmäßig in Teamsitzungen auf die Notwendigkeit des Datenschutzes hingewiesen.

Bestellung eines/r Datenschutzbeauftragten (ab neun Mitarbeitern)

Frau/Herrn XY wurde am xx.xx.20xx gemäß §§ 4f und 4g BDSG (Bundesdatenschutzgesetz) zu unserem/r Datenschutzbeauftragten/r bestellt. Er/Sie steht uns für Fragen, Beratung und Schulung zum Datenschutz und zu Patientengeheimnissen zur Seite.

Unterschrift Leitung

Mitgeltende Dokumente
Datenschutzerklärungen aller Mitarbeiter
Bestellung zum/r internen Datenschutzbeauftragten

Verantwortlich
Psychotherapeutische Leitung der Praxis/Ärztliche Leitung des MVZ
Datenschutzbeauftragte/r

Dateiname: 2.3.2 (1)_IR Schweigepflicht Datenschutz_0.0.docx Seite: 1 von 1
erstellt am:
geprüft und freigegeben: am:

2.3.2 (1) IR Schweigepflicht Datenschutz_0.0

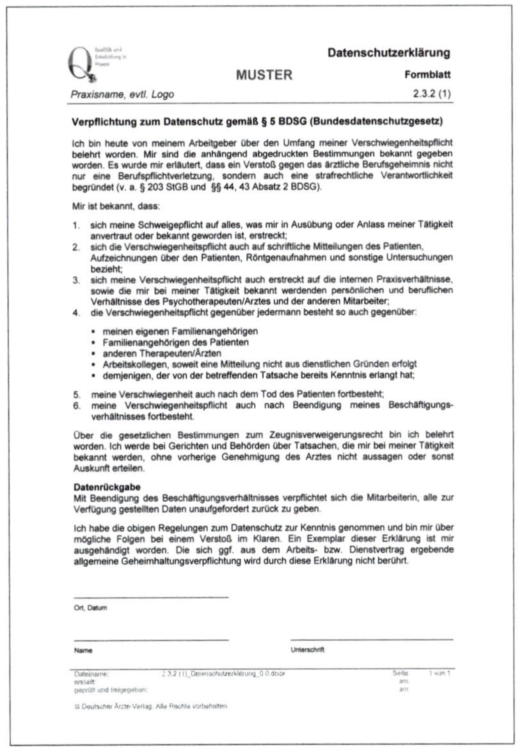

Praxisname, evtl. Logo

MUSTER

Datenschutzerklärung
Formblatt
2.3.2 (1)

Verpflichtung zum Datenschutz gemäß § 5 BDSG (Bundesdatenschutzgesetz)

Ich bin heute von meinem Arbeitgeber über den Umfang meiner Verschwiegenheitspflicht belehrt worden. Mir sind die anhängend abgedruckten Bestimmungen bekannt gegeben worden. Es wurde mir erläutert, dass ein Verstoß gegen das ärztliche Berufsgeheimnis nicht nur eine Berufspflichtverletzung, sondern auch eine strafrechtliche Verantwortlichkeit begründet (v. a. § 203 StGB und §§ 44, 43 Absatz 2 BDSG).

Mir ist bekannt, dass:

1. sich meine Schweigepflicht auf alles, was mir in Ausübung oder Anlass meiner Tätigkeit anvertraut oder bekannt geworden ist, erstreckt;
2. sich die Verschwiegenheitspflicht auch auf schriftliche Mitteilungen des Patienten, Aufzeichnungen über den Patienten, Röntgenaufnahmen und sonstige Untersuchungen bezieht;
3. sich meine Verschwiegenheitspflicht auch erstreckt auf die internen Praxisverhältnisse, sowie die mir bei meiner Tätigkeit bekannt werdenden persönlichen und beruflichen Verhältnisse des Psychotherapeuten/Arztes und der anderen Mitarbeiter;
4. die Verschwiegenheitspflicht gegenüber jedermann besteht so auch gegenüber:
   - meinen eigenen Familienangehörigen
   - Familienangehörigen des Patienten
   - anderen Therapeuten/Ärzten
   - Arbeitskollegen, soweit eine Mitteilung nicht aus dienstlichen Gründen erfolgt
   - demjenigen, der von der betreffenden Tatsache bereits Kenntnis erlangt hat;
5. meine Verschwiegenheit auch nach dem Tod des Patienten fortbesteht;
6. meine Verschwiegenheitspflicht auch nach Beendigung meines Beschäftigungsverhältnisses fortbesteht.

Über die gesetzlichen Bestimmungen zum Zeugnisverweigerungsrecht bin ich belehrt worden. Ich werde bei Gerichten und Behörden über Tatsachen, die mir bei meiner Tätigkeit bekannt werden, ohne vorherige Genehmigung des Arztes nicht aussagen oder sonst Auskunft erteilen.

Datenrückgabe
Mit Beendigung des Beschäftigungsverhältnisses verpflichtet sich die Mitarbeiterin, alle zur Verfügung gestellten Daten unaufgefordert zurück zu geben.

Ich habe die obigen Regelungen zum Datenschutz zur Kenntnis genommen und bin mir über mögliche Folgen bei einem Verstoß im Klaren. Ein Exemplar dieser Erklärung ist mir ausgehändigt worden. Die sich ggf. aus dem Arbeits- bzw. Dienstvertrag ergebende allgemeine Geheimhaltungsverpflichtung wird durch diese Erklärung nicht berührt.

Ort, Datum

Name | Unterschrift

Dateiname: 2.3.2 (1)_Datenschutzerklärung_0.0.docx Seite: 1 von 1
erstellt am:
geprüft und freigegeben: am:

2.3.2 (1) Datenschutzerklärung_0.0

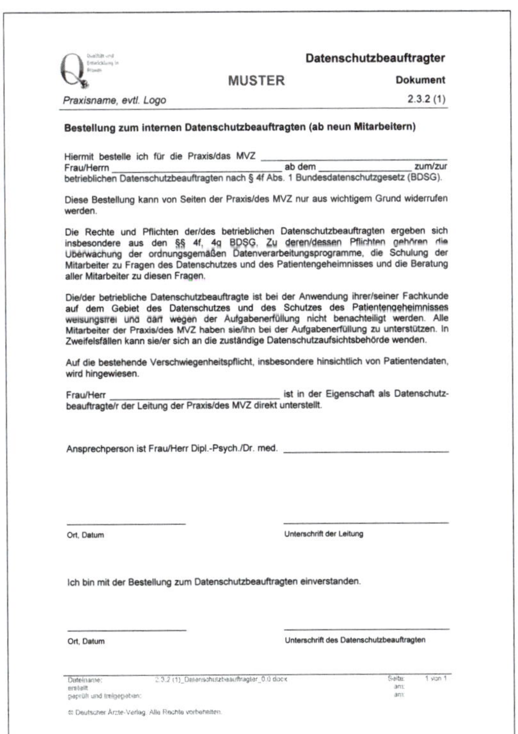

Praxisname, evtl. Logo

MUSTER

Datenschutzbeauftragter
Dokument
2.3.2 (1)

Bestellung zum internen Datenschutzbeauftragten (ab neun Mitarbeitern)

Hiermit bestelle ich für die Praxis/das MVZ ______________________ Frau/Herrn ______________________ ab dem ______________ zum/zur betrieblichen Datenschutzbeauftragten nach § 4f Abs. 1 Bundesdatenschutzgesetz (BDSG).

Diese Bestellung kann von Seiten der Praxis/des MVZ nur aus wichtigem Grund widerrufen werden.

Die Rechte und Pflichten der/des betrieblichen Datenschutzbeauftragten ergeben sich insbesondere aus den §§ 4f, 4g BDSG. Zu deren/dessen Pflichten gehören die Überwachung der ordnungsgemäßen Datenverarbeitungsprogramme, die Schulung der Mitarbeiter zu Fragen des Datenschutzes und des Patientengeheimnisses und die Beratung aller Mitarbeiter zu diesen Fragen.

Die/der betriebliche Datenschutzbeauftragte ist bei der Anwendung ihrer/seiner Fachkunde auf dem Gebiet des Datenschutzes und des Schutzes des Patientengeheimnisses weisungsfrei und darf wegen der Aufgabenerfüllung nicht benachteiligt werden. Alle Mitarbeiter der Praxis/des MVZ haben sie/ihn bei der Aufgabenerfüllung zu unterstützen. In Zweifelsfällen kann sie/er sich an die zuständige Datenschutzaufsichtsbehörde wenden.

Auf die bestehende Verschwiegenheitspflicht, insbesondere hinsichtlich von Patientendaten, wird hingewiesen.

Frau/Herr ______________________ ist in der Eigenschaft als Datenschutzbeauftragte/r der Leitung der Praxis/des MVZ direkt unterstellt.

Ansprechperson ist Frau/Herr Dipl.-Psych./Dr. med. ______________________

Ort, Datum | Unterschrift der Leitung

Ich bin mit der Bestellung zum Datenschutzbeauftragten einverstanden.

Ort, Datum | Unterschrift des Datenschutzbeauftragten

Dateiname: 2.3.2 (1)_Datenschutzbeauftragter_0.0.docx Seite: 1 von 1
erstellt am:
geprüft und freigegeben: am:

2.3.2 (1) Datenschutzbeauftragter_0.0

Notizen:

2.3.2 Schweigepflicht und Datenschutz

§ **Ziel 2**

KERNZIEL Patientendaten, -unterlagen und -befunde werden bei der Übermittlung und Weitergabe vor Missbrauch geschützt.

QM-RiLi

	Nachweise / Indikatoren	Das sollten Sie sich fragen.	Schätzen Sie sich ein ✓
1.	Es gibt eine schriftlich formulierte Interne Regelung zur Übermittlung und Weitergabe von Patientendaten, -unterlagen und -befunden.	*Wie ist die Übermittlung und Weitergabe von Patientendaten, -unterlagen und -befunden geregelt?*	☐
2.	Bei der Übermittlung von Patientendaten werden diese vor Zugriff Unbefugter geschützt.	*Wie gewährleisten Sie bei der Übermittlung von Patientendaten (z. B. per Fax), dass ausschließlich Berechtigte Zugriff darauf erhalten?*	☐
3.	Es werden nur die Patientendaten übermittelt, die der Empfänger zur Erfüllung seiner Aufgaben benötigt.	*Wie stellen Sie sicher, dass nur die Patientendaten übermittelt werden, die der Empfänger zur Erfüllung seiner Aufgabe benötigt?*	☐
4.	Es ist geregelt, in welchen Fällen eine schriftliche Entbindung von der Schweigepflicht von den Patienten eingeholt wird.	*Wie und in welchen Fällen holen Sie eine Entbindung von der Schweigepflicht ein?*	☐

➜ VORSCHLAG ZUR UMSETZUNG

Patientendaten dürfen grundsätzlich nur mit Zustimmung der Patienten oder auf der Grundlage gesetzlicher Bestimmungen weitergegeben werden. Die Schweigepflicht gilt auch gegenüber anderen Psychotherapeuten und Ärzten, was insbesondere für Kooperationen, Netze und MVZ relevant ist. Im Rahmen kollegialer Beratungen, Fallbesprechungen, Intervision und Supervision darf über Patienten und Dritte nur in anonymisierter Form gesprochen werden.

TIPP:
Mit Ziel 1 bearbeiten!

Im Falle einer Gefährdung der Patienten durch sich selbst oder andere, muss zwischen Schweigepflicht, Schutz der Patienten, Schutz eines Dritten bzw. dem Allgemeinwohl abgewogen werden.

Die Interne Regelung → Musterdokument sollte sicherstellen, dass Patientendaten, -unterlagen und Befunde nicht missbräuchlich übermittelt und weitergegeben werden. Das Offenbarungsverbot besteht auch gegenüber Dritten, die selbst der Schweigepflicht unterliegen, wie z. B. den Hausärzten oder Kinder- und Jugendärzten. Auskünfte dürfen nur erteilt werden, wenn die Patienten bzw. Sorgeberechtigten eine Entbindung von der Schweigepflicht erteilt haben. Diese sollte zur eigenen Absicherung immer in Form einer schriftlichen Einwilligungserklärung als Entbindung von der Schweigepflicht erfolgen. Das gilt auch besonders bei Anfragen nach Informationen und nach Kooperation beispielsweise von Kindergarten, Schule, Hort oder Jugendamt; ebenso bei der Übermittlung von Daten an private Versicherungen und privatärztliche Abrechnungsstellen. Außerdem sollte sichergestellt sein, dass jeder Empfänger nur die für ihn relevanten Informationen und Unterlagen erhält.

Die Schweigepflicht besteht auch gegenüber Familienangehörigen des Patienten. Kinder- und Jugendlichenpsychotherapeuten sind gegenüber den Eltern zur Verschwiegenheit verpflichtet, wodurch zwischen dem Selbstbestimmungsrecht der Kinder und dem Elternrecht Konflikte entstehen können. Minderjährige verfügen in etwa mit Vollendung des 14. Lebensjahres über eine natürliche Einsichts- und Entschlussfähigkeit. Es ist ratsam die Feststellung auf Einsichtsfähigkeit schlüssig und umfassend zu dokumentieren und mit den jungen Patienten zu klären, welche Themen gegebenenfalls mit den Eltern besprochen werden dürfen.

Gesetzliche Übermittlungsbefugnisse und -pflichten finden sich im SGB V zur Übermittlung an die Kassenärztlichen Vereinigungen zum Zweck der Abrechnung, der Wirtschaftlichkeitsprüfung und der Qualitätssicherung, zur Übermittlung an die Krankenkasse z. B. Arbeitsunfähigkeitsbescheinigungen, an den medizinischen Dienst, im Infektionsschutzgesetz, in den Krebsregistern der Länder, der Röntgenverordnung, der Strahlenschutzverordnung, dem Betäubungsmittelgesetz und der BtMVV sowie im SGB VII (Gesetzliche Unfallversicherung).

Die Kommunikation via E-Mail ist grundsätzlich unsicher. Vertrauliche Daten und insbesondere Patientendaten sollten daher nicht unverschlüsselt versendet und mit einer qualifizierten Signatur zur Sicherung der Authentizität versehen werden. Generell sollte in jede E-Mail ein Hinweis aufgenommen werden, dass die Inhalte vertraulich und nur für den bezeichneten Adressaten bestimmt sind (Disclaimer). Bei einer Übertragung per Fax ist darauf zu achten, dass im Rahmen einer Versandkontrolle die richtige Faxnummer und der richtige Adressat angewählt werden (am sichersten ist es, die häufigsten Empfänger-Nummern im Gerät zu speichern). Gegebenenfalls sollte vor der Absendung mit dem Empfänger eine telefonische Rücksprache gehalten werden, um sicherzustellen, dass dort, wo die Daten ankommen, nur Berichtigte davon Kenntnis nehmen können.

MUSTERDOKUMENTE

- → 2.3.2 (2) IR Datenübermittlung_0.0
- → 2.3.2 (2) Schweigepflichtentbindung_0.0

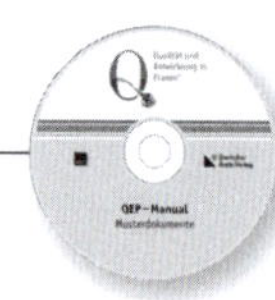

SIEHE HIERZU:

1.4.2 Externe Kooperation und Kommunikation
2.2.1 Führen der Patientenakte

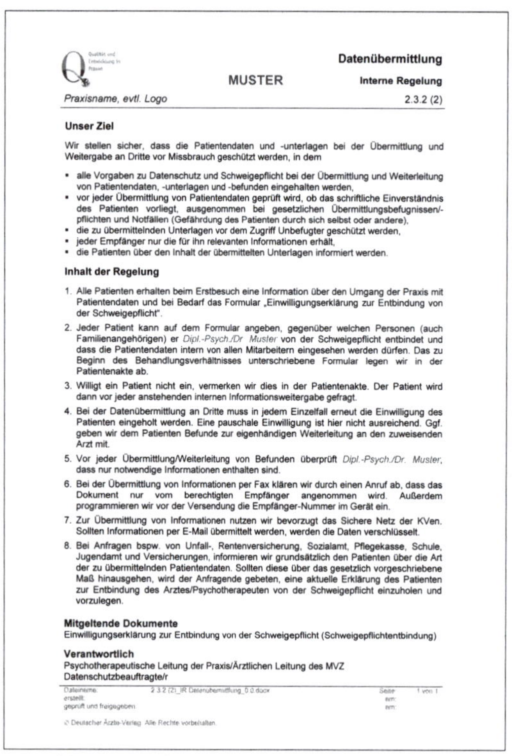

Praxisname, evtl. Logo

MUSTER

Datenübermittlung

Interne Regelung

2.3.2 (2)

Unser Ziel

Wir stellen sicher, dass die Patientendaten und -unterlagen bei der Übermittlung und Weitergabe an Dritte vor Missbrauch geschützt werden, in dem

- alle Vorgaben zu Datenschutz und Schweigepflicht bei der Übermittlung und Weiterleitung von Patientendaten, -unterlagen und -befunden eingehalten werden,
- vor jeder Übermittlung von Patientendaten geprüft wird, ob das schriftliche Einverständnis des Patienten vorliegt, ausgenommen bei gesetzlichen Übermittlungsbefugnissen/-pflichten und Notfällen (Gefährdung des Patienten durch sich selbst oder andere),
- die zu übermittelnden Unterlagen vor dem Zugriff Unbefugter geschützt werden,
- jeder Empfänger nur die für ihn relevanten Informationen erhält,
- die Patienten über den Inhalt der übermittelten Unterlagen informiert werden.

Inhalt der Regelung

1. Alle Patienten erhalten beim Erstbesuch eine Information über den Umgang der Praxis mit Patientendaten und bei Bedarf das Formular „Einwilligungserklärung zur Entbindung von der Schweigepflicht".
2. Jeder Patient kann auf dem Formular angeben, gegenüber welchen Personen (auch Familienangehörigen) er *Dipl.-Psych./Dr Muster* von der Schweigepflicht entbindet und dass die Patientendaten intern von allen Mitarbeitern eingesehen werden dürfen. Das zu Beginn des Behandlungsverhältnisses unterschriebene Formular legen wir in der Patientenakte ab.
3. Willigt ein Patient nicht ein, vermerken wir dies in der Patientenakte. Der Patient wird dann vor jeder anstehenden internen Informationsweitergabe gefragt.
4. Bei der Datenübermittlung an Dritte muss in jedem Einzelfall erneut die Einwilligung des Patienten eingeholt werden. Eine pauschale Einwilligung ist hier nicht ausreichend. Ggf. geben wir dem Patienten Befunde zur eigenhändigen Weiterleitung an den zuweisenden Arzt mit.
5. Vor jeder Übermittlung/Weiterleitung von Befunden überprüft *Dipl.-Psych./Dr. Muster*, dass nur notwendige Informationen enthalten sind.
6. Bei der Übermittlung von Informationen per Fax klären wir durch einen Anruf ab, dass das Dokument nur vom berechtigten Empfänger angenommen wird. Außerdem programmieren wir vor der Versendung die Empfänger-Nummer im Gerät ein.
7. Zur Übermittlung von Informationen nutzen wir bevorzugt das Sichere Netz der KVen. Sollten Informationen per E-Mail übermittelt werden, werden die Daten verschlüsselt.
8. Bei Anfragen bspw. von Unfall-, Rentenversicherung, Sozialamt, Pflegekasse, Schule, Jugendamt und Versicherungen, informieren wir grundsätzlich den Patienten über die Art der zu übermittelnden Patientendaten. Sollten diese über das gesetzlich vorgeschriebene Maß hinausgehen, wird der Anfragende gebeten, eine aktuelle Erklärung des Patienten zur Entbindung des Arztes/Psychotherapeuten von der Schweigepflicht einzuholen und vorzulegen.

Mitgeltende Dokumente
Einwilligungserklärung zur Entbindung von der Schweigepflicht (Schweigepflichtentbindung)

Verantwortlich
Psychotherapeutische Leitung der Praxis/Ärztlichen Leitung des MVZ
Datenschutzbeauftragte/r

Dateiname: 2.3.2 (2)_IR Datenübermittlung_0.0.docx Seite 1 von 1
erstellt: am:
geprüft und freigegeben: am:

© Deutscher Ärzte-Verlag. Alle Rechte vorbehalten.

2.3.2 (2) IR Datenübermittlung_0.0

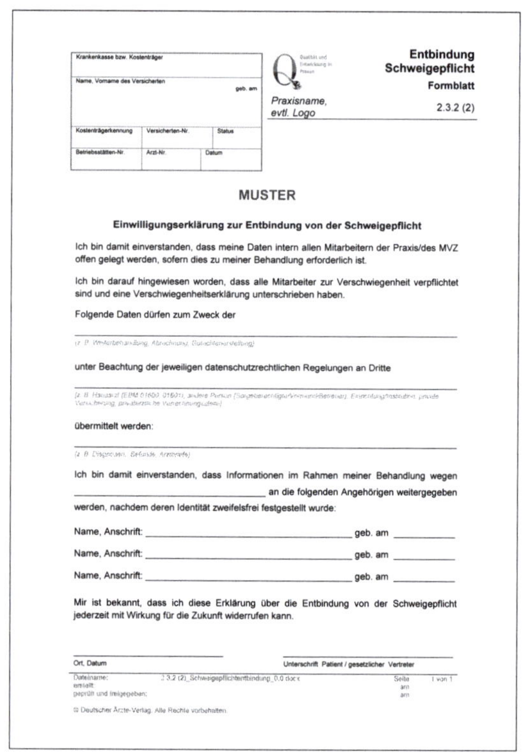

Krankenkasse bzw. Kostenträger		
Name, Vorname des Versicherten		geb. am
Kostenträgerkennung	Versicherten-Nr.	Status
Betriebsstätten-Nr.	Arzt-Nr.	Datum

Praxisname, evtl. Logo

Entbindung Schweigepflicht

Formblatt

2.3.2 (2)

MUSTER

Einwilligungserklärung zur Entbindung von der Schweigepflicht

Ich bin damit einverstanden, dass meine Daten intern allen Mitarbeitern der Praxis/des MVZ offen gelegt werden, sofern dies zu meiner Behandlung erforderlich ist.

Ich bin darauf hingewiesen worden, dass alle Mitarbeiter zur Verschwiegenheit verpflichtet sind und eine Verschwiegenheitserklärung unterschrieben haben.

Folgende Daten dürfen zum Zweck der

___

(z. B. Weiterbehandlung, Abrechnung, Gutachtenerstellung)

unter Beachtung der jeweiligen datenschutzrechtlichen Regelungen an Dritte

___

(z. B. Hausarzt (EBM 01600, 01601), andere Person (Sorgeberechtigte/Vormund/Betreuer), Einrichtung/Institution, private Versicherung, privatärztliche Verrechnungsstelle)

übermittelt werden:

___

(z. B. Diagnosen, Befunde, Arztbriefe)

Ich bin damit einverstanden, dass Informationen im Rahmen meiner Behandlung wegen ____________ an die folgenden Angehörigen weitergegeben werden, nachdem deren Identität zweifelsfrei festgestellt wurde:

Name, Anschrift: ____________ geb. am ______

Name, Anschrift: ____________ geb. am ______

Name, Anschrift: ____________ geb. am ______

Mir ist bekannt, dass ich diese Erklärung über die Entbindung von der Schweigepflicht jederzeit mit Wirkung für die Zukunft widerrufen kann.

Ort, Datum | Unterschrift Patient / gesetzlicher Vertreter

Dateiname: 2.3.2 (2)_Schweigepflichtentbindung_0.0.docx Seite 1 von 1
erstellt: am
geprüft und freigegeben: am

© Deutscher Ärzte-Verlag. Alle Rechte vorbehalten.

2.3.2 (2) Schweigepflichtentbindung_0.0

3 Mitarbeiter und Fortbildung

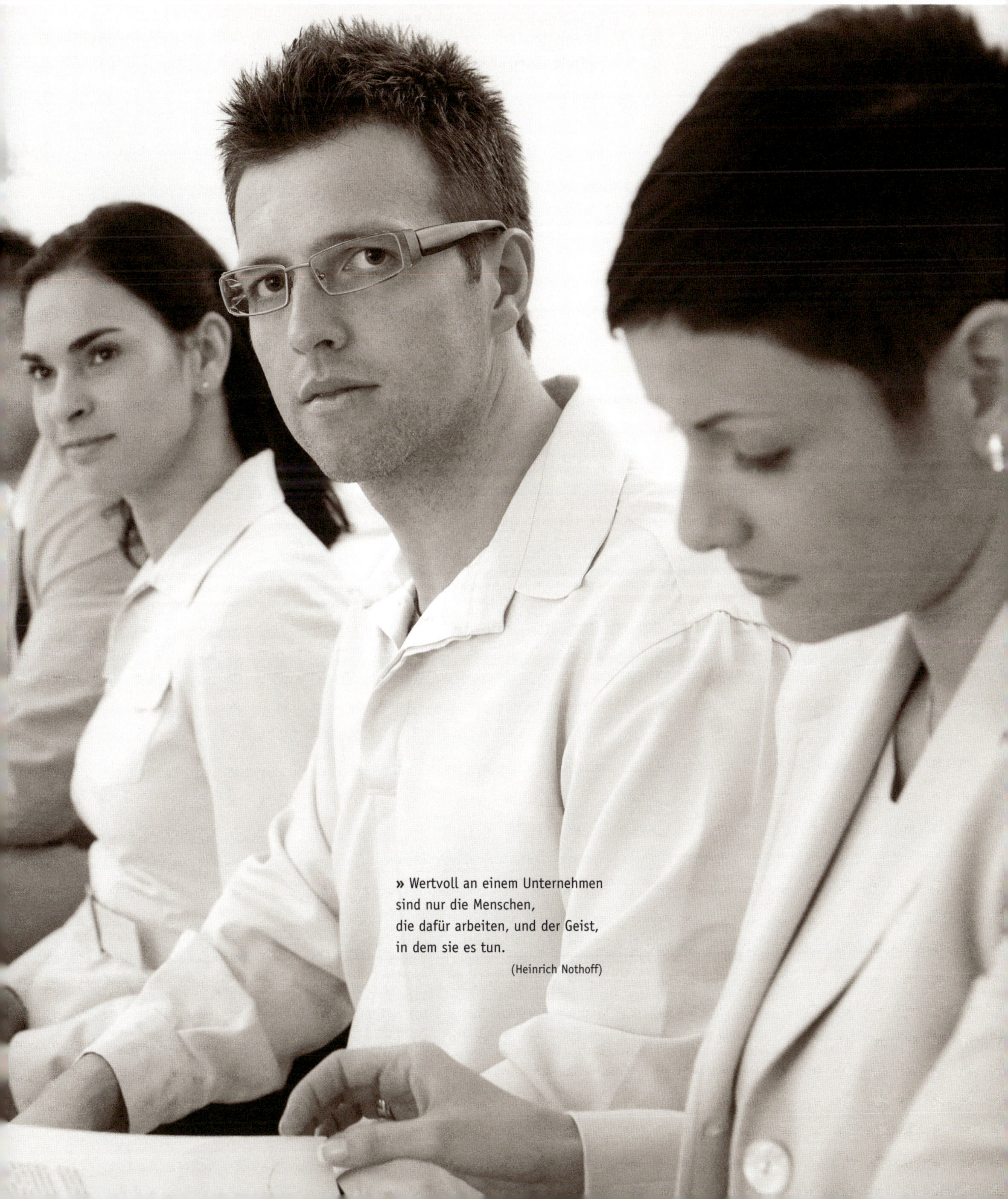

» Wertvoll an einem Unternehmen
sind nur die Menschen,
die dafür arbeiten, und der Geist,
in dem sie es tun.

(Heinrich Nothoff)

Ein wichtiger Schlüssel zu einer qualitativ hochwertigen Patientenversorgung und einer/ einem erfolgreichen Praxis/ MVZ sind engagierte und qualifizierte Mitarbeiter. Die Grundlage hierfür bildet eine systematische, praxisorientierte Aus-, Fort- und Weiterbildung von Psychotherapeuten, Ärzten und deren Mitarbeitern. Die Entwicklung und Freisetzung des Wissens und des gesamten Potentials aller Praxismitarbeiter sollten auf individueller und teamorientierter Ebene unterstützt werden. Die Leitung trägt hierfür die Verantwortung und sichert dadurch den Fortbestand an qualifiziertem Personal. Im Sinne des Qualitätsmanagements zählen auch die Leitung selbst sowie psychotherapeutische und ärztliche Mitarbeiter zu den Mitgliedern des Teams.

3.1.1 Personalplanung und Mitarbeitergespräche

Ziel 1

KERNZIEL Die Patienten werden von einer ausreichenden Anzahl und entsprechend qualifizierten Mitarbeitern versorgt.

	Nachweise / Indikatoren	Das sollten Sie sich fragen.	Schätzen Sie sich ein ✓
1.	Für das Patienten- und Arbeitsaufkommen ist eine ausreichende Anzahl an Mitarbeitern vorhanden.	*Wie stellen Sie sicher, dass eine für das Patienten- und Arbeitsaufkommen ausreichende Anzahl an Mitarbeitern vorhanden ist?*	☐
2.	Die Mitarbeiter sind für das Leistungsangebot entsprechend qualifiziert.	*Wie stellen Sie sicher, dass die Mitarbeiter für das Leistungsangebot entsprechend qualifiziert sind?*	☐
3.	Personaleinsatz und Urlaubszeiten sind geregelt.	*Wie planen Sie Ihren Personaleinsatz? Wie planen Sie Urlaubszeiten?*	☐
4.	Vertretungsregelungen liegen vor und Ersatzkräfte werden im Bedarfsfall bereitgestellt.	*Wie sind für Ihr Praxisteam Vertretungsregelungen gestaltet? Wie werden im Bedarfsfall Ersatzkräfte zur Verfügung gestellt?*	☐

→ VORSCHLAG ZUR UMSETZUNG

Für Psychotherapeuten, die ohne feste oder freie Mitarbeiter und ohne Kollegen in der Praxis tätig sind, ist dieses Qualitätsziel nur eingeschränkt beziehungsweise gar nicht relevant.

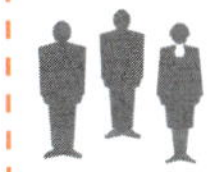

Wenn eine Praxis/ ein MVZ Mitarbeiter oder Kollegen beschäftigt, sollten sich die Praxisinhaber für eine angemessene Personalplanung am Leistungsspektrum, den Patientenzahlen, dem Zeit- und Qualifikationsbedarf für die durchzuführenden Leistungen sowie den Sprech- und Öffnungszeiten orientieren. Gibt es mehrere Praxisstandorte, sind auch hierfür Regelungen zu treffen. Dabei kann der Austausch mit erfahrenen Kollegen in vergleichbaren Praxis-/ MVZ-Strukturen hilfreich sein.

Um die notwendige Qualifikation der Mitarbeiter nicht nur bei Einstellung zu prüfen → Musterdokument (Checkliste Bewerbungsgespräch), sondern auch im weiteren Verlauf der Zusammenarbeit sicher zu stellen und weiter zu entwickeln, können regelmäßige Mitarbeitergespräche hilfreich sein → Musterdokument (Protokoll zu Feedbackgesprächen). Je nach Größe der Praxis/ des MVZ kann es sinnvoll sein, die Personalplanung schriftlich z. B. in Form von Stellenplänen (Übersicht über Teil- und Vollzeitstellen) zu erstellen, die auch Urlaubs- und Fortbildungszeiten sowie Zeitpuffer für unvorhergesehene Personalausfallzeiten berücksichtigen. Die Angemessenheit der Planung sollte regelmäßig, z. B. durch Betrachtung der geplanten und tatsächlichen Arbeits- und Urlaubszeiten, überprüft werden. Dafür sollten die tatsächlichen Arbeitszeiten, Überstunden, Leerlaufzeiten sowie Fehl- und Krankheitszeiten erfasst werden → Musterdokument (Zeiterfassungsbogen). Ausfälle, z. B. wegen Krankheit, sollten unverzüglich möglichst der Leitung oder einem dafür beauftragten Mitarbeiter gemeldet werden. Um gegebenenfalls auch nach Feierabend oder am Wochenende ihre Arbeitsunfähigkeit mitteilen zu können, sollten die Mitarbeiter eine entsprechende Privat- oder Handynummer beziehungsweise E-Mail-Adresse kennen. Oft können somit noch rechtzeitig Dienstpläne bzw. Arbeitszeiten verändert oder Vertretungen organisiert werden. In großen Praxen/ MVZ empfiehlt es sich Vertretungsregelungen für unvorhergesehene Ausfälle und Ersatzkräfte vorzusehen.

Es sollte ein Verantwortlicher in der Praxis/ im MVZ benannt werden, der für die Einsatz-, Dienst- und Urlaubsplanung zuständig ist. Die Pläne sollten allen Mitarbeitern zugänglich (z. B. Aushang im Aufenthaltsraum) und bekannt sein. Der Dienstplan kann neben der regulären Dienstplanung regeln, welche Mitarbeiter bei außerplanmäßiger Unterbesetzung Bereitschaftsdienst haben. Auch Praxisvertretungen können berücksichtigt werden.

Alle Mitarbeiter/ Kollegen sollten angehalten werden, Urlaubswünsche frühzeitig beziehungsweise bis zu einem bestimmten Termin zu äußern, um für das gesamte Team eine Jahresplanung zu erstellen → Musterdokument (Urlaubsplan). Sinnvoll ist es festzulegen, ob und wenn ja, welche Regeln für Urlaubsansprüche gelten (z. B.: wenn Praxisinhaber Urlaub haben, ist die Praxis komplett geschlossen und alle nehmen Urlaub; wenn in einer Gemeinschaftspraxis ein Praxisinhaber im Urlaub ist, teilen sich die Mitarbeiter entsprechend auf; Mitarbeiter mit schulpflichtigen Kindern bekommen in den Schulferien bevorzugt Urlaub genehmigt; 80% des Urlaubsanspruches müssen Anfang des Jahres verplant sein; es sollen höchstens vier Resturlaubstage in das neue Jahr übernommen werden etc.).

Wenn Sie Regelungen getroffen haben, die nicht schriftlich festgehalten werden, sollte regelmäßig hinterfragt werden, ob diese auch allen Beteiligten bekannt sind und von allen verlässlich angewendet werden.

MUSTERDOKUMENTE

- → 3.1.1 (1) Zeiterfassungsbogen_0.0 (als Word- und Excel-Dokument)
- → 3.1.1 (1) Urlaubsplan_0.0 (als Word- und Excel-Dokument)
- → 3.1.2 (1) CL Bewerbungsgespräch_0.0
- → 3.1.2 (2) Protokoll Feedbackgespräch_0.0

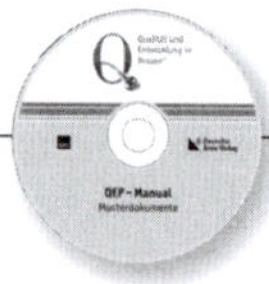

SIEHE HIERZU:

1.1.1 Leistungsspektrum
4.1.1 Führung und Planung

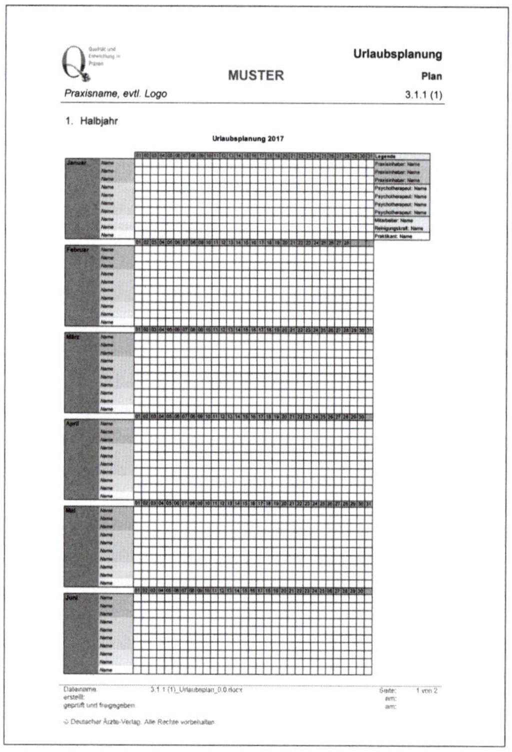

3.1.1 (1) Urlaubsplan_0.0

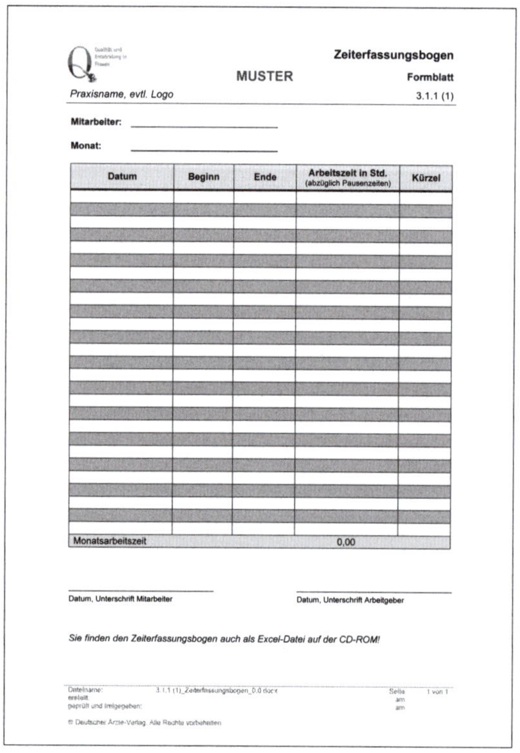

3.1.1 (1) Zeiterfassungsbogen_0.0

3.1.2 Einstellung, Einarbeitung und Ausscheiden von Mitarbeitern

Ziel 2

KERNZIEL Eine strukturierte Einarbeitung neuer Mitarbeiter ermöglicht deren zügige Integration.

	Nachweise / Indikatoren	Das sollten Sie sich fragen.	Schätzen Sie sich ein ✓
1.	Die Einarbeitung erfolgt anhand eines Einarbeitungsplans.	*Wie erfolgt die Einarbeitung neuer Mitarbeiter?*	☐
2.	Für jeden neuen Mitarbeiter wird für die Einarbeitungszeit ein Ansprechpartner benannt.	*Wie sorgen Sie dafür, dass jeder neue Mitarbeiter in der Einarbeitungszeit einen Ansprechpartner hat?*	☐
3.	In der Probezeit werden Feedbackgespräche geführt.	*In welchen Zeiträumen führen Sie Feedbackgespräche mit neuen Mitarbeitern?*	☐

➔ VORSCHLAG ZUR UMSETZUNG

Für Psychotherapeuten, die ohne feste oder freie Mitarbeiter und ohne Kollegen in der Praxis tätig sind, ist dieses Qualitätsziel nur eingeschränkt beziehungsweise gar nicht relevant.

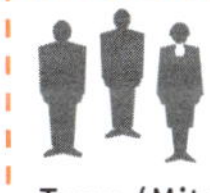

Team / Mitarbeiter

Vor der Einarbeitung sollte die Praxis-/ MVZ-Leitung mit den neuen Mitarbeitern einen schriftlichen Arbeitsvertrag schließen. Arbeits- und sozialversicherungsrechtliche Vorgaben sind dabei zu beachten – auch bei befristeten Personaleinsätzen z. B. im Rahmen eines Praktikums, der Ausbildung oder einer Vertretung. Außerdem sollte unbedingt durch die Mitarbeiter eine Erklärung zur Verschwiegenheit und zum Datenschutz unterschrieben werden.

Für die Einarbeitung neuer Mitarbeiter empfiehlt es sich, ein verbindliches Vorgehen festzulegen, z. B. in Form eines Einarbeitungsplanes → Musterdokument. Der Einarbeitungsplan kann als Checkliste gestaltet werden und Arbeitsbereiche, Verantwortlichkeiten und Termine für die Einarbeitung festlegen.

Vor dem Arbeitsbeginn neuer Mitarbeiter sollte an die Vergabe von PC-Passwörtern, Lese- und Schreibrechten, an Schlüssel fur Praxis-/ MVZ-Räume und ggf. persönliches Fach/ Schrank, Namensschild und ggf. Visitenkarten gedacht werden. Ein Blumenstrauß als Willkommensgeste kann ein guter Auftakt für die künftige Zusammenarbeit sein.

Zur Einarbeitung gehören die persönliche Vorstellung aller Mitglieder des Teams sowie ein Rundgang durch die Räume der Praxis/ des MVZ. Um neuen Mitarbeitern die Orientierung zu erleichtern, sollte ein Mitarbeiter aus dem Team als fester Ansprechpartner benannt werden.

Alle neuen Mitarbeiter sollten gleich zu Beginn ihrer Tätigkeit durch den Praxisinhaber oder einen beauftragten Mitarbeiter auf die jeweils gültigen aktuellen gesetzlichen Regelungen hingewiesen werden. Dazu zählt besonders der Datenschutz, aber auch die Unterweisung zu Gesundheits- und Sicherheitsgefahren am Arbeitsplatz (Erste Hilfe, Rettungswege, Brandschutz). Die Kenntnisnahme der durchgeführten Unterweisung sollte schriftlich gegengezeichnet werden.

Das QM-Handbuch kann als zentraler Baustein zur Einarbeitung genutzt werden. Besonders während und zum Ende der Probezeit sollten jeweils mindestens ein Feedbackgespräch geführt werden. Darin soll gemeinsam mit den neuen Mitarbeitern über Kompetenzen, Ziele und den Stand der Einarbeitung gesprochen werden. Eine stichpunktartige Protokollierung → Musterdokument dient als Grundlage für Folgegespräche.

MUSTERDOKUMENTE

→ 3.1.2 (2) Einarbeitungsplan_0.0
→ 3.1.2 (2) Protokoll Feedbackgespräch_0.0

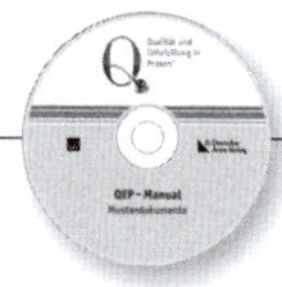

Einarbeitungsplan

Praxisname, evtl. Logo — **MUSTER** — **Plan** 3.1.2 (2)

Mitarbeiter: ______________________

Ansprechpartner: ______________________

Beginn der Tätigkeit	
1. Feedbackgespräch	
2. Feedbackgespräch	
Ende der Probezeit	
Gespräch zum Ende der Probezeit	

To Do	verantwortlich	Datum (wenn erledigt)	Handzeichen (wenn erledigt)
Personalakte angelegt	PL		
Lohnsteuerkarte liegt vor	PL / Steuerbüro		
Anmeldung bei der Sozialversicherung	Steuerbüro		
Arbeitszeiten besprochen	PL		
Pausenzeiten besprochen	PL		
Arbeitsvertrag liegt unterzeichnet vor			
Datenschutzerklärung unterzeichnet			
Persönlicher Dienstplan vorgestellt			
Visitenkarten bestellt			
Persönlicher Ansprechpartner bestimmt			
Mitarbeiter vorgestellt			
Verantwortlichkeiten/Zuständigkeiten der Mitarbeiter erklärt			
Räumlichkeiten gezeigt und erklärt			
Notfallausstattung und Feuerlöscher gezeigt			
Notfallmanagement erläutert			
Brandschutz erläutert			
Unfallverhütungsvorschrift ausgehändigt			
Telefonanlage und Anrufbeantworter erklärt			
Zugriffsrechte und Passwörter vergeben			
In Praxisverwaltungssystem eingewiesen			
Regeln zur Dokumentation besprochen			

Dateiname: 3.1.2 (2)_Einarbeitungsplan_0.0.docx — Seite 1 von 2
erstellt: am
geprüft und freigegeben: am

© Deutscher Ärzte-Verlag. Alle Rechte vorbehalten.

3.1.2 (2) Einarbeitungsplan_0.0

Protokoll Feedbackgespräch

Praxisname, evtl. Logo — **MUSTER** — **Dokument** 3.1.2 (2)

Mitarbeiter: Dipl.-Psych. [illegible] **Beginn der Tätigkeit:** ____________

Stellenbezeichnung: ______________________

Feedbackgespräch am:	**Nr:**
Teilnehmer: Dipl.-Psych. Gerda Chef und Dipl.-Psych. Sonnig	

Gesprächsinhalt:

Guter Verlauf der ersten fünf Wochen, unkomplizierte Integration ins Team und den Praxisablauf, hohe Fachkompetenz, hervorragende EDV-Kenntnisse, Gutachteranträge dauern noch etwas zu lange, unbedingt auf pünktlichen Beginn und Ende der Therapiesitzungen achten!

Abgeleitete Maßnahmen/Ziele		
Was?	**Wer?**	**Wann?**
Das zügige Schreiben der Gutachteranträge üben (Dokumentation aus den probatorischen Sitzungen besser nutzen!)	Mitarbeiterin	bis Ende nächstes Quartal

Datum, Unterschrift der Leitung — Datum, Unterschrift des Mitarbeiters

Protokoll zum nächsten Mitarbeitergespräch wieder vorlegen!

Dateiname: 3.1.2 (2)_Protokoll Feedbackgespräch_0.0.docx — Seite 1 von 1
erstellt: am
geprüft und freigegeben: am

© Deutscher Ärzte-Verlag. Alle Rechte vorbehalten.

3.1.2 (2) Protokoll Feedbackgespräch_0.0

3.1.3 Teambesprechungen und Kommunikation

Ziel 1

KERNZIEL Durch geregelte Kommunikation wird der zeitnahe Informationsfluss im Team sichergestellt.

QM-RiLi

	Nachweise / Indikatoren	Das sollten Sie sich fragen.	Schätzen Sie sich ein ✓
1.	Der organisatorische und fachliche Austausch sowie die zeitnahe Informationsweitergabe im Team sind geregelt.	*Wie stellen Sie sicher, dass die Mitarbeiter zeitnah über Neuerungen, veränderte Abläufe und Aktivitäten sowie fachliche Aspekte informiert sind?*	☐
2.	Teambesprechungen werden in festgelegten Abständen und nach festgelegten Regeln durchgeführt.	*Wie häufig finden Teambesprechungen statt?* *Wie läuft bei Ihnen eine Teambesprechung ab?*	☐
3.	Themenvorschläge des Teams für die Teambesprechung werden gesammelt und bekannt gemacht.	*Wie gestalten Sie die Tagesordnung und wie beziehen Sie hierbei die Mitarbeiter ein?*	☐
4.	Ergebnisprotokolle der Teambesprechungen liegen vor und sind allen Mitarbeitern zugänglich.	*Gibt es Ergebnisprotokolle/ schriftliche Nachweise der Teambesprechungen und wo werden diese aufbewahrt?*	☐
5.	Die Kenntnisnahme von schriftlichen Informationen und Protokollen durch alle Mitarbeiter ist geregelt.	*Wie stellen Sie sicher, dass alle Mitarbeiter von Informationen und Protokollen Kenntnis genommen haben?*	☐

➔ VORSCHLAG ZUR UMSETZUNG

Für Psychotherapeuten, die ohne feste oder freie Mitarbeiter und ohne Kollegen in der Praxis tätig sind, ist dieses Qualitätsziel nur eingeschränkt beziehungsweise gar nicht relevant.

Eine geregelte Kommunikation umfasst die Weitergabe von Informationen durch Gespräche, Laufzettel, Praxisverwaltungssystem, Intranet, E-Mail etc. Das direkte Gespräch sollte in der Regel vorgezogen werden, da neben der reinen Sachinformation auch weitere Inhalte an die Empfänger transportiert werden können.

Team / Mitarbeiter

Regelmäßige Teambesprechungen sind ein effektives Instrument, um die Kommunikation zwischen den Mitarbeitern oder mit Praxiskollegen zu fördern. Sie sollen vor allem der Information über und Diskussion von fachlichen und organisatorischen Themen dienen. Für Psychotherapeuten können Fallbesprechungen – beispielsweise auch im Rahmen von Balint- oder Intervisionsgruppen – besonders relevant sein. Weitere Themen können aufgetretene kritische und unerwünschte Ereignisse, Beinahe-Schäden, Schäden, Beschwerden sowie – sofern Mitarbeiter vorhanden sind – Unterweisungen sein. Zudem ist es empfehlenswert beispielsweise den Aufbau und die Weiterentwicklung des QM-Systems regelmäßig zum Gegenstand von Teambesprechungen zu machen.

Die Teamsitzungen sollten nach vereinbarten Regeln durchgeführt werden. Zudem sollten die Teamsitzungen in einer entspannten (Arbeits-) Atmosphäre stattfinden. Es sollte geregelt werden, wie oft, wie lange und in welcher Form (Vorbereitung, Tagesordnung, Moderation, Protokollierung etc.) und mit welchem Teilnehmerkreis die Besprechungen durchgeführt werden. Als Faustregel ist zu empfehlen, dass Teambesprechungen mindestens einmal im Monat zu festen Terminen und Zeiten stattfinden sollten. Diese Frequenz kann je nach Größe der Praxis/ des MVZ, Leistungsspektrum und anstehenden Themen modifiziert werden. Im Rahmen der Einführung von QM wird wahrscheinlich eine höhere Frequenz erforderlich sein, in kleineren Praxen kann eine geringere Frequenz auf Dauer ausreichend sein. In großen Praxen/ MVZ haben sich Abteilungsbesprechungen beziehungsweise themenzentrierte Besprechungen einzelner Arbeitsgruppen bewährt. Durch die Sammlung von Themenvorschlägen im Vorfeld sollte allen Mitarbeitern die Möglichkeit gegeben werden, sich auf die Teamsitzung vorzubereiten und selber Themen einzubringen. Dazu können Vorschläge in einer Liste, die allen Mitarbeitern zugänglich ist, eingetragen werden, oder kann eine Tafel mit Themenwünschen dienen. Es sollte im Vorfeld geklärt sein, wer die Besprechung leitet und moderiert, die Tagesordnung schreibt und das Protokoll führt. Die Ergebnisse können beispielsweise in die ausgedruckte Vorlage → Musterdokument handschriftlich eingetragen werden (wer erledigt was bis wann?). Alternativ können selbstverständlich auch eine elektronische Dokumentation erstellt oder handschriftliche Aufzeichnungen eingescannt werden. Die Protokollführung kann wechseln. Durch Umlauf des Protokolls erfahren auch die Mitarbeiter, die nicht an der Teamsitzung teilnehmen konnten, von den Inhalten. Die Kenntnisnahme des Protokolls sollte durch ein Handzeichen auf dem Protokoll bzw. einer elektronischen Lesebestätigung von allen Mitarbeitern bestätigt werden.

Handschriftliche Informationen, Dokumente oder Notizen können eingescannt und digital abgelegt werden. Sinnvoll ist der kurze Check der vorangegangenen Protokolle zu Beginn einer jeden Sitzung um nachzuhalten, ob alle Aufgaben erledigt wurden.

Team / Mitarbeiter

Wenn Sie Regelungen getroffen haben, die nicht schriftlich festgehalten werden, sollte regelmäßig hinterfragt werden, ob diese auch allen Beteiligten bekannt sind und von allen verlässlich angewendet werden.

MUSTERDOKUMENTE

→ 3.1.3 (1) Teamprotokoll_0.0

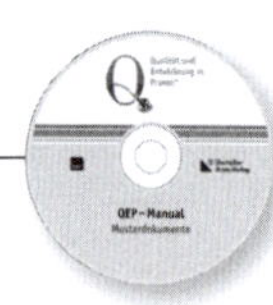

SIEHE HIERZU:

1.4.1 Interne Kooperation und Kommunikation

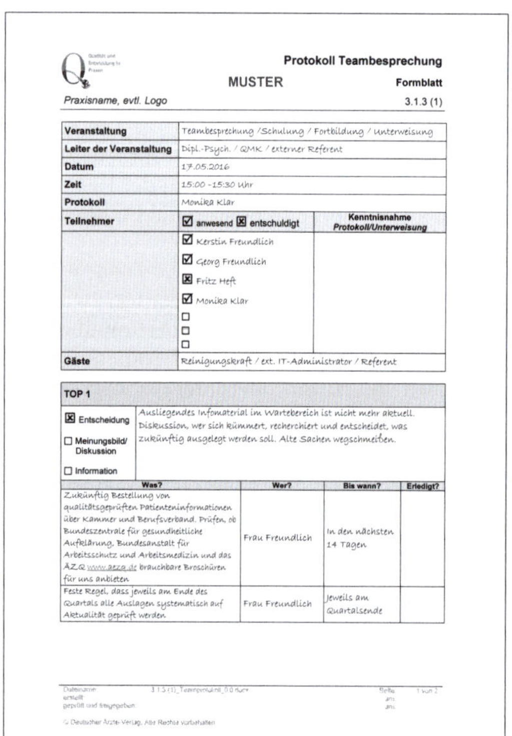

Praxisname, evtl. Logo

Protokoll Teambesprechung

MUSTER

Formblatt 3.1.3 (1)

Veranstaltung	Teambesprechung / Schulung / Fortbildung / Unterweisung
Leiter der Veranstaltung	Dipl.-Psych. / QMK / externer Referent
Datum	17.05.2016
Zeit	15:00 - 15:30 Uhr
Protokoll	Monika Klar

Teilnehmer	☑ anwesend ☒ entschuldigt	**Kenntnisnahme *Protokoll/Unterweisung***
	☑ Kerstin Freundlich	
	☑ Georg Freundlich	
	☒ Fritz Heft	
	☑ Monika Klar	
	☐	
	☐	
	☐	
Gäste	Reinigungskraft / ext. IT-Administrator / Referent	

TOP 1

☒ Entscheidung ☐ Meinungsbild/ Diskussion ☐ Information	Ausliegendes Infomaterial im Wartebereich ist nicht mehr aktuell. Diskussion, wer sich kümmert, recherchiert und entscheidet, was zukünftig ausgelegt werden soll. Alte Sachen wegschmeißen.

Was?	Wer?	Bis wann?	Erledigt?
Zukünftig Bestellung von qualitätsgeprüften Patienteninformationen über Kammer und Berufsverband. Prüfen, ob Bundeszentrale für gesundheitliche Aufklärung, Bundesanstalt für Arbeitsschutz und Arbeitsmedizin und das ÄZQ www.aezq.de brauchbare Broschüren für uns anbieten	Frau Freundlich	In den nächsten 14 Tagen	
Feste Regel, dass jeweils am Ende des Quartals alle Auslagen systematisch auf Aktualität geprüft werden	Frau Freundlich	Jeweils am Quartalsende	

Dateiname 3.1.3 (1)_Teamprotokoll_0.0.docx Seite 1 von 2
erstellt am
geprüft und freigegeben am

© Deutscher Ärzte-Verlag. Alle Rechte vorbehalten

3.1.3 (1) Teamprotokoll_0.0

3.2.2 Fortbildung und Qualifizierung

Ziel 1

KERNZIEL Die Leitung fördert die zielgerichtete Teilnahme aller Mitglieder des Teams an Fort- und Weiterbildungen.

QM-RiLi

	Nachweise / Indikatoren	Das sollten Sie sich fragen.	Schätzen Sie sich ein ✓
1.	Der Fortbildungsbedarf wird mindestens einmal jährlich ermittelt und schriftlich festgehalten.	*Wie wird der Fortbildungsbedarf ermittelt? Wie wird der Fortbildungsplan dokumentiert?*	☐
2.	Die Fortbildungsplanung erfolgt unter Berücksichtigung der strategischen Ziele, des Leistungsspektrums und der Personalentwicklung.	*Wie sorgen Sie dafür, dass die Fortbildungsplanung die strategischen Ziele, das Leistungsspektrum und die Personalentwicklung berücksichtigt?*	☐
3.	Informationen zu Fort- und Weiterbildungsangeboten sind für die Mitarbeiter zugänglich.	*Wie können sich die Mitarbeiter über Fort- und Weiterbildungsangebote informieren?*	☐
4.	Die Mitarbeiter können Vorschläge für eigene Fort- und Weiterbildungen äußern.	*Wie können die Mitarbeiter Vorschläge für Fort- und Weiterbildungen einbringen?*	☐
5.	Die Mitarbeiter werden bei der Teilnahme an Fort- und Weiterbildungen unterstützt.	*Wie unterstützen Sie die Mitarbeiter bei der Teilnahme an Fort- und Weiterbildungen?*	☐
6.	Nachweise über die Teilnahme an internen oder externen Fortbildungen sind vorhanden.	*Wie dokumentieren Sie die Teilnahme an Fortbildungen?*	☐

→ VORSCHLAG ZUR UMSETZUNG

Die regelmäßige Fortbildung der Praxisleitung sowie – falls vorhanden – aller Mitarbeiter ist ein wesentlicher Faktor für eine qualitativ hochwertige Versorgung der Patienten und den Erfolg der Praxis/ des MVZ. Es ist besonders darauf zu achten, dass die zur Aufrechterhaltung der Qualifikation erforderlichen Fortbildungen von allen regelmäßig absolviert und ausreichend CME-Punkte erworben werden. In Einzelpraxen sollten die Praxisinhaber für sich selbst den Bedarf feststellen und/ oder sich mit Kollegen in einer Intervisionsgruppe oder einem Qualitätszirkel austauschen.

Supervision (Beratung unter Einbeziehung eines ausgebildeten Supervisors) und Intervision (kollegiale Beratung) gehören zum Standard für Psychotherapeuten. Fortbildungen sollten darüber hinaus zu speziellen psychotherapeutischen und medizinischen Themen, zur Praxisorganisation oder zum Qualitätsmanagement erfolgen. Es können auch Qualifikationsmaßnahmen durch Literaturstudium, Hospitation in anderen Arbeitsbereichen, E-Learning- oder Blended-Learning-Angebote genutzt werden. Aktuelle zertifizierte Fortbildungsangebote sind auf den Webseiten von Kammern, Berufsverbände und Kassenärztlichen Vereinigungen zu finden.

Team / Mitarbeiter

Fortbildung trägt zur Bindung und Zufriedenheit der Mitarbeiter bei, insbesondere wenn die Leitung diese finanziell oder durch Anrechnung als Arbeitszeit unterstützt. Der Fortbildungsbedarf der Mitarbeiter sollte systematisch, beispielsweise im Rahmen von Feedbackgesprächen, internen Visitationen oder Teambesprechungen, mindestens einmal jährlich ermittelt und in einem Fortbildungsplan → Musterdokument dokumentiert werden. Die Kompetenzen neuer Mitarbeiter und Vertretungskräfte sind dabei besonders zu berücksichtigen. Bei der Auswahl der Fortbildungsthemen sind neben individuellen Interessen der Mitarbeiter insbesondere das Leistungsspektrum und die strategische Ausrichtung der Praxis und eine gezielte Personalentwicklung zu berücksichtigen. Fortbildungsnachweise sind aufzubewahren. Eine systematische Ablage, z. B. in der Personalakte, ist zu empfehlen.

Wenn Sie Regelungen getroffen haben, die nicht schriftlich festgehalten werden, sollte regelmäßig hinterfragt werden, ob diese auch allen Beteiligten bekannt sind und von allen verlässlich angewendet werden.

MUSTERDOKUMENTE

→ 3.2.2 (1) Fortbildungsplan_0.0

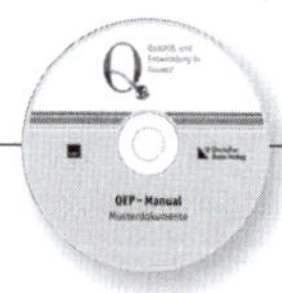

SIEHE HIERZU:

4.1.1 Führung und Planung

Praxisname, evtl. Logo

MUSTER

Fortbildungsplan

Plan

3.2.2 (1)

Für das Jahr 2016

Was?	Wie?	Wer macht's?	Wann?	Name	Handzeichen (wenn erfolgt)	Name	Handzeichen (wenn erfolgt)	Name	Handzeichen (wenn erfolgt)	Name	Handzeichen (wenn erfolgt)	Name	Handzeichen (wenn erfolgt)	Name	Handzeichen (wenn erfolgt)
				Teilnahme erforderlich (x) und erfolgt (Handzeichen)											
Säuglings-, Kleinkind- und Eltern-Psychotherapie	Curriculare Fortbildung	Kammer	02.01.-29.04.16												
Elternarbeit in der psychotherapeutischen Arbeit mit Kindern und Jugendlichen	Qualitätszirkel	KV	13.06.16												
Notfalltraining	Interne Schulung	Praxisleitung	16.07.16												
Die narzisstische Persönlichkeitsstörung mit Schematherapie behandeln	Fortbildung	Kammer	29.09.16												
Adipöse Kinder und Jugendliche	Vortrag	Dr. Sigmund Fröhlich	12.10.16												
Aktuelle Abrechnungs- und Praxistipps	KV-Informationen, Kammerblatt	Leitung gibt relevante Informationen in Umlauf	kontinuierlich												
Aktuelles zu QM	QEP-Newsletter lesen	QMK	kontinuierlich												

Dateiname: 3.2.2 (1)_ Fortbildungsplan_0.0.docx Seite: 1 von 1
erstellt: am:
geprüft und freigegeben: am:

3.2.2 (1) Fortbildungsplan_0.0

4 Führung und Organisation

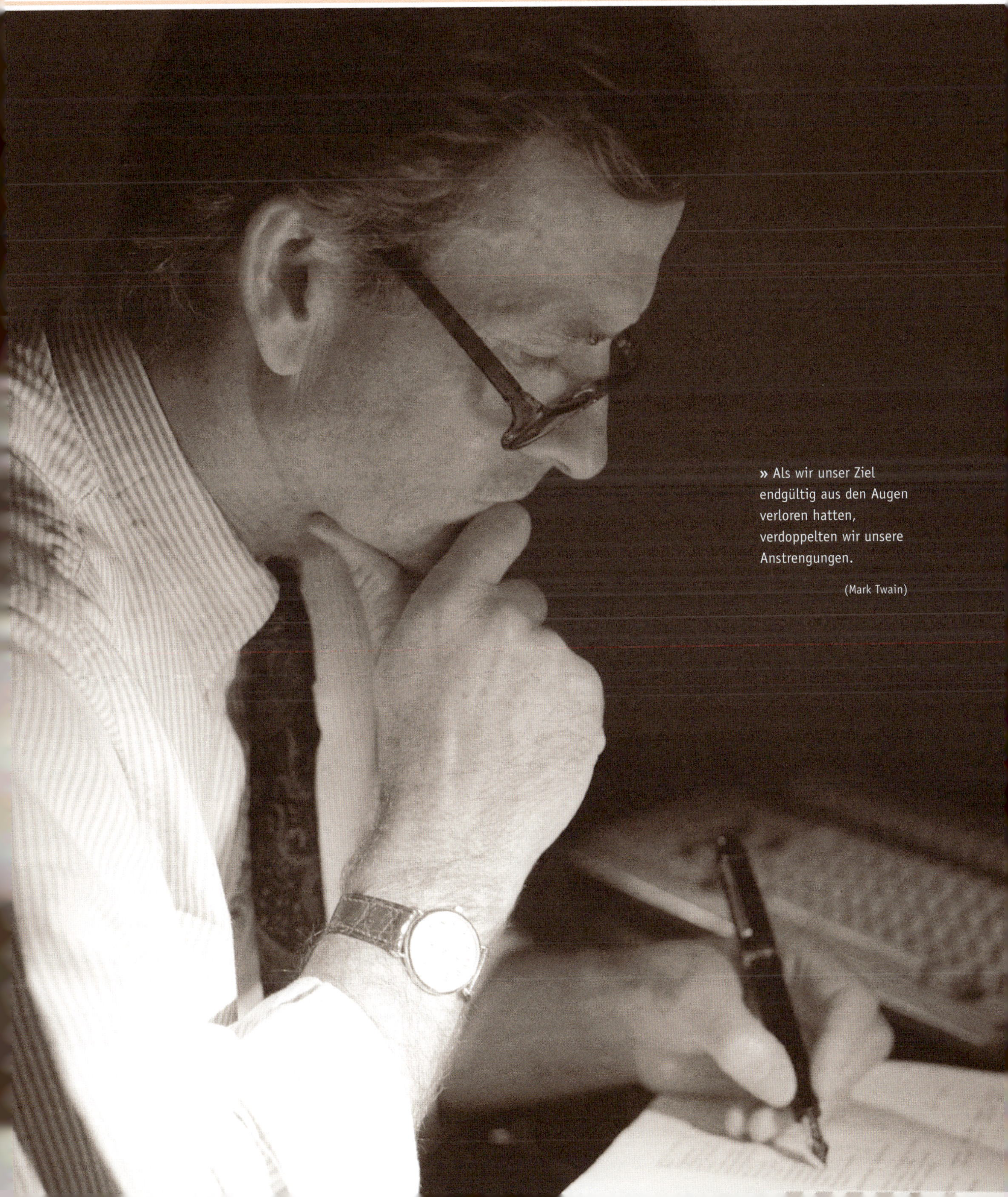

» Als wir unser Ziel endgültig aus den Augen verloren hatten, verdoppelten wir unsere Anstrengungen.

(Mark Twain)

Die Leitung der Praxis/ des MVZ trägt die Verantwortung für eine sichere, gesetzeskonforme und qualitativ hochwertige Patientenversorgung. Dies umfasst eine zielgerichtete Planung, Umsetzung und Steuerung sämtlicher Abläufe sowie die Bereitstellung der hierfür benötigten personellen und materiellen Ressourcen unter Berücksichtigung der spezifischen Organisationsstruktur und des Leistungsgebietes. Die transparente Darlegung der jeweiligen Prinzipien der Unternehmensführung gegenüber Mitarbeitern, Patienten und anderen Partnern, ein verlässliches und sicheres Informationsmanagement, die Einhaltung geltender Vorschriften, beispielsweise zur Hygiene oder zum Arbeitsschutz, sowie die Beachtung und Steuerung der finanziellen und wirtschaftlichen Belange stellen weitere zentrale Elemente einer erfolgreichen Führung von Praxis oder MVZ dar.

4.1.2 Organisationsstruktur und Verantwortlichkeiten

Ziel 1

KERNZIEL

Die eindeutige Zuordnung von Funktionen, Verantwortlichkeiten und Aufgaben innerhalb der Praxis/ des MVZ ermöglicht reibungslose Abläufe und vermeidet Missverständnisse.

QM-RiLi

	Nachweise / Indikatoren	Das sollten Sie sich fragen.	Schätzen Sie sich ein ✓
1.	Die aktuelle Organisationsstruktur ist in einem Organigramm abgebildet.	*Wie sieht das Organigramm der Praxis/ des MVZ aus?*	☐
2.	Wesentliche Aufgaben sind schriftlich aufgelistet.	*Wie sind die wesentlichen Aufgaben aufgelistet?*	☐
3.	Verantwortlichkeiten für die Durchführung der wesentlichen Aufgaben sind schriftlich festgelegt.	*Wie sind die Verantwortlichkeiten für die Durchführung der wesentlichen Aufgaben festgelegt?*	☐
4.	Es existiert eine aktuelle Liste mit Namenskürzeln oder Unterschriften aller Mitglieder des Teams.	*Existiert eine aktuelle Liste mit Namenskürzeln oder Unterschriften aller Mitglieder des Teams?*	☐

➔ VORSCHLAG ZUR UMSETZUNG

Für Psychotherapeuten, die ohne feste oder freie Mitarbeiter und ohne Kollegen in der Praxis tätig sind, ist dieses Qualitätsziel nur eingeschränkt beziehungsweise gar nicht relevant.

Team / Mitarbeiter

Sind mehrere Psychotherapeuten in einer Gemeinschaftspraxis, Praxisgemeinschaft oder einem MVZ tätig oder gibt es angestellte Mitarbeiter, wozu auch Praktikanten, Hospitanten, Schreib- und Reinigungskräfte zählen, kann ein Organigramm → Musterdokument die Organisationsstruktur und Hierarchie aufzeigen (Über-, Zu- und Unterordnungen). Ein Organigramm sollte übersichtlich und klar sowie der Größe und Komplexität angemessen sein. Es kann in graphischer Form oder als einfache Tabelle dargestellt werden. Das Organigramm sollte allen Mitarbeitern bekannt sein. Es kann auch für Patienten und Kooperationspartner zur Information über Ansprechpartner genutzt werden. In Form eines Aushangs im Wartebereich, einer Broschüre/ Flyer zum Leistungsspektrum oder als Darstellung auf der Webseite werden oft Fotos aller Teammitglieder integriert. Ergänzend könnten Kurzportraits der Mitarbeiter mit Qualifikation, Kompetenzen und Zuständigkeiten angefertigt werden.

Mit der Organisationsstruktur können die wesentlichen Aufgaben und die Festlegung der Verantwortlichkeiten → Musterdokument aufgelistet werden. Hierbei können organisatorische Aufgaben wie Anmeldung, Terminvergabe oder das Schreiben von Gutachten sowie spezielle diagnostische und therapeutische Verfahren aufgeführt werden. Es ist sinnvoll, dass schriftlich festgehalten wird, wenn Mitarbeiter für besondere Aufgaben benannt werden. Dazu gehören beispielsweise QM-Koordinatoren, Datenschutzbeauftragte, Ausbildungsbeauftragte, Brandschutzbeauftragte aber auch Ersthelfer sowie die für die Beschaffung aktueller Patienteninformationen oder das Beschwerdemanagement zuständigen Mitarbeiter.

Eine Überarbeitung des Organigramms und der Festlegung der Verantwortlichkeiten ist angezeigt, wenn ein Mitarbeiter die Praxis/ das MVZ verlässt, ein neuer Mitarbeiter die Arbeit aufnimmt oder sich die Funktionen bzw. Aufgabenbereiche verändern.

Die Verwendung von Namenskürzeln → Musterdokument kann besonders in größeren Teams sinnvoll sein um einzelne Prozessschritte nachvollziehen zu können (wer hat was, wann gemacht).

Dadurch wird beispielsweise in der Patientenakte ersichtlich, wer Befunde eingetragen hat; im Terminbuch, wer Termineinträge vorgenommen hat; auf einem Lieferschein, wer den Wareneingang geprüft hat.

MUSTERDOKUMENTE

→ 4.1.2 (1) Organigramm_0.0
→ 4.1.2 (1) Verantwortlichkeitsplan_0.0
→ 4.1.2 (1) Kürzelliste_0.0

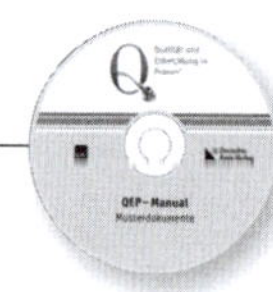

SIEHE HIERZU:

1.1.1 Leistungsspektrum

Praxisname, evtl. Logo

MUSTER

Kürzelliste
Dokument
4.1.2 (1)

Name, Vorname	Abkürzung	Namenskürzel	Unterschrift
Freundlich, Kerstin	KF	KF	Freundlich
Freundlich, Georg	GF	FG	G. Freundlich
Heft, Horst	HH	HH	Heft
Klar, Monika	MK	MK	Klar
Sauber, Silvia	SA	Sa	Sauber

4.1.2 (1) Kürzelliste_0.0

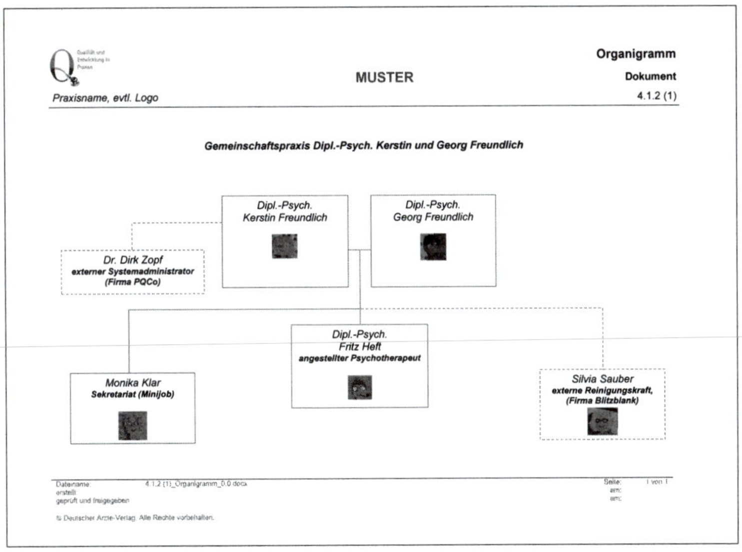

4.1.2 (1) Organigramm_0.0

Notizen:

Notizen:

4.1.2 Organisationsstruktur und Verantwortlichkeiten

Ziel 2

KERNZIEL Delegierte Aufgaben und Tätigkeiten werden sicher und fachlich einwandfrei erbracht.

	Nachweise / Indikatoren	Das sollten Sie sich fragen.	Schätzen Sie sich ein ✓
1.	Die Leitung überträgt Aufgaben und Tätigkeiten gezielt nur an Mitarbeiter, von deren fachlicher Eignung sie sich persönlich überzeugt hat.	*Wie stellen Sie sicher, dass Aufgaben und Tätigkeiten nur an Mitarbeiter übertragen werden, die hierfür auch fachlich geeignet sind?*	☐
2.	Alle Mitarbeiter sind für die Aufgaben und Tätigkeiten, die sie in der Praxis wahrnehmen, ausgebildet, angeleitet oder eingewiesen worden.	*Wie ist gewährleistet, dass alle Mitarbeiter für die Aufgaben und Tätigkeiten, die sie in der Praxis wahrnehmen, ausreichend qualifiziert sind?*	☐
3.	Die Leitung überzeugt sich in geplanten Abständen davon, dass die Mitarbeiter ihre Aufgaben und Tätigkeiten sach- und fachgerecht erledigen.	*Wie stellen Sie sicher, dass alle Mitarbeiter Ihrer Praxis ihre Aufgaben und Tätigkeiten stets sach- und fachgerecht wahrnehmen?*	☐

➔ VORSCHLAG ZUR UMSETZUNG

Für Psychotherapeuten, die ohne feste oder freie Mitarbeiter und ohne Kollegen in der Praxis tätig sind, ist dieses Qualitätsziel nur eingeschränkt beziehungsweise gar nicht relevant.

TIPP: Mit Ziel 1 bearbeiten!

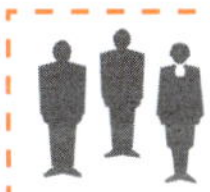
Team / Mitarbeiter

Die Praxisleitung muss jederzeit sicherstellen, dass alle an den diagnostischen und therapeutischen Maßnahmen beteiligten Mitarbeiter über die nötige Qualifikation verfügen (z. B. durch Fortbildungen, Einarbeitung, Berufserfahrung). Bei Neueinstellungen sollte sich die Leitung zu Beginn der Zusammenarbeit überzeugen, dass die Leistungen der Mitarbeiter tatsächlich eine ihrer formalen Qualifikation entsprechende Qualität haben. Gegebenenfalls muss nachgeschult, geübt und der Mitarbeiter bei seinen Tätigkeiten eingehend begleitet werden. Dabei kann ein entsprechender Einarbeitungsplan hilfreich sein.

Die Leitung sollte in geplanten Abständen die sach- und fachgerechte Durchfuhrung von übertragenen Leistungen überwachen. Das kann im Praxisalltag oder in Form interner Visitationen erfolgen und sollte protokolliert werden.

Wenn Sie Regelungen getroffen haben, die nicht schriftlich festgehalten werden, sollte regelmäßig hinterfragt werden, ob diese auch allen Beteiligten bekannt sind und von allen verlässlich angewendet werden.

Notizen:

4.3.1 Arbeitsumgebung und Arbeitssicherheit

§

Ziel 1

KERNZIEL

In der Praxis/ dem MVZ werden Gefährdungen der Mitarbeiter am Arbeitsplatz vermieden.

QM-RiLi

	Nachweise / Indikatoren	Das sollten Sie sich fragen.	Schätzen Sie sich ein ✓
1.	Die Vorschriften und Regeln der Berufsgenossenschaft zum Arbeitsschutz liegen vor und finden Anwendung.	*Wie werden den Mitarbeitern die Vorschriften und Regeln bekannt gemacht? Wie stellen Sie sicher, dass diese angewandt werden?*	☐
2.	Bei der Auswahl der Praxis- und Büroausstattung werden arbeitsmedizinische Aspekte berücksichtigt.	*Inwieweit wurden bei der Praxis- und Büroausstattung arbeitsmedizinische Aspekte berücksichtigt?*	☐
3.	Jährliche Unterweisungen zu Arbeitssicherheit und Gesundheitsschutz werden durchgeführt und dokumentiert.	*Wie und wann werden Unterweisungen der Mitarbeiter zu den Themen Arbeitssicherheit und Gesundheitsschutz durchgeführt? Wie dokumentieren Sie die Teilnahme der Mitarbeiter an Unterweisungen und wie lassen Sie sich diese durch die Mitarbeiter bestätigen?*	☐
4.	Die Mitarbeiter kennen die Maßnahmen der Arbeitssicherheit und des Gesundheitsschutzes und setzen diese eigenverantwortlich um.	*Wie stellen Sie sicher, dass die Mitarbeiter das Wissen und die Fertigkeiten besitzen, um Maßnahmen der Arbeitssicherheit und des Gesundheitsschutzes eigenverantwortlich umzusetzen?*	☐
5.	Aktuelle Gefährdungsbeurteilungen für alle Arbeitsplätze liegen vor.	*Liegen aktuelle Gefährdungsbeurteilungen vor?*	☐

→ VORSCHLAG ZUR UMSETZUNG

Für Psychotherapeuten, die ohne feste oder freie Mitarbeiter und ohne Kollegen in der Praxis tätig sind, ist dieses Qualitätsziel nur eingeschränkt beziehungsweise gar nicht relevant.

Es ist Aufgabe der Praxisleitung, eine sichere Arbeitsumgebung und die Einhaltung der Arbeitsschutzvorschriften zu gewährleisten. Eine besondere Bedeutung haben dabei die Vorschriften und Regeln der Berufsgenossenschaft (BGW). Diese und zahlreiche Informationen und Medienangebote zur Arbeitssicherheit und zum Gesundheitsschutz (Broschüren, Flyer, Plakate, Checklisten, Formulare und Filme) sind auf der Internet-Seite www.bgw-online.de zu finden. Achten Sie darauf, dass vorliegende Informationsmaterialien stets auf aktuellem Stand sind. Die wichtigsten Fragen zum Arbeits- und Gesundheitsschutz sollten systematisch beantwortet werden → Musterdokument.

Team / Mitarbeiter

Grundlage aller Aktivitäten zum Arbeitsschutz ist die Durchführung einer **Gefährdungsbeurteilung** nach § 5 Arbeitsschutzgesetz, die unabhängig von der Anzahl der Mitarbeiter durchgeführt werden muss. Ziel dieser Gefährdungsbeurteilung ist es, arbeitsplatz- und tätigkeitsbezogene Gefährdungsfaktoren zu identifizieren, wo möglich zu reduzieren oder wirksame Schutzmaßnahmen festzulegen. Das können in der psychotherapeutischen Praxis beispielsweise Gefährdungen durch biologische (Infektionsquellen) oder mechanische Einwirkungen (Stolperfallen) sein. Zu berücksichtigen sind aber auch psychische Belastung bspw. durch die Konfrontation mit aggressiven oder gewaltbereiten Klienten sowie Termindruck. Die Gefährdungsbeurteilung muss bei jeder Veränderung von betrieblichen Gegebenheiten in der Praxis/ im MVZ aktualisiert werden (z. B. Änderung der

TIPP:
Mit Ziel 6 und 7 bearbeiten!

Praxisorganisation, Umgestaltung des Arbeitsbereiches). Dabei kann ein Betriebsarzt oder eine Fachkraft für Arbeitssicherheit unterstützen.

Praxen/ MVZ mit bis zu zehn Beschäftigten können eine „alternative bedarfsorientierte Betreuung“ wählen, bei der die Leitung sich selbst im Arbeits- und Gesundheitsschutz weiterbildet (Schulungsangebote unter www.bgw-online.de). Bei mehr als zehn Beschäftigten muss zwingend eine betriebsärztliche und sicherheitstechnische Betreuung vereinbart werden. Musterverträge zur Beauftragung von Arbeitsschutzexperten (Betriebsarzt oder Fachkraft für Arbeitssicherheit) stellt die BGW zur Verfügung. Weiterführende Informationen finden Sie auch in der Broschüre „Gefährdungsbeurteilung in therapeutischen Praxen“ der BGW.

Bei neu einzurichtenden Praxen/ MVZ sollten arbeitsmedizinische Aspekte bei der Gestaltung der Arbeitsumgebung sowie der Auswahl der Praxis- und Büroausstattung grundlegend berücksichtigt werden. Für bestehende Einrichtungen sind identifizierte Gefährdungen in Verbesserungsmaßnahmen einzubeziehen, wie z. B. die Veränderung von Abläufen (Vermeidung von Stress) oder die Überprüfung der Standorte von Bildschirmen (Beleuchtung, korrekter Abstand zwischen Monitor und Augen, Reflexions- und Flimmerfreiheit) sowie die Anschaffung beispielsweise von ergonomischen Stühlen und Schreibtischen.

Unterweisungen der Mitarbeiter zu den Themen Arbeitssicherheit und Gesundheitsschutz sind jährlich, z. B. im Rahmen einer Teambesprechung durchzuführen und zu dokumentieren → Musterdokument. Grundlage dafür sind die Informationsmaterialien, die aktuelle Gefährdungsbeurteilung und die festgelegten Schutzmaßnahmen. Halbjährliche Unterweisungspflichten fordert das Jugendschutzgesetz für Auszubildende. Mitarbeiterinnen sind darauf hinzuweisen, dass im Fall einer Schwangerschaft Meldepflichten nach dem Mutterschutzgesetz einzuhalten sind und festgelegte gefährdende Tätigkeiten gegebenenfalls nicht mehr durchgeführt werden dürfen. Um die Akzeptanz von Unterweisungen zu unterstreichen, hat sich der Grundsatz „informieren – trainieren – motivieren“ als hilfreich erwiesen. Sie können verschiedene Unterweisungspflichten in einer Teamsitzung gemeinsam erfüllen: Infektionsschutz (vgl. Ziel 6) mit praktischen Übungen bspw. zur Händedesinfektion (vgl. 4.3.3 Ziel 2) verbinden, Verhalten im Brand- und Katastrophenfall (vgl. Ziel 7) u. a.

In Praxen/ MVZ mit mehr als 20 Mitarbeitern muss mindestens ein Sicherheitsbeauftragter benannt werden. Dessen Aufgabe ist es, die Leitung bei der Verbesserung des Arbeits- und Gesundheitsschutzes zu unterstützen, Kollegen auf gesundheitswidriges Verhalten aufmerksam zu machen, Hinweise und Empfehlungen zur sicheren Gestaltung von Arbeitsabläufen und -bereichen zu geben. Der Sicherheitsbeauftragte besitzt keine Weisungsbefugnis gegenüber den Kollegen und trägt keine juristische Verantwortung.

MUSTERDOKUMENTE

- → 4.3.1 (1) Checkliste Arbeitsschutz_0.0
- → 4.3.1 (1) Gefährdungsbeurteilung_0.0
- → 4.3.1 (1) Unterweisungen_0.0

WEITERE INFORMATIONEN AUF CD-ROM

- → Bestellung Sicherheitsbeauftragen (BGW)
- → Meldebogen betriebsärztliche Betreuung (BGW)

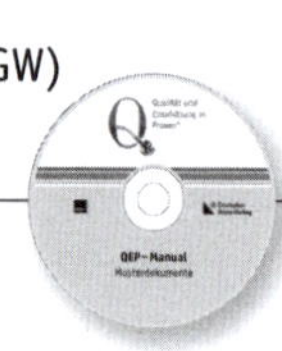

Arbeits- und Gesundheitsschutz

MUSTER — **Checkliste**

Praxisname, evtl. Logo — 4.3.1 (1)

Check durch Leitung / weitere Mitarbeiter (QMK, Sicherheitsbeauftragter):

______________________ / __________
Name/n — Datum

Im Team besprochen: __________
Datum

Fragen zum Arbeits- und Gesundheitsschutz	ja	nein	Bemerkung und Nachweis
Erste-Hilfe-Maßnahmen geübt?	☐	☐	vgl. 1.3.4 (1)
Betriebsärztliche und sicherheitstechnische Betreuung organisiert?	☐	☐	
Brandschutzmaßnahmen ausreichend?	☐	☐	vgl. 4.3.1 (7)
Anmeldung und Bildschirmarbeitsplätze nach ergonomischen Vorgaben gestaltet?	☐	☐	
Stolper-, Rutsch- und Sturzunfällen vorgebeugt? Verbandsbuch vorhanden?	☐	☐	
Sind Stress und psychische Belastungen Thema im Team?	☐	☐	
Sind Suchtgefahren (z. B. Alkohol, Medikamente) Thema im Team?	☐	☐	
Besonderer Schutz für Mütter und Jugendliche erforderlich?	☐	☐	
	☐	☐	
	☐	☐	
	☐	☐	

Dateiname: 4.3.1 (1)_Checkliste Arbeitsschutz_0.0.docx — Seite: 1 von 1
erstellt: am:
geprüft und freigegeben: am:

4.3.1 (1) Checkliste Arbeitsschutz_0.0

Unterweisungen Arbeitsschutz

MUSTER — **Dokument**

Praxisname, evtl. Logo — 4.3.1 (1)

Die Unterweisungen beziehen sich auf folgende Gesetze und Verordnungen. Sie sollten immer den Grundsatz „**Informieren – trainieren – motivieren**" berücksichtigen und nach Bedarf (bei Einstellung oder Versetzung, Veränderungen in Aufgabenbereichen und Arbeitsabläufen, Einführung neuer Arbeitsmittel, neuer Technologien oder neuer Arbeitsstoffe, Ergebnisse von Betriebsbesichtigungen, Unfälle, Beinahe-Unfälle und sonstige Schadensereignisse), mindestens aber jährlich, durchgeführt werden.

- Arbeitssicherheitsgesetz (ASiG), insbesondere Gefahrquellen, Maßnahmen zur Arbeitssicherheit und zum Gesundheitsschutz, Erste Hilfe
- Arbeitsschutzgesetz (ArbSchG)
- Arbeitsstättenverordnung (ArbStättV)
- Jugendschutzgesetz, Mutterschutzgesetz (JuSchG, MuSchG)
- Gefahrstoffverordnung, Biostoffverordnung (GefStoffV, BioStoffV)
- Berufsgenossenschaftliche Vorschriften, TRBA 250
- Medizinprodukte-Betreiberverordnung (MPBetreibV)

Inhalt der Unterweisung und Name des Unterweisenden	Name	Unterschrift	Datum
	Mit meiner Unterschrift bestätige ich, dass ich an der Unterweisung teilgenommen und den Inhalt verstanden habe!		

Dateiname: 4.3.1 (1)_Unterweisungen_0.0.docx — Seite: 1 von 1
erstellt: am:
geprüft und freigegeben: am:

4.3.1 (1) Unterweisungen_0.0

Gefährdungsbeurteilung

MUSTER — **Checkliste**

Praxisname, evtl. Logo — 4.3.1 (1)

Beurteilung durch Praxisleitung / weitere Mitarbeiter (QMK, Sicherheitsbeauftragter): ______________
Name/n

Beurteilung erfolgt: __________ Im Team besprochen: __________
Datum — Datum

Arbeitsbereich/Tätigkeit	Gefährdung ermitteln	Gefährdung beurteilen	Maßnahme/n festlegen	Maßnahme durchführen		Wirksamkeit überprüfen	
				Wer	Bis wann	Wann	Ziel erreicht
Therapiesituation	Therapiearbeit/Emotionsarbeit, Konfrontation mit aggressiven oder gewaltbereiten Klienten	körperliches und seelisches Gesundheitsrisiko	Pausen einhalten, regelmäßige Super- und Intervision, Umgang mit Stress schulen/üben	Alle	kontinuierlich	1 x jährl.	✓
Therapieplatz	Teppichkante, Lampenkabel	Stolpergefahr	Kabel hinter und Teppichkante unter Sofa legen	Praxisleitung	sofort	Nächste Teamsitzung	
Telefon/Schreibtisch	Bildschirmarbeit/Ergonomie	Augenprobleme/Kopfschmerzen Rückenschmerzen	auf ergonomische Einstellung Tisch/Stuhl/Bildschirm und Beleuchtung achten	Alle	kontinuierlich		
Wartebereich/Spielecke	Fliesen werden mit feuchten Schuhen rutschig	Rutschgefahr	Fußabtreter in Eingangsbereich legen	Praxisleitung	III./2016		

Quellenangabe: Die Tabelle bezieht sich auf ein Arbeitsblatt der BGW (Berufsgenossenschaft für Gesundheitsdienst und Wohlfahrtspflege)].

Dateiname: 4.3.1 (1)_Gefährdungsbeurteilung_0.0.docx — Seite: 1 von 5
erstellt: am:
geprüft und freigegeben: am:

4.3.1 (1) Gefährdungsbeurteilung_0.0

Notizen:

4.3.1 Arbeitsumgebung und Arbeitssicherheit

§ **Ziel 6**

KERNZIEL In der Praxis/ dem MVZ gehen alle Teammitglieder sicher mit Gefahrstoffen um.

QM-RiLi

	Nachweise / Indikatoren	Das sollten Sie sich fragen.	Schätzen Sie sich ein ✓
1.	Es gibt eine aktuelle Auflistung der in der Praxis verwendeten Gefahrstoffe in einem Gefahrstoffverzeichnis.	*Welche Gefahrstoffe werden in der Praxis verwendet? Wie aktualisieren Sie die Auflistung?*	☐
2.	Die erforderlichen Sicherheitsdatenblätter und Betriebsanweisungen zu allen verwendeten Gefahrstoffen liegen vor.	*Für welche Gefahrstoffe liegen Sicherheitsdatenblätter und Betriebsanweisungen vor?*	☐
3.	Die Gefahrstoffe werden vorschriftsmäßig gekennzeichnet und gelagert.	*Wie werden Gefahrstoffe gekennzeichnet und gelagert?*	☐
4.	Regelmäßige Unterweisungen zur Gefahrstoffverordnung werden durchgeführt und dokumentiert.	*Wie und wie oft führen Sie Unterweisungen zur Gefahrstoffverordnung durch? Wie dokumentieren Sie diese?*	☐

➔ VORSCHLAG ZUR UMSETZUNG

Team / Mitarbeiter

In einer psychotherapeutischen Praxis zählen in der Regel nur Desinfektions- und Reinigungsmittel zu Gefahrstoffen. Grundlage für einen sicheren Umgang ist die Auflistung der in der Praxis/ im MVZ vorhandenen Gefahrstoffe in einem Gefahrstoffverzeichnis → Musterdokument, es sei denn die Gefährdungsbeurteilung hat ergeben, dass von ihnen keine oder eine nur geringe Gefährdung ausgeht. Nach Auflistung der Gefahrstoffe kann beurteilt werden, welche Arbeitsbereiche betroffen sind und welche Schutzmaßnahmen organisatorischer Art wie z. B. Lüftung oder persönlicher Art wie das Tragen bestimmter Schutzausrüstung (Handschuhe, Mundschutz, Schutzbrille) notwendig sind. Dabei sollte auch darauf hingewiesen werden, wie die entsprechenden Mittel sachgemäß eingesetzt, aufbewahrt und gelagert werden und wie Gesundheitsgefährdungen reduziert werden können (z. B. Wisch- statt Sprühdesinfektion). Für alle eingesetzten Gefahrstoffe müssen Sicherheitsdatenblätter vorhanden und den Mitarbeitern zugänglich sein. Diese werden vom Hersteller oder Lieferanten bereitgestellt, lassen sich aber auch oft im Internet www.eusdb.de finden. Sicherheitsdatenblätter enthalten alle relevanten Informationen zu den Produkten (u. a. mögliche Gefahren, Erste-Hilfe-Maßnahmen, Handhabung und Lagerung, Persönliche Schutzausrüstung, Hinweise zur Entsorgung) und Vorschriften zur Kennzeichnung. Unter anderen müssen Gefahrensymbole (explosiv, entzündlich, brennbar, ätzend, giftig) und Risiko- und Sicherheitssätze deutlich sichtbar aufgebracht werden.

Die Sicherheitsblätter bilden die Grundlage zur Erstellung von Betriebsanweisungen, falls diese auf Grundlage der Gefährdungsbeurteilung [vgl. 4.3.1 (1)] erforderlich sind. Betriebsanweisungen umfassen folgende Inhalte:

1. Arbeitsbereiche, Arbeitsplatz, Tätigkeit
2. Gefahrstoffe (Bezeichnung)
3. Gefahren für Mensch und Umwelt
4. Schutzmaßnahmen, Verhaltensregeln
5. Verhalten im Gefahrfall
6. Erste Hilfe
7. Sachgerechte Entsorgung

Alle Mitarbeiter sollten die Betriebsanweisungen lesen und verstehen, die die Grundlage für Mitarbeiterunterweisungen zu den Gefahrstoffen sind. Empfehlenswert ist deren Aufbewahrung an der Stelle, wo auch die Gefahrstoffe gelagert bzw. verwendet werden, z. B. laminiert im Reinigungsschrank. Über die verwendeten Gefahrstoffe, Schutzmaßnahmen und das Verhalten bei Unfällen und Notfällen ist eine jährliche (bei Auszubildenden unter 18 Jahren halbjährliche) Unterweisung durchzuführen und namentlich zu dokumentieren → Musterdokument. Aus dem Mutterschutzgesetz ergeben sich Tätigkeitsverbote im Umgang mit Gefahrstoffen, auf die ebenfalls hinzuweisen ist.

MUSTERDOKUMENTE

→ 4.3.1 (6) Gefahrstoffverzeichnis_0.0
→ 4.3.1 (1) Unterweisungen_0.0

WEITERE INFORMATIONEN AUF CD-ROM

→ Sicherheitsdatenblätter (Beispiel)
→ Betriebsanweisungen (Beispiel)
→ Informationsblatt „Gefahrstoffe im Haushalt" (TÜV Rheinland)

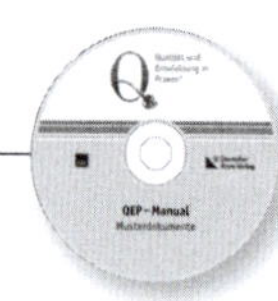

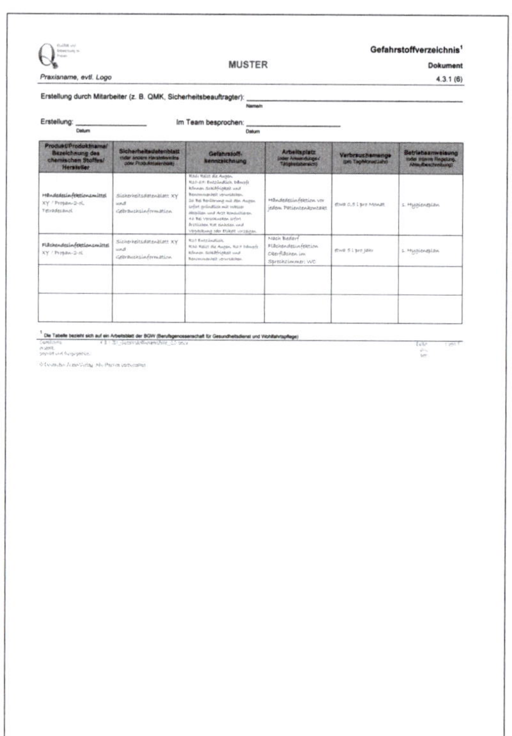

Gefahrstoffverzeichnis[1]

MUSTER

Dokument

Praxisname, evtl. Logo — 4.3.1 (6)

Erstellung durch Mitarbeiter (z. B. QMK, Sicherheitsbeauftragter): ____________ Name/n

Erstellung: ____________ Datum — Im Team besprochen: ____________ Datum

Produkt/Produktname/ Bezeichnung des chemischen Stoffes/ Hersteller	Sicherheitsdatenblatt	Gefahrstoff-kennzeichnung	Arbeitsplatz	Verbrauchsmenge	Betriebsanweisung
Händedesinfektionsmittel XY / Propan-2-ol, Tetradecanol	Sicherheitsdatenblatt XY und Gebrauchsinformation	[illegible]	Händedesinfektion vor jedem Patientenkontakt	Etwa 0,5 l pro Monat	s. Hygieneplan
Flächendesinfektionsmittel XY / Propan-2-ol	Sicherheitsdatenblatt XY und Gebrauchsinformation	[illegible]	Nach Bedarf Flächendesinfektion Oberflächen im Sprechzimmer; WC	Etwa 5 l pro Jahr	s. Hygieneplan

4.3.1 (6) Gefahrstoffverzeichnis_0.0

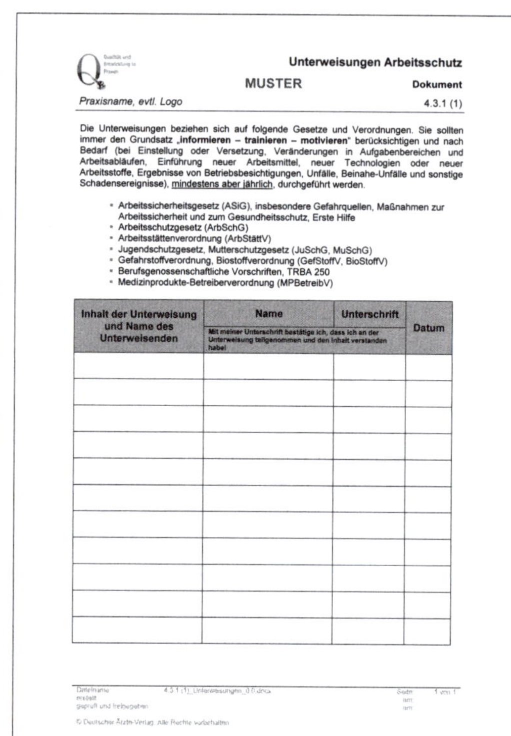

Unterweisungen Arbeitsschutz

MUSTER

Dokument

Praxisname, evtl. Logo — 4.3.1 (1)

Die Unterweisungen beziehen sich auf folgende Gesetze und Verordnungen. Sie sollten immer den Grundsatz „**informieren – trainieren – motivieren**" berücksichtigen und nach Bedarf (bei Einstellung oder Versetzung, Veränderungen in Aufgabenbereichen und Arbeitsabläufen, Einführung neuer Arbeitsmittel, neuer Technologien oder neuer Arbeitsstoffe, Ergebnisse von Betriebsbesichtigungen, Unfälle, Beinahe-Unfälle und sonstige Schadensereignisse), mindestens aber jährlich, durchgeführt werden.

- Arbeitssicherheitsgesetz (ASiG), insbesondere Gefahrquellen, Maßnahmen zur Arbeitssicherheit und zum Gesundheitsschutz, Erste Hilfe
- Arbeitsschutzgesetz (ArbSchG)
- Arbeitsstättenverordnung (ArbStättV)
- Jugendschutzgesetz, Mutterschutzgesetz (JuSchG, MuSchG)
- Gefahrstoffverordnung, Biostoffverordnung (GefStoffV, BioStoffV)
- Berufsgenossenschaftliche Vorschriften, TRBA 250
- Medizinprodukte-Betreiberverordnung (MPBetreibV)

Inhalt der Unterweisung und Name des Unterweisenden	Name	Unterschrift	Datum
	Mit meiner Unterschrift bestätige ich, dass ich an der Unterweisung teilgenommen und den Inhalt verstanden habe!		

4.3.1 (1) Unterweisungen_0.0

4.3.1 Arbeitsumgebung und Arbeitssicherheit

§ **Ziel 7**

KERNZIEL Die Praxis/ das MVZ ist ausreichend auf einen Brand- oder Evakuierungsfall vorbereitet.

QM-RiLi

	Nachweise / Indikatoren	Das sollten Sie sich fragen.	Schätzen Sie sich ein ✓
1.	Flucht- und Rettungsplan sowie der Alarmplan aus der internen Brandschutzordnung hängen an geeigneten Stellen aus.	*Wo hängen Flucht- und Rettungsplan sowie der Alarmplan aus der internen Brandschutzordnung aus?*	☐
2.	Fluchtwege und Notausgänge sind ausreichend und dauerhaft gekennzeichnet.	*Wie stellen Sie die ausreichende und dauerhafte Kennzeichnung der Fluchtwege und Notausgänge sicher?*	☐
3.	Geeignete Feuerlöscher sind in ausreichender Anzahl vorhanden und gekennzeichnet.	*Wie gewährleisten Sie, dass Feuerlöscher in ausreichender Anzahl vorhanden und gekennzeichnet sind?*	☐
4.	Die Feuerlöscher werden zweijährlich gewartet.	*Wie häufig werden die Feuerlöscher gewartet?*	☐
5.	Verantwortliche Mitarbeiter für Brandbekämpfung und Evakuierung sind benannt.	*Wie haben Sie eindeutig geregelt, welche Mitarbeiter für Brandbekämpfung und Evakuierung verantwortlich sind?*	☐
6.	Die Mitglieder des Teams werden regelmäßig im Brandschutz unterwiesen und üben in angemessenen Zeitabständen das Verhalten im Brand- oder Evakuierungsfall gemäß Flucht- und Rettungsplan.	*Wie gewährleisten Sie, dass die Mitglieder des Teams Maßnahmen und Verhaltensregeln im Brandfall kennen und die Vorgaben gemäß Flucht- und Rettungsplan anwenden können?*	☐

→ VORSCHLAG ZUR UMSETZUNG

Folgende Maßnahmen in Zusammenhang mit möglichen nicht-medizinischen Notfällen, Brand- und anderen Evakuierungsfällen sind vorgeschrieben:

1. Erstellung einer **Brandschutzordnung**, die das Vorgehen im Notfall beschreibt und Notfallrufnummern enthält → Musterdokument
2. Anschaffung, Ausschilderung und vorschriftsmäßige Wartung von **Feuerlöschern** sowie Schulung der Mitarbeiter im Umgang mit Feuerlöschern
3. Prüfung der Notwendigkeit und gegebenenfalls Erstellung eines **Flucht- und Rettungsplanes**
4. **Ausschilderung** aller Flucht- und Notausgänge der Praxis/ des MVZ

Die Anzahl der notwendigen Feuerlöscher richtet sich nach der Größe der Praxis/ des MVZ und der Brandgefährdung. Die Feuerlöscher müssen leicht erreichbar und der Standort mit Hinweisschildern gekennzeichnet sein. Die Feuerlöscher müssen mindestens alle zwei Jahre von einem Sachkundigen geprüft und mit Prüfsiegel versehen werden. Die Aufnahme der Feuerlöscher in den Wartungsplan ist deshalb empfehlenswert. Nach Unfallverhütungsvorschriften muss auch regelmäßig überprüft werden, ob der Ausgang und die Fluchtwege der Praxis ausreichend und verständlich beschildert sind (Verwendung von nachleuchtenden Materialien oder Leuchtmitteln zur Erkennbarkeit bei Ausfall der Allgemeinbeleuchtung). Ausführliche Informationen unter www.bgw-online.de.

Die Erstellung von Flucht- und Rettungsplänen ist aufwändig. Ingenieurbüros, Architekten und Feuerwehren sind damit vertraut. In angemieteten Praxisräumen ist eventuell der Vermieter zuständig und anzusprechen.

Um im Bedarfsfall ausreichend abgesichert zu sein, sollten Gebäude- und Inventarversicherung geprüft werden. Das Einhalten der brandschutzrechtlichen Vorschriften ist in der Regel eine zwingende Voraussetzung für den Versicherungsschutz.

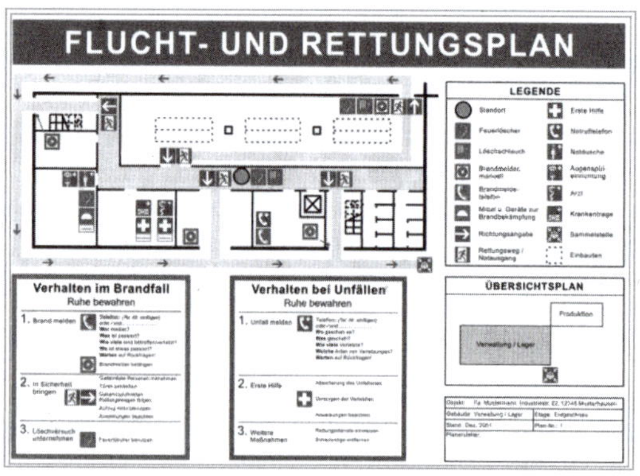

Beispiel für Flucht- und Rettungsplan
Quelle: Verwaltungs-Berufsgenossenschaft (VBG)

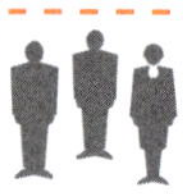
Team / Mitarbeiter

Sobald Mitarbeiter beschäftigt werden, sind über die oben aufgeführten Aktivitäten hinaus folgende Maßnahmen vorgeschrieben:

5. Benennung von **Verantwortlichkeiten** für Erste Hilfe, Brandbekämpfung und Evakuierung
6. Information, Schulung und **Unterweisung** der Mitarbeiter

Es sollte sichergestellt werden, dass die brandschutzrechtlichen Vorschriften allen Mitarbeitern bekannt sind und konsequent beachtet werden. Zu diesem Zweck sollten jährlich Schulungen durchgeführt und dokumentiert werden, die sinnvoller Weise gemeinsam mit den weiteren Unterweisungen → Musterdokument zum Arbeitsschutz stattfinden sollten. Viele örtliche Feuerwehren bieten Schulungen vor Ort in der Praxis/ im MVZ an. Aus Gründen des Versicherungsschutzes ist empfehlenswert, dass alle Mitarbeiter an den Schulungen teilnehmen und auch in der Anwendung der Feuerlöscher unterwiesen werden. Die Anzahl und Ausbildung der Mitarbeiter, die für den Fall eines Brandes Aufgaben der Brandbekämpfung und Evakuierung übernehmen, richtet sich sowohl nach der Zahl der im Betrieb anwesenden Personen (inklusive Patienten) als auch nach dem Gefährdungspotential der Praxis/ des MVZ.

MUSTERDOKUMENTE

→ 4.3.1 (7) Brandschutzordnung mit Alarmplan_0.0
→ 4.3.1 (1) Unterweisungen_0.0

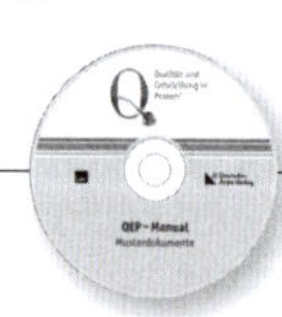

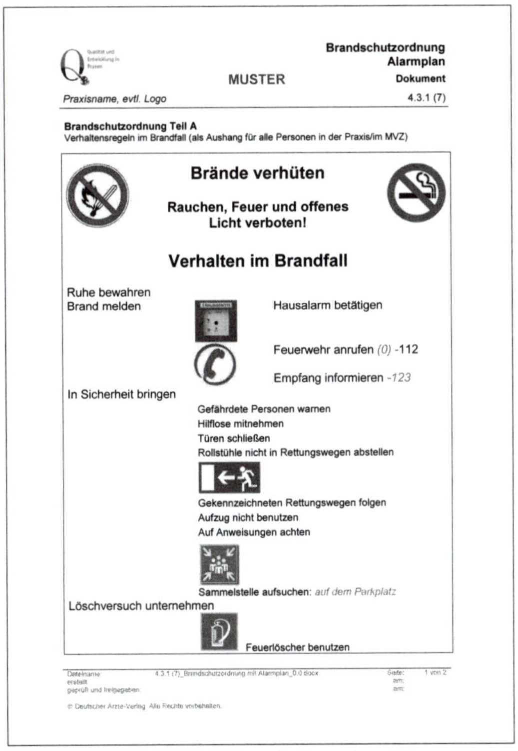

Praxisname, evtl. Logo

MUSTER

Brandschutzordnung Alarmplan

Dokument 4.3.1 (7)

Brandschutzordnung Teil A
Verhaltensregeln im Brandfall (als Aushang für alle Personen in der Praxis/im MVZ)

Brände verhüten

Rauchen, Feuer und offenes Licht verboten!

Verhalten im Brandfall

Ruhe bewahren

Brand melden

Hausalarm betätigen

Feuerwehr anrufen *(0)* -112

Empfang informieren *-123*

In Sicherheit bringen

Gefährdete Personen warnen
Hilflose mitnehmen
Türen schließen
Rollstühle nicht in Rettungswegen abstellen

Gekennzeichneten Rettungswegen folgen
Aufzug nicht benutzen
Auf Anweisungen achten

Sammelstelle aufsuchen: *auf dem Parkplatz*

Löschversuch unternehmen

Feuerlöscher benutzen

Dateiname: 4.3.1 (7)_Brandschutzordnung mit Alarmplan_0.0.docx Seite: 1 von 2
erstellt: am:
geprüft und freigegeben: am:

© Deutscher Ärzte-Verlag. Alle Rechte vorbehalten.

4.3.1 (7) Brandschutzordnung mit Alarmplan_0.0

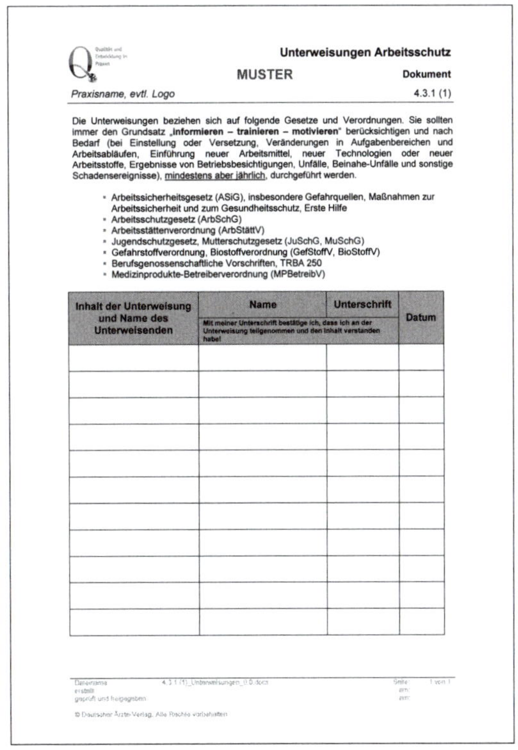

Praxisname, evtl. Logo

MUSTER

Unterweisungen Arbeitsschutz

Dokument 4.3.1 (1)

Die Unterweisungen beziehen sich auf folgende Gesetze und Verordnungen. Sie sollten immer den Grundsatz „**informieren – trainieren – motivieren**" berücksichtigen und nach Bedarf (bei Einstellung oder Versetzung, Veränderungen in Aufgabenbereichen und Arbeitsabläufen, Einführung neuer Arbeitsmittel, neuer Technologien oder neuer Arbeitsstoffe, Ergebnisse von Betriebsbesichtigungen, Unfälle, Beinahe-Unfälle und sonstige Schadensereignisse), mindestens aber jährlich, durchgeführt werden.

- Arbeitssicherheitsgesetz (ASiG), insbesondere Gefahrquellen, Maßnahmen zur Arbeitssicherheit und zum Gesundheitsschutz, Erste Hilfe
- Arbeitsschutzgesetz (ArbSchG)
- Arbeitsstättenverordnung (ArbStättV)
- Jugendschutzgesetz, Mutterschutzgesetz (JuSchG, MuSchG)
- Gefahrstoffverordnung, Biostoffverordnung (GefStoffV, BioStoffV)
- Berufsgenossenschaftliche Vorschriften, TRBA 250
- Medizinprodukte-Betreiberverordnung (MPBetreibV)

Inhalt der Unterweisung und Name des Unterweisenden	Name	Unterschrift	Datum
	Mit meiner Unterschrift bestätige ich, dass ich an der Unterweisung teilgenommen und den Inhalt verstanden habe!		

Dateiname: 4.3.1 (1)_Unterweisungen_0.0.docx Seite: 1 von 1
erstellt: am:
geprüft und freigegeben: am:

© Deutscher Ärzte-Verlag. Alle Rechte vorbehalten.

4.3.1 (1) Unterweisungen_0.0

Notizen:

Notizen:

4.3.3 Hygiene und Reinigung

§ **Ziel 1**

KERNZIEL

Um ein höchstmögliches Maß an Hygiene sicherzustellen, werden die Richtlinien, Empfehlungen und Unfallverhütungsvorschriften zur Hygiene umgesetzt.

QM-RiLi

	Nachweise / Indikatoren	Das sollten Sie sich fragen.	Schätzen Sie sich ein ✓
1.	Es gibt einen praxisintern angepassten schriftlichen Hygieneplan, der die Richtlinien, Empfehlungen und Unfallverhütungsvorschriften zur Hygiene berücksichtigt.	*Verfügen Sie über einen schriftlichen Hygieneplan? Wie werden in Ihrem Hygieneplan die Richtlinien, Empfehlungen und Unfallverhütungsvorschriften zur Hygiene umgesetzt?*	☐
2.	Es gibt angemessene Mittel und Geräte zur Reinigung und Desinfektion.	*Welche Mittel und Geräte zur Reinigung und Desinfektion sind vorhanden?*	☐
3.	Alle Mitglieder des Praxisteams einschließlich der Reinigungskräfte kennen die in den Räumlichkeiten eingesetzten Verfahren zur Reinigung und Desinfektion von Oberflächen und wenden sie an.	*Wie erfolgt in den Räumlichkeiten die Reinigung und Desinfektion von Oberflächen? Wie stellen Sie sicher, dass alle Teammitglieder einschließlich der Reinigungskräfte dieses Vorgehen kennen und anwenden?*	☐
4.	Ein aktueller Reinigungs- und Desinfektionsplan hängt an zweckmäßigen Orten aus.	*Wo hängt der Reinigungs- und Desinfektionsplan aus?*	☐

→ VORSCHLAG ZUR UMSETZUNG

TIPP: Alle Ziele von 4.3.3 zusammen bearbeiten!

Die hygienischen Anforderungen unterscheiden sich stark zwischen den Praxen/ MVZ in Abhängigkeit vom Leistungsspektrum und dem Patientenklientel. Umso höher mögliche Infektionsrisiken beispielsweise durch Kontakt mit Erkältungs- und Grippeerkrankten, HIV-, Hephatitis- oder multiresistenten Erregern sind, umso sensibler müssen Schutzmaßnahmen umgesetzt werden. Besondere Aufmerksamkeit ist beispielsweise im Bereich der Psychoonkologie geboten.

Auch für psychotherapeutische Praxen gelten das Infektionsschutzgesetz (Überwachung durch Gesundheitsämter), die Empfehlungen des Robert Koch-Institutes (RKI), die Hygieneverordnungen der Bundesländer und – sofern Mitarbeiter beschäftigt werden – die Vorschriften und Regelungen der Berufsgenossenschaft. Falls beispielsweise Biofeedbackgeräte zum Einsatz kommen, gilt die Medizinprodukte-Betreiberverordnung (MPBetreibV).

Praxen in denen „tiergestützte" Therapien, zum Beispiel mit Hunden oder Katzen, angeboten werden, müssen besonders auf die Einhaltung der Hygienestandards achten und die Tiere kontinuierlich tierärztlich betreuen lassen.

Eine besondere hygienische Herausforderung für Praxen, die Kinder und Jugendliche behandeln, ist die Reinigung von Spielsachen und Kuscheltieren. Da diese Gegenstände häufig in den Mund genommen werden, muss darauf geachtet werden, dass die Materialien leicht zu desinfizieren und zu reinigen sind. Textilien (Stoffpuppen, Decken) und Spielsachen aus Kunststoff (zum Waschen einen Stoffbeutel nutzen) sollten bei 60 Grad in der Waschmaschine gewaschen werden. Plüschtiere sind eher ungeeignet, da sie schwer zu reinigen sind. Gegebenenfalls sollten sie von den Patienten von zu Hause mitgebracht werden.

Der **Hygieneplan ist ein individuell zu erstellendes Dokument** für die Praxis/ das MVZ, das beschreibt, wie die verschiedenen Vorgaben umgesetzt werden. Als Anregung für die Erstellung des Hygieneplans kann das → Musterdokument genutzt werden.

Der Hygieneplan soll zum Schutz der Psychotherapeuten, der Mitarbeiter und der Patienten Maßnahmen zur Hygiene (Händehygiene: Händewaschen und hygienische Händedesinfektion, Handpflege vgl. Ziel 2) und zur Umgebungshygiene [Flächenreinigung und -desinfektion (Maßnahmen, Mittel, ggf. medizinische Geräte wie Biofeedback] beinhalten:

- **Was** muss
- **Wann**
- Mit welchem **Produkt**
- **Wie** (Anwendung)
- Von wem (**Wer**) gemacht werden

Testen Sie das Hygienemanagement in Ihrer Praxis/ im MVZ mit dem kostenlosen Angebot „Mein PraxisCheck Hygiene" auf www.kbv.de/praxischeck.

Bei weiteren Fragen zum Inhalt und Umfang eines Hygieneplanes für Psychotherapiepraxen stehen die Hygieneberater der regionalen Kassenärztlichen Vereinigungen zur Verfügung www.hygiene-medizinprodukte.de. Das Kompetenzzentrum Hygiene und Medizinprodukte der KVen hat ein Leitfaden für Hygiene in der psychotherapeutischen Praxis erarbeitet → CD-ROM.

Team / Mitarbeiter

Alle Inhalte des Hygieneplans müssen den Mitarbeitern in einer Schulung und in jährlichen Unterweisungen vermittelt werden. Denken Sie unbedingt an die Einbeziehung der Reinigungskräfte, für die gegebenenfalls eine eigene Checkliste zur Reinigung und Desinfektion der Umgebung erstellt werden sollte. Je nach Größe und Leistungsspektrum empfiehlt sich, gegebenenfalls einen für Hygiene verantwortlichen Mitarbeiter zu benennen und entsprechend fortzubilden.

MUSTERDOKUMENTE

→ 4.3.3 (1) Musterhygieneplan_0.0

WEITERE INFORMATIONEN AUF CD-ROM

→ Leitfaden „Hygiene in der psychotherapeutischen Praxis" (Kompetenzzentrum Hygiene und Medizinprodukte der KVen)

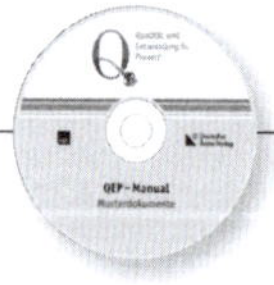

SIEHE HIERZU:

4.3.1 Arbeitsumgebung und Arbeitssicherheit

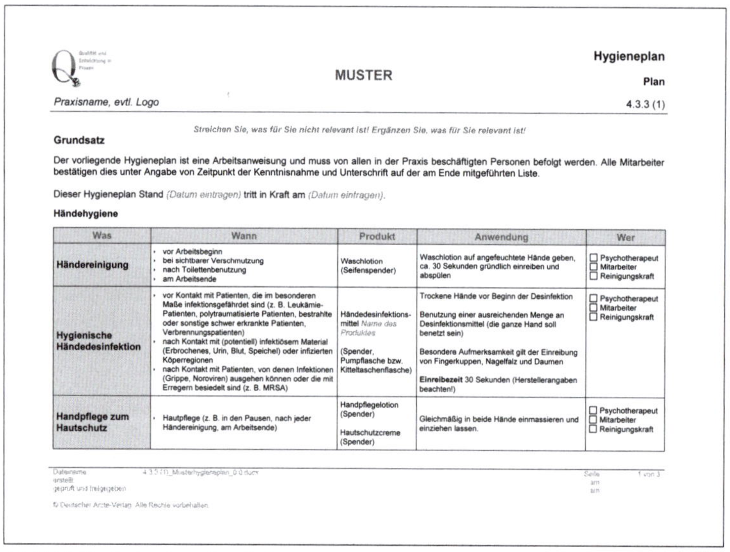

Praxisname, evtl. Logo

MUSTER

Hygieneplan

Plan

4.3.3 (1)

Streichen Sie, was für Sie nicht relevant ist! Ergänzen Sie, was für Sie relevant ist!

Grundsatz

Der vorliegende Hygieneplan ist eine Arbeitsanweisung und muss von allen in der Praxis beschäftigten Personen befolgt werden. Alle Mitarbeiter bestätigen dies unter Angabe von Zeitpunkt der Kenntnisnahme und Unterschrift auf der am Ende mitgeführten Liste.

Dieser Hygieneplan Stand *(Datum eintragen)* tritt in Kraft am *(Datum eintragen)*.

Händehygiene

Was	Wann	Produkt	Anwendung	Wer
Händereinigung	• vor Arbeitsbeginn • bei sichtbarer Verschmutzung • nach Toilettenbenutzung • am Arbeitsende	Waschlotion (Seifenspender)	Waschlotion auf angefeuchtete Hände geben, ca. 30 Sekunden gründlich einreiben und abspülen	☐ Psychotherapeut ☐ Mitarbeiter ☐ Reinigungskraft
Hygienische Händedesinfektion	• vor Kontakt mit Patienten, die im besonderen Maße infektionsgefährdet sind (z. B. Leukämie-Patienten, polytraumatisierte Patienten, bestrahlte oder sonstige schwer erkrankte Patienten, Verbrennungspatienten) • nach Kontakt mit (potentiell) infektiösem Material (Erbrochenes, Urin, Blut, Speichel) oder infizierten Köperregionen • nach Kontakt mit Patienten, von denen Infektionen (Grippe, Noroviren) ausgehen können oder die mit Erregern besiedelt sind (z. B. MRSA)	Händedesinfektionsmittel *Name des Produktes* (Spender, Pumpflasche bzw. Kitteltaschenflasche)	Trockene Hände vor Beginn der Desinfektion Benutzung einer ausreichenden Menge an Desinfektionsmittel (die ganze Hand soll benetzt sein) Besondere Aufmerksamkeit gilt der Einreibung von Fingerkuppen, Nagelfalz und Daumen **Einreibezeit** 30 Sekunden (Herstellerangaben beachten!)	☐ Psychotherapeut ☐ Mitarbeiter ☐ Reinigungskraft
Handpflege zum Hautschutz	• Hautpflege (z. B. in den Pausen, nach jeder Händereinigung, am Arbeitsende)	Handpflegelotion (Spender) Hautschutzcreme (Spender)	Gleichmäßig in beide Hände einmassieren und einziehen lassen.	☐ Psychotherapeut ☐ Mitarbeiter ☐ Reinigungskraft

Dateiname 4.3.3 (1)_Musterhygieneplan_0.0.docx Seite 1 von 3
erstellt am
geprüft und freigegeben am

© Deutscher Ärzte-Verlag. Alle Rechte vorbehalten.

4.3.3 (1) Musterhygieneplan_0.0

4.3.3 Hygiene und Reinigung

§ **Ziel 2**

KERNZIEL Alle Mitglieder des Teams halten die Anforderungen bezüglich Händehygiene, Hautschutz und Schutzkleidung ein.

QM-RiLi

	Nachweise / Indikatoren	Das sollten Sie sich fragen.	Schätzen Sie sich ein ✓
1.	Es gibt leicht erreichbare Handwaschplätze mit fließend Kalt- und Warmwasser, handbedienungsfreie Spender für Hautreinigungs- und Händedesinfektionsmittel, geeignete Hautpflegeprodukte und Einmalhandtücher.	*Wo besteht die Gelegenheit, sich die Hände zu waschen? Wie sind die Waschplätze ausgestattet?*	☐
2.	Ein Hautschutzplan ist erstellt und hängt sichtbar aus.	*Wo befindet sich der Hautschutzplan?*	☐
3.	Alle Teammitglieder kennen die Maßnahmen der Händehygiene und können sie demonstrieren.	*Wie stellen Sie sicher, dass alle Teammitglieder die Maßnahmen der Händehygiene kennen und umsetzen können? Wie werden alle Teammitglieder motiviert, die Anforderungen an die Händehygiene und den Hautschutz einzuhalten?*	☐
4.	Schutzkleidung steht in ausreichender Menge zur Verfügung und wird von den Mitarbeitern gemäß dem Hygieneplan benutzt.	*Welche Schutzkleidung steht den Mitarbeitern zur Verfügung und wie wird sie benutzt?*	☐

→ VORSCHLAG ZUR UMSETZUNG

TIPP: Alle Ziele von 4.3.3 zusammen bearbeiten!

Die genannten Empfehlungen basieren auf den geltenden Anforderungen nach den Hygienerichtlinien des Robert Koch-Instituts (RKI) und den berufsgenossenschaftlichen Vorschriften.

Legen Sie für Ihre psychotherapeutische Praxis in Abhängigkeit Ihrer Patientengruppen fest, wann eine Händedesinfektion erforderlich ist. Bedenken Sie erhöhte Infektionsrisiken beispielsweise in Jahreszeiten mit gehäuften Erkältungs- und Grippeerkrankungen, bei der Behandlung von Kindern durch Mumps oder Rotaviren (siehe meldepflichtigen Erkrankungen www.rki.de) sowie durch Kontakt mit Patienten, die MRSA-Krankheitserreger tragen. Besondere Aufmerksamkeit gilt in psychoonkologischen Praxen.

Es wird empfohlen eine Mindestausstattung an Desinfektionsmittelspendern, möglichst in jedem Sprechzimmer, vorzuhalten. Behältnisse mit Händedesinfektionsmittel dürfen nicht nach- oder umgefüllt werden.

Es wird unterschieden zwischen der „Händereinigung“ und der „hygienischen Händedesinfektion“. Die Reinigung findet vor Arbeitsbeginn und am Ende der Arbeit sowie bei sichtbarer Verunreinigung der Hände statt. Dafür sollten leicht erreichbare Handwaschplätze und Einmalhandtücher sowie je nach Bedarf Desinfektionsmittelspender vorgehalten werden. Ein zu häufiges Waschen der Hände mit Wasser und Seife kann die Ursache für Hauterkrankungen sein. Besser ist die Hautdesinfektion. Nutzen Sie, um Hautschäden vorzubeugen, professionelle Hautpflege- und Schutzcremes ohne Duft-, Konservierungsstoffe oder Kräuterzusätze. Die „hygienischen Händedesinfektion“ sollte mit ca. 3 ml alkoholischem Händedesinfektionsmittel 30 Sekunden lang durchgeführt werden: vor Patientenkontakt, nach Kontakt mit potentiell infektiösem Material [z. B. nach dem Toilettenbesuch, nach dem Naseputzen oder nach Kontakt mit Körperflüssigkeiten und -ausscheidungen (z. B. Erbrochenes, Urin, Speichel, Blut)], nach Patientenkontakt sowie nach

Kontakt mit der direkten eventuell kontaminierten Patientenumgebung (z. B. bei MRSA-Patienten).

Team / Mitarbeiter

Für eine erfolgreiche Umsetzung der Händehygiene und des Hautschutzes ist es wichtig, dass die Praxisleitung mit gutem Vorbild vorangeht und sich an das festgelegte Vorgehen hält. Unterweisen und üben Sie die Händedesinfektion regelmäßig. Zum Schutz der Patienten und der Mitarbeiter sollten die wichtigsten Aspekte zur Händehygiene in einem Hygieneplan aufgeführt werden → Musterdokument.

MUSTERDOKUMENTE

→ 4.3.3 (1) Musterhygieneplan_0.0

WEITERE INFORMATIONEN AUF CD-ROM

→ Händedesinfektion Einreibemethoden (Aktion Saubere Hände)
→ Händedesinfektion Indikationen nicht invasiv (Aktion Saubere Hände)

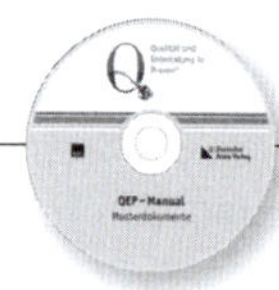

SIEHE HIERZU:

4.3.1 Arbeitsumgebung und Arbeitssicherheit

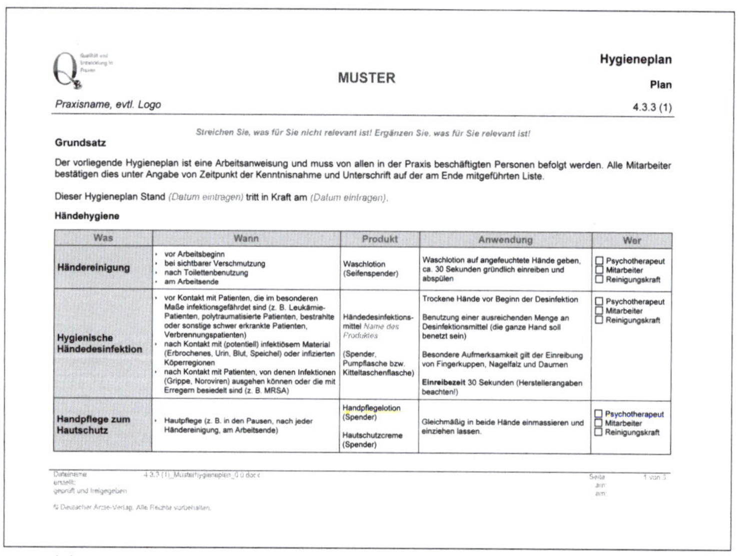

Qualität und Entwicklung in Praxen

MUSTER

Hygieneplan

Plan

Praxisname, evtl. Logo 4.3.3 (1)

Streichen Sie, was für Sie nicht relevant ist! Ergänzen Sie, was für Sie relevant ist!

Grundsatz

Der vorliegende Hygieneplan ist eine Arbeitsanweisung und muss von allen in der Praxis beschäftigten Personen befolgt werden. Alle Mitarbeiter bestätigen dies unter Angabe von Zeitpunkt der Kenntnisnahme und Unterschrift auf der am Ende mitgeführten Liste.

Dieser Hygieneplan Stand *(Datum eintragen)* tritt in Kraft am *(Datum eintragen)*.

Händehygiene

Was	Wann	Produkt	Anwendung	Wer
Händereinigung	• vor Arbeitsbeginn • bei sichtbarer Verschmutzung • nach Toilettenbenutzung • am Arbeitsende	Waschlotion (Seifenspender)	Waschlotion auf angefeuchtete Hände geben, ca. 30 Sekunden gründlich einreiben und abspülen	☐ Psychotherapeut ☐ Mitarbeiter ☐ Reinigungskraft
Hygienische Händedesinfektion	• vor Kontakt mit Patienten, die im besonderen Maße infektionsgefährdet sind (z. B. Leukämie-Patienten, polytraumatisierte Patienten, bestrahlte oder sonstige schwer erkrankte Patienten, Verbrennungspatienten) • nach Kontakt mit (potentiell) infektiösem Material (Erbrochenes, Urin, Blut, Speichel) oder infizierten Köperregionen • nach Kontakt mit Patienten, von denen Infektionen (Grippe, Noroviren) ausgehen können oder die mit Erregern besiedelt sind (z. B. MRSA)	Händedesinfektionsmittel *Name des Produktes* (Spender, Pumpflasche bzw. Kitteltaschenflasche)	Trockene Hände vor Beginn der Desinfektion Benutzung einer ausreichenden Menge an Desinfektionsmittel (die ganze Hand soll benetzt sein) Besondere Aufmerksamkeit gilt der Einreibung von Fingerkuppen, Nagelfalz und Daumen **Einreibezeit** 30 Sekunden (Herstellerangaben beachten!)	☐ Psychotherapeut ☐ Mitarbeiter ☐ Reinigungskraft
Handpflege zum Hautschutz	• Hautpflege (z. B. in den Pausen, nach jeder Händereinigung, am Arbeitsende)	Handpflegelotion (Spender) Hautschutzcreme (Spender)	Gleichmäßig in beide Hände einmassieren und einziehen lassen.	☐ Psychotherapeut ☐ Mitarbeiter ☐ Reinigungskraft

Dateiname 4.3.3 (1)_Musterhygieneplan_0.0.docx Seite 1 von 3
erstellt: am:
geprüft und freigegeben am:

4.3.3 (1) Musterhygieneplan_0.0

4.5.2 Datensicherung

Ziel 1

KERNZIEL Eine regelmäßige Datensicherung schützt die Leitung vor negativen finanziellen, haftungsrechtlichen und organisatorischen Folgen.

	Nachweise / Indikatoren	Das sollten Sie sich fragen.	Schätzen Sie sich ein ✓
1.	Die Datensicherung ist geregelt.	*Wie erfolgt die Sicherung der Daten?*	☐
2.	Die Verantwortlichkeiten für die Datensicherung sind festgelegt.	*Wie sind die Verantwortlichkeiten hinsichtlich der Datensicherung festgelegt?*	☐
3.	Aktuelle Sicherungskopien liegen vor und werden sicher aufbewahrt.	*Wann wurden die letzten Sicherungskopien erstellt? Wie und wo werden die Sicherungskopien aufbewahrt?*	☐

➔ VORSCHLAG ZUR UMSETZUNG

Neben der reinen Papierdokumentation werden Patientendaten, -informationen und Befunde immer häufiger in elektronischer Form erfasst und gespeichert. Auch elektronische Daten müssen vor Zugriffen angemessen geschützt und vor allem der Verlust dieser Daten verhindert werden. Ein Verlust solcher Daten kann im Extremfall die berufliche Existenz gefährden.

Um dem Verlust der Daten vorzubeugen, sollten tägliche Sicherungskopien, sogenannte Backup-Dateien, erstellt werden. Es sollte dabei beachtet werden, dass sämtliche relevanten Daten von allen verwendeten Geräten erfasst werden. Hierzu sollte ein Plan erarbeitet werden, der die Datensicherung regelt und die Verantwortlichkeiten festlegt. Falls neben PC auch tragbare Computer wie Laptop, Tablet oder Smartphone verwendet werden, sollten diese bei der Erstellung von Sicherungskopien bedacht werden. Für die Anfertigung von Backup-Dateien stehen zahlreiche Software und Hardwarelösungen zur Verfügung. Am häufigsten werden hierfür USB-Festplatten und CD-ROMs verwendet. Am besten sollten Backups regelmäßig automatisiert durchgeführt werden.

Die Häufigkeit der Datensicherung sollte von der Art und Arbeitsweise der Praxis/ des MVZ abhängen. Der Praxisablauf sollte durch das Backup nicht behindert werden. Es bietet sich daher an, Backup-Dateien abends, nachts oder als erstes am Morgen zu erstellen. Die Sicherungskopien müssen unter Beachtung der gesetzlichen Fristen sicher aufbewahrt und vor (Elementar-)Schäden geschützt werden. Dafür eignen sich einbruchsichere, feuerfeste Computerschränke. Innerhalb der gesetzlichen Aufbewahrungsfrist müssen außerdem die Verfügbarkeit und Lesbarkeit der Daten (z. B. nach Wechsel des EDV-Systems) auf elektronischen Speichermedien gewährleistet werden.

Wenn Sie Regelungen getroffen haben, die nicht schriftlich festgehalten werden, sollte regelmäßig hinterfragt werden, ob diese auch allen Beteiligten bekannt sind und von allen verlässlich angewendet werden.

WEITERE INFORMATIONEN AUF CD-ROM

- ➔ Empfehlungen Schweigepflicht und Datenschutz (KBV/BÄK, 2014)
- ➔ Datenschutz in der Arzt-/Psychotherapiepraxis (KV Bayerns, 2015)
- ➔ Broschüre PraxisWissen „Praxis am Netz"

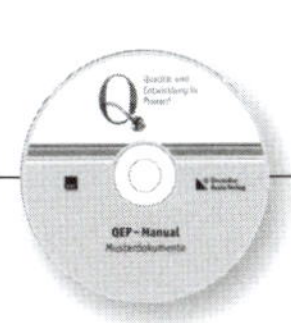

SIEHE HIERZU:

4.1.2 Organisationsstruktur und Verantwortlichkeiten

Notizen:

5 Qualitätsentwicklung

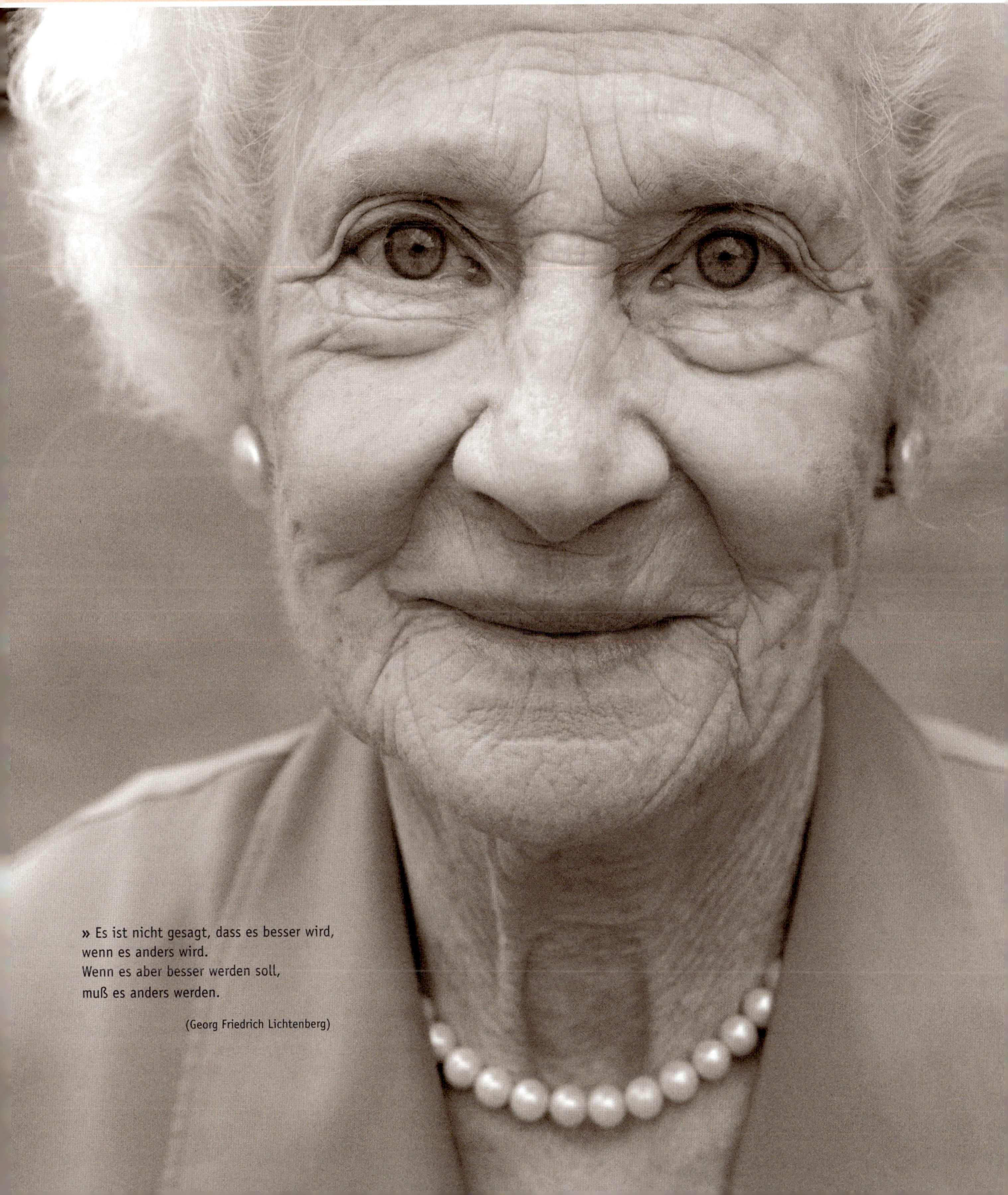

» Es ist nicht gesagt, dass es besser wird,
wenn es anders wird.
Wenn es aber besser werden soll,
muß es anders werden.

(Georg Friedrich Lichtenberg)

5

In diesem Kapitel werden die Grundlagen des internen Qualitätsmanagements (QM) thematisiert. Hierzu gehören insbesondere systematische Aktivitäten, um die Qualität der eigenen Arbeit zu erfassen und zu bewerten, mit dem Ziel, die Qualität der Patientenversorgung und Leistungserbringung kontinuierlich zu verbessern, Abläufe effektiver zu gestalten und Ressourcen effizienter zu nutzen.

5.1.1 Qualitätspolitik

Ziel 1

KERNZIEL Alle Mitglieder des Teams richten ihr Handeln an der Qualitätspolitik der Praxis/ des MVZ aus.

	Nachweise / Indikatoren	Das sollten Sie sich fragen.	Schätzen Sie sich ein ✓
1.	Für die Praxis/ das MVZ liegt eine schriftlich formulierte Qualitätspolitik vor.	*Welche Aspekte beinhaltet Ihre Qualitätspolitik und wie ist diese dargelegt?*	☐
2.	Die Qualitätspolitik wird einmal jährlich auf ihre Aktualität überprüft.	*Wie wird die Aktualität der Qualitätspolitik sichergestellt?*	☐
3.	Die Leitung ergreift Maßnahmen zur Verwirklichung der Qualitätspolitik.	*Mit welchen Maßnahmen setzen Sie die einzelnen Grundsätze Ihrer Qualitätspolitik um?*	☐
4.	Alle Mitglieder des Teams vertreten die Grundsätze der Qualitätspolitik und handeln danach.	*Wie können sich die Teammitglieder über die Grundsätze der Qualitätspolitik der Praxis/ des MVZ informieren? Wie gewährleisten Sie, dass das Team nach diesen Grundsätzen handelt und diese vertritt?*	☐

➔ VORSCHLAG ZUR UMSETZUNG

TIPP: Mit 5.1.2 bearbeiten!

Unter Qualitätspolitik versteht man die übergeordneten Absichten und generellen Ziele eines Unternehmens bezogen auf die Qualität. Hiermit wird das „plan“ (engl. für planen) im Sinne des „PDCA-Zyklus“ festgelegt. Es ist hilfreich zu beschreiben, welche Qualitätsgrundsätze in der Praxis/ im MVZ gelten und wie diese erreicht werden sollen. Die Qualitätspolitik ist sozusagen das „Dach“ des Qualitätsmanagements und sollte Komponenten enthalten, die nach innen (auch gegenüber den Mitarbeitern) und nach außen (gegenüber den Patienten, Kooperationspartnern und Kostenträgern) gerichtet sind. Die Beschreibung kann in Form einzelner Aussagen oder als Fließtext erfolgen → Musterdokument. Sie sollte als Handlungsanleitung und Selbstverpflichtung für das gesamte Team dienen.

Die Überprüfung und Aktualisierung der Qualitätspolitik sollte mindestens einmal jährlich stattfinden. Es ist die Aufgabe des Praxisinhabers, Maßnahmen zu ergreifen, die zur Konkretisierung der Qualitätsphilosophie dienen. Dazu können bspw. die Orientierung an Prinzipien der evidenzbasierten Medizin, die konsequente Einhaltung von Leitlinien, die kontinuierliche Teilnahme an Fortbildungsveranstaltungen und Qualitätszirkeln, eine konstruktive Fehlerkultur, die Bereitschaft zur Ausbildung von Medizinern/ Psychotherapeuten oder das Ziel einer freiwilligen Zertifizierung zählen.

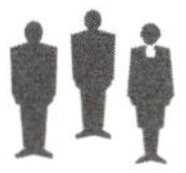
Team / Mitarbeiter

Wesentliche Aspekte der Qualitätspolitik können in einem Leitbild dargestellt werden. Wird dies gemeinsam mit Mitarbeitern entwickelt, kann dadurch die Identifikation mit der und eine gemeinsame Haltung aller Beteiligten zur Qualitätspolitik und den Qualitätszielen der Leitung gefördert werden. Bei der Überprüfung der Qualitätspolitik sollte ein wesentlicher Fokus darauf liegen, ob dazu ein einheitliches Verständnis im Team vorliegt und wie Maßnahmen und Entscheidungen in den Arbeitsalltag übertragen werden.

Im Vergleich zur Qualitätspolitik betonen Leitbilder stärker das Verhalten der Praxisinhaber und der Mitarbeiter – sowohl innerhalb des Teams als auch gegenüber den Patienten, Angehörigen, Zuweisern und anderen Kooperationspartnern. Die Qualitätspolitik muss nicht veröffentlicht werden, während dies beim Leitbild üblich ist.

MUSTERDOKUMENTE

→ 5.1.1 (1) Qualitätspolitik_1_0.0
→ 5.1.1 (1) Qualitätspolitik_2_0.0
→ 5.1.1 (2) Leitbild_1_0.0
→ 5.1.1 (2) Leitbild_2_0.0
→ 5.1.1 (2) Leitbild_3_0.0

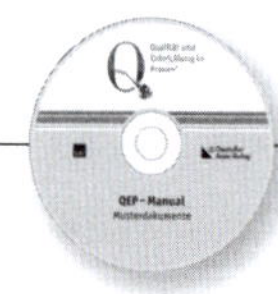

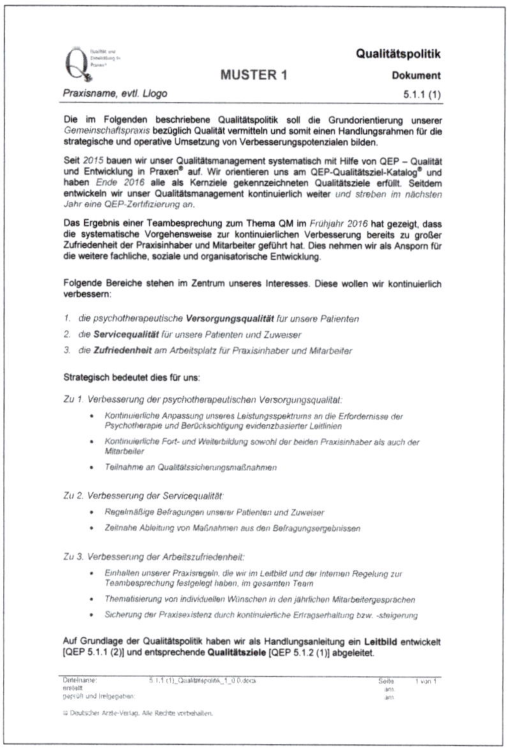

Qualitätspolitik

MUSTER 1 **Dokument**

Praxisname, evtl. Llogo 5.1.1 (1)

Die im Folgenden beschriebene Qualitätspolitik soll die Grundorientierung unserer *Gemeinschaftspraxis* bezüglich Qualität vermitteln und somit einen Handlungsrahmen für die strategische und operative Umsetzung von Verbesserungspotenzialen bilden.

Seit *2015* bauen wir unser Qualitätsmanagement systematisch mit Hilfe von QEP – Qualität und Entwicklung in Praxen® auf. Wir orientieren uns am QEP-Qualitätsziel-Katalog® und haben *Ende 2016* alle als Kernziele gekennzeichneten Qualitätsziele erfüllt. Seitdem entwickeln wir unser Qualitätsmanagement kontinuierlich weiter *und streben im nächsten Jahr eine QEP-Zertifizierung an.*

Das Ergebnis einer Teambesprechung zum Thema QM im *Frühjahr 2016* hat gezeigt, dass die systematische Vorgehensweise zur kontinuierlichen Verbesserung bereits zu großer Zufriedenheit der Praxisinhaber und Mitarbeiter geführt hat. Dies nehmen wir als Ansporn für die weitere fachliche, soziale und organisatorische Entwicklung.

Folgende Bereiche stehen im Zentrum unseres Interesses. Diese wollen wir kontinuierlich verbessern:

1. *die psychotherapeutische* ***Versorgungsqualität*** *für unsere Patienten*
2. *die* ***Servicequalität*** *für unsere Patienten und Zuweiser*
3. *die* ***Zufriedenheit*** *am Arbeitsplatz für Praxisinhaber und Mitarbeiter*

Strategisch bedeutet dies für uns:

Zu 1. Verbesserung der psychotherapeutischen Versorgungsqualität:

- *Kontinuierliche Anpassung unseres Leistungsspektrums an die Erfordernisse der Psychotherapie und Berücksichtigung evidenzbasierter Leitlinien*
- *Kontinuierliche Fort- und Weiterbildung sowohl der beiden Praxisinhaber als auch der Mitarbeiter*
- *Teilnahme an Qualitätssicherungsmaßnahmen*

Zu 2. Verbesserung der Servicequalität:

- *Regelmäßige Befragungen unserer Patienten und Zuweiser*
- *Zeitnahe Ableitung von Maßnahmen aus den Befragungsergebnissen*

Zu 3. Verbesserung der Arbeitszufriedenheit:

- *Einhalten unserer Praxisregeln, die wir im Leitbild und der internen Regelung zur Teambesprechung festgelegt haben, im gesamten Team*
- *Thematisierung von individuellen Wünschen in den jährlichen Mitarbeitergesprächen*
- *Sicherung der Praxisexistenz durch kontinuierliche Ertragserhaltung bzw. -steigerung*

Auf Grundlage der Qualitätspolitik haben wir als Handlungsanleitung ein **Leitbild** entwickelt [QEP 5.1.1 (2)] und entsprechende **Qualitätsziele** [QEP 5.1.2 (1)] abgeleitet.

Dateiname: 5.1.1 (1)_Qualitätspolitik_1_0.0.docx Seite 1 von 1
erstellt: am:
geprüft und freigegeben: am:

© Deutscher Ärzte-Verlag. Alle Rechte vorbehalten.

5.1.1 (1) Qualitätspolitik_1_0.0

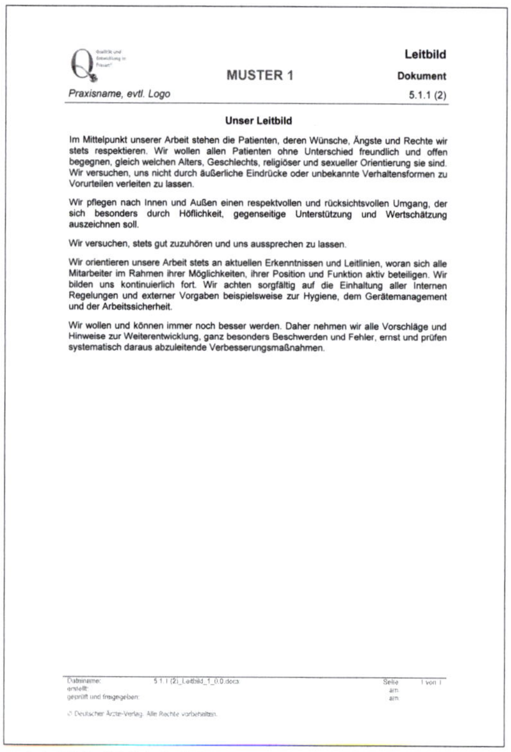

Leitbild

MUSTER 1 **Dokument**

Praxisname, evtl. Logo 5.1.1 (2)

Unser Leitbild

Im Mittelpunkt unserer Arbeit stehen die Patienten, deren Wünsche, Ängste und Rechte wir stets respektieren. Wir wollen allen Patienten ohne Unterschied freundlich und offen begegnen, gleich welchen Alters, Geschlechts, religiöser und sexueller Orientierung sie sind. Wir versuchen, uns nicht durch äußerliche Eindrücke oder unbekannte Verhaltensformen zu Vorurteilen verleiten zu lassen.

Wir pflegen nach Innen und Außen einen respektvollen und rücksichtsvollen Umgang, der sich besonders durch Höflichkeit, gegenseitige Unterstützung und Wertschätzung auszeichnen soll.

Wir versuchen, stets gut zuzuhören und uns aussprechen zu lassen.

Wir orientieren unsere Arbeit stets an aktuellen Erkenntnissen und Leitlinien, woran sich alle Mitarbeiter im Rahmen ihrer Möglichkeiten, ihrer Position und Funktion aktiv beteiligen. Wir bilden uns kontinuierlich fort. Wir achten sorgfältig auf die Einhaltung aller Internen Regelungen und externer Vorgaben beispielsweise zur Hygiene, dem Gerätemanagement und der Arbeitssicherheit.

Wir wollen und können immer noch besser werden. Daher nehmen wir alle Vorschläge und Hinweise zur Weiterentwicklung, ganz besonders Beschwerden und Fehler, ernst und prüfen systematisch daraus abzuleitende Verbesserungsmaßnahmen.

Dateiname: 5.1.1 (2)_Leitbild_1_0.0.docx Seite 1 von 1
erstellt: am:
geprüft und freigegeben: am:

© Deutscher Ärzte-Verlag. Alle Rechte vorbehalten.

5.1.1 (2) Leitbild_1_0.0

5.1.2 Qualitätsziele

Ziel 1

KERNZIEL

Die Qualitätsentwicklung in der Praxis/ dem MVZ orientiert sich an internen Qualitätszielen.

QM-RiLi

	Nachweise / Indikatoren	Das sollten Sie sich fragen.	Schätzen Sie sich ein ✓
1.	Es werden jährlich messbare interne Qualitätsziele schriftlich festgelegt.	*Welche messbaren Qualitätsziele sind für die verschiedenen Bereiche und Aufgaben der Praxis/ des MVZ definiert worden? Wo sind diese dokumentiert?*	☐
2.	Die Mitarbeiter werden in die Festlegung der Qualitätsziele einbezogen und kennen diese.	*In welcher Weise werden die Mitarbeiter in die Festlegung der Qualitätsziele einbezogen und wie können sie sich über diese informieren?*	☐
3.	In der Praxis/ dem MVZ werden Maßnahmen zur Umsetzung der Qualitätsziele ergriffen.	*Welche Maßnahmen zur Umsetzung der Qualitätsziele werden ergriffen?*	☐
4.	Die Zielerreichung wird in geplanten Abständen überprüft und dokumentiert.	*Wann und wie überprüfen Sie die Erreichung der Qualitätsziele und dokumentieren diese?*	☐
5.	Anhand der Ergebnisse der Überprüfung werden Maßnahmen eingeleitet.	*Wurden bereits Verbesserungsmaßnahmen nach Überprüfung der Qualitätsziele eingeleitet?*	☐

➔ VORSCHLAG ZUR UMSETZUNG

Die internen Qualitätsziele, die eine Praxis/ ein MVZ sich setzt, können und sollen aus der eigenen Qualitätspolitik abgeleitet werden. Sie können sich beziehen auf die Anforderungen, denen sich die Praxis/ das MVZ durch die Gesundheitspolitik, sich verändernde wirtschaftliche Rahmenbedingungen und Erwartungen der Patienten gegenübersieht. Es können aber auch simple organisatorische oder fachliche Ziele sein, die eigentlich schon „lange anstanden" (Beispiele siehe unten). Im Sinne des PDCA-Zyklus gehören die internen Qualitätsziele ebenso wie die Qualitätspolitik zum „plan" und bauen durch die damit verbundenen Entscheidungen und folgenden konkreten Maßnahmen eine Brücke zum „do" (engl. für ausführen, machen, tun).

TIPP:

Mit 4.1.1, 5.1.1 und 5.2.5 bearbeiten!

Es muss sich folglich um Ziele handeln, die im Einflussbereich des Praxisinhabers und ggf. der Mitarbeiter liegen, d. h. die aktiv verändert werden können. Bei der jährlichen Formulierung von Qualitätszielen → Musterdokument sollten Sie die Aspekte der „SMART-Regel" beachten:

S	spezifisch	(Die Ziele sollten passgenau sein.)
M	messbar	(Es muss klar messbar sein, ob das Ziel erreicht wurde oder nicht.)
A	akzeptabel	(Die Ziele sollten umsetzbar und ethisch vertretbar sein.)
R	relevant	(Die Ziele sollten sich auf Wichtiges in der Praxis/ im MVZ beziehen.)
T	terminierbar	(Der Zeitpunkt zum Erreichen der Ziele muss festgelegt werden.)

Beispiel:

Reduktion der Ausfälle von Therapiesitzungen aufgrund des Nichterscheinens der Klienten (S, R) bis Mitte des Jahres (T) durch Verbesserung der Termintreue, insbesondere bei den jugendlichen Klienten (M), mit Hilfe eines zu unterzeichnenden „Verbindlichkeitshinweises" bei der schriftlichen Terminvereinbarung (A).

Ziele könnten zu folgenden Themen entwickelt werden:

- bezogen auf die **Patientenperspektive**: Steigerung der Patientenzufriedenheit (z. B. durch Modernisierung der Praxisräume); Verbesserung der Kommunikation mit Zuweisern, Selbsthilfegruppen und anderen Akteuren (z. B. durch Qualitätszirkel); Professionalisierung der Außendarstellung (z. B. durch Aufbau einer Homepage)
- bezogen auf **Abläufe/ Prozesse**: Verbesserung von Behandlungsabläufen und Entwicklung von weiteren Behandlungspfaden; Verbesserung der Verlaufsdokumentation in der Patientenakte; Optimierung der Dokumentation durch Umstellung auf elektronische Aktenführung; Einführung einer EDV-gestützten Diagnostik; Nutzung psychometrischer Tests, Verkürzung der Zeitdauer bis zur Erstellung von Befundberichten; Systematische Überprüfung von Abläufen und Prozessen; Verbesserung der Kooperationsstrukturen durch Kontaktaufnahme mit neuen Gesundheitsdienstleistern im Einzugsgebiet; Initiierung eines Qualitätszirkels
- bezogen auf die **Finanzen**: Steigerung des Anteils neuer Patienten; Steigerung des Umsatzes; Verringerung von Überstunden; Verbesserung der Termintreue und Reduktion der Ausfallzeiten; Investition in die technische Ausstattung
- bezogen auf die **Mitarbeiter**: Steigerung der Mitarbeiterzufriedenheit; Steigerung der Anzahl von Verbesserungsvorschlägen aus dem Team; Steigerung der Teilnahme an Fortbildungen; Anstellung eines Mitarbeiters; Erwerb von Zusatzqualifikationen

Die internen Qualitätsziele sollten sich auf verschiedene Aufgaben und Bereiche der Praxis/ des MVZ beziehen und in kurz-, mittel- und langfristige Qualitätsziele unterteilt werden. Dabei können konkrete Aktivitäten und Entscheidungen in den Zeit- und Maßnahmenplan zum Aufbau und Weiterentwicklung des Qualitätsmanagements integriert werden.

Ob die Qualitätsziele erreicht wurden, muss regelmäßig überprüft werden. Diese Überprüfung stellt im Sinne des PDCA-Zyklus das „check“ (engl. überprüfen, nachprüfen, kontrollieren) dar und kann bspw. im Rahmen der jährlichen Selbstbewertung, einer internen Visitationen, von Feedbackgesprächen und Teamsitzungen erfolgen. Wird dabei der Bedarf von Verbesserungen bzw. Veränderungen festgestellt, sollten unmittelbar entsprechende Maßnahmen und Entscheidungen abgeleitet werden, was dann als „act“ (engl. agieren, eingreifen) bezeichnet wird.

Team / Mitarbeiter

Die gemeinsame Entwicklung von internen Qualitätszielen im Team, verdeutlicht die Verbindlichkeit, fördert die Akzeptanz und die Motivation der Mitarbeiter bei der Realisierung. Der Praxisinhaber und ggf. das Team sollten sich jedoch nicht zu viele Qualitätsziele pro Jahr vornehmen („Qualität vor Quantität“). Es können drei bis fünf Qualitätsziele pro Jahr ausreichen.

MUSTERDOKUMENTE

→ 5.1.2 (1) Qualitätsziele_1_0.0
→ 5.1.2 (1) Qualitätsziele_2_0.0
→ 5.3.2 (1) Qualitätsbericht_0.0

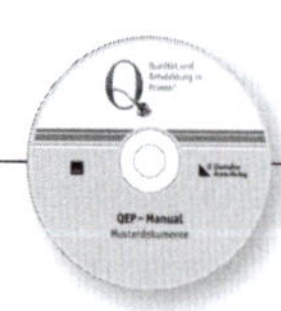

SIEHE HIERZU:

5.2.1 Datenerhebung und -analyse
5.2.5 Bewertung des Qualitätsmanagement-Systems
5.2.6 Verbesserungsmaßnahmen

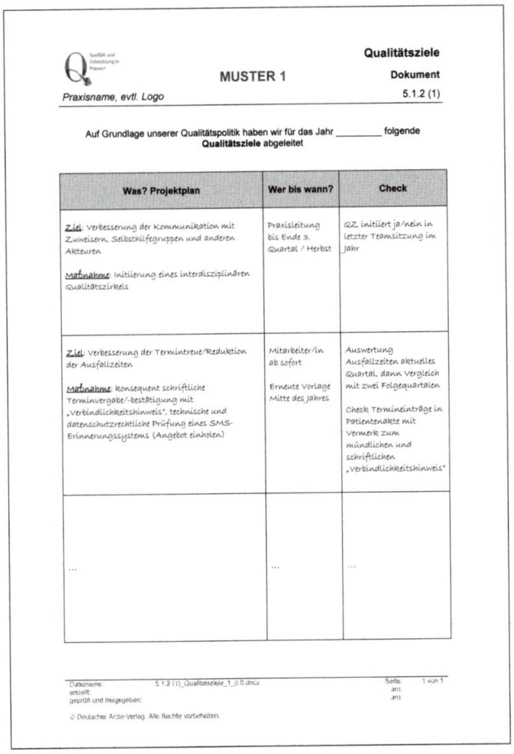

Praxisname, evtl. Logo

MUSTER 1

Qualitätsziele

Dokument

5.1.2 (1)

Auf Grundlage unserer Qualitätspolitik haben wir für das Jahr _________ folgende **Qualitätsziele** abgeleitet

Was? Projektplan	Wer bis wann?	Check
Ziel: Verbesserung der Kommunikation mit Zuweisern, Selbsthilfegruppen und anderen Akteuren Maßnahme: Initiierung eines interdisziplinären Qualitätszirkels	Praxisleitung bis Ende 3. Quartal / Herbst	QZ initiiert ja/nein in letzter Teamsitzung im Jahr
Ziel: Verbesserung der Termintreue/Reduktion der Ausfallzeiten Maßnahme: konsequent schriftliche Terminvergabe/-bestätigung mit „Verbindlichkeitshinweis", technische und datenschutzrechtliche Prüfung eines SMS-Erinnerungssystems (Angebot einholen)	Mitarbeiter/in ab sofort Erneute Vorlage Mitte des Jahres	Auswertung Ausfallzeiten aktuelles Quartal, dann Vergleich mit zwei Folgequartalen Check Termineinträge in Patientenakte mit Vermerk zum mündlichen und schriftlichen „Verbindlichkeitshinweis"
…	…	…

Dateiname: 5.1.2 (1)_Qualitätsziele_1_0.0.docx Seite: 1 von 1
erstellt: am:
geprüft und freigegeben: am:

© Deutscher Ärzte-Verlag. Alle Rechte vorbehalten.

5.1.2 (1) Qualitätsziele_1_0.0

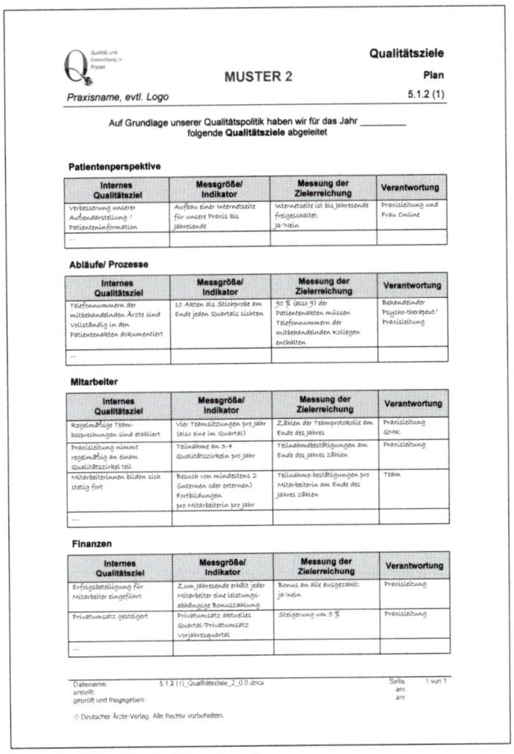

Praxisname, evtl. Logo

MUSTER 2

Qualitätsziele

Plan

5.1.2 (1)

Auf Grundlage unserer Qualitätspolitik haben wir für das Jahr _________ folgende **Qualitätsziele** abgeleitet

Patientenperspektive

Internes Qualitätsziel	Messgröße/ Indikator	Messung der Zielerreichung	Verantwortung
Verbesserung unserer Außendarstellung / Patienteninformation	Aufbau einer Internetseite für unsere Praxis bis Jahresende	Internetseite ist bis Jahresende freigeschaltet: Ja/Nein	Praxisleitung und Frau Online
…			

Abläufe/ Prozesse

Internes Qualitätsziel	Messgröße/ Indikator	Messung der Zielerreichung	Verantwortung
Telefonnummern der mitbehandelnden Ärzte sind vollständig in den Patientenakten dokumentiert	10 Akten als Stichprobe am Ende jeden Quartals sichten	90 % (also 9) der Patientenakten müssen Telefonnummern der mitbehandelnden Kollegen enthalten	Behandelnder Psycho-therapeut/ Praxisleitung
…			

Mitarbeiter

Internes Qualitätsziel	Messgröße/ Indikator	Messung der Zielerreichung	Verantwortung
Regelmäßige Team-besprechungen sind etabliert	Vier Teamsitzungen pro Jahr (also eine im Quartal)	Zählen der Teamprotokolle am Ende des Jahres	Praxisleitung QMK
Praxisleitung nimmt regelmäßig an einem Qualitätszirkel teil	Teilnahme an 3-4 Qualitätszirkeln pro Jahr	Teilnahmebestätigungen am Ende des Jahres zählen	Praxisleitung
Mitarbeiterinnen bilden sich stetig fort	Besuch von mindestens 2 (internen oder externen) Fortbildungen pro Mitarbeiterin pro Jahr	Teilnahme-bestätigungen pro Mitarbeiterin am Ende des Jahres zählen	Team
…			

Finanzen

Internes Qualitätsziel	Messgröße/ Indikator	Messung der Zielerreichung	Verantwortung
Erfolgsbeteiligung für Mitarbeiter eingeführt	Zum Jahresende erhält jeder Mitarbeiter eine leistungs-abhängige Bonuszahlung	Bonus an alle ausgezahlt: ja/nein	Praxisleitung
Privatumsatz gesteigert	Privatumsatz aktuelles Quartal/Privatumsatz Vorjahresquartal	Steigerung um 5 %	Praxisleitung
…			

Dateiname: 5.1.2 (1)_Qualitätsziele_2_0.0.docx Seite: 1 von 1
erstellt: am:
geprüft und freigegeben: am:

© Deutscher Ärzte-Verlag. Alle Rechte vorbehalten.

5.1.2 (1) Qualitätsziele_2_0.0

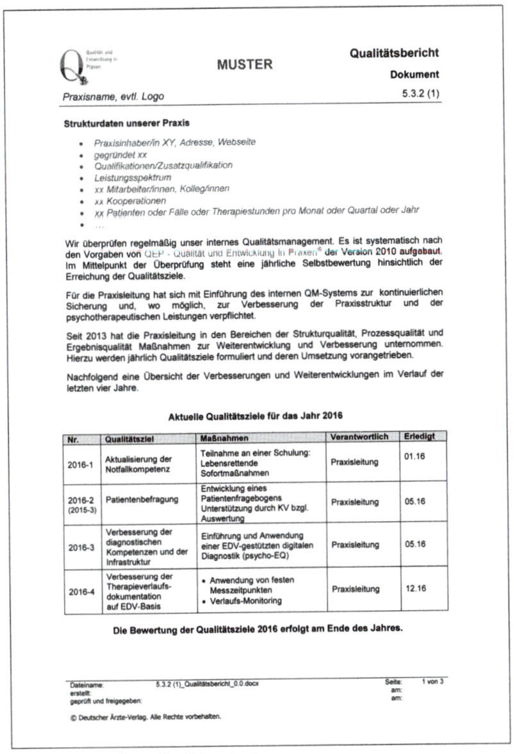

Praxisname, evtl. Logo

MUSTER

Qualitätsbericht

Dokument

5.3.2 (1)

Strukturdaten unserer Praxis

- *Praxisinhaber/in XY, Adresse, Webseite*
- *gegründet xx*
- *Qualifikationen/Zusatzqualifikation*
- *Leistungsspektrum*
- *xx Mitarbeiter/innen, Kolleg/innen*
- *xx Kooperationen*
- *xx Patienten oder Fälle oder Therapiestunden pro Monat oder Quartal oder Jahr*
- …

Wir überprüfen regelmäßig unser internes Qualitätsmanagement. Es ist systematisch nach den Vorgaben von QEP - Qualität und Entwicklung in Praxen® der Version 2010 aufgebaut. Im Mittelpunkt der Überprüfung steht eine jährliche Selbstbewertung hinsichtlich der Erreichung der Qualitätsziele.

Für die Praxisleitung hat sich mit Einführung des internen QM-Systems zur kontinuierlichen Sicherung und, wo möglich, zur Verbesserung der Praxisstruktur und der psychotherapeutischen Leistungen verpflichtet.

Seit 2013 hat die Praxisleitung in den Bereichen der Strukturqualität, Prozessqualität und Ergebnisqualität Maßnahmen zur Weiterentwicklung und Verbesserung unternommen. Hierzu werden jährlich Qualitätsziele formuliert und deren Umsetzung vorangetrieben.

Nachfolgend eine Übersicht der Verbesserungen und Weiterentwicklungen im Verlauf der letzten vier Jahre.

Aktuelle Qualitätsziele für das Jahr 2016

Nr.	Qualitätsziel	Maßnahmen	Verantwortlich	Erledigt
2016-1	Aktualisierung der Notfallkompetenz	Teilnahme an einer Schulung: Lebensrettende Sofortmaßnahmen	Praxisleitung	01.16
2016-2 (2015-3)	Patientenbefragung	Entwicklung eines Patientenfragebogens Unterstützung durch KV bzgl. Auswertung	Praxisleitung	05.16
2016-3	Verbesserung der diagnostischen Kompetenzen und der Infrastruktur	Einführung und Anwendung einer EDV-gestützten digitalen Diagnostik (psycho-EQ)	Praxisleitung	05.16
2016-4	Verbesserung der Therapieverlaufs-dokumentation auf EDV-Basis	• Anwendung von festen Messzeitpunkten • Verlaufs-Monitoring	Praxisleitung	12.16

Die Bewertung der Qualitätsziele 2016 erfolgt am Ende des Jahres.

Dateiname: 5.3.2 (1)_Qualitätsbericht_0.0.docx Seite: 1 von 3
erstellt: am:
geprüft und freigegeben: am:

© Deutscher Ärzte-Verlag. Alle Rechte vorbehalten.

5.3.2 (1) Qualitätsbericht_0_0

Notizen:

5.1.3 Qualitätsmanagement-System

Ziel 1

KERNZIEL Zur systematischen Qualitätsentwicklung ist ein die gesamte Praxis/ das gesamte MVZ umfassendes Qualitätsmanagement-System etabliert.

QM-RiLi

	Nachweise / Indikatoren	Das sollten Sie sich fragen.	Schätzen Sie sich ein ✓
1.	Das QM-System umfasst alle Bereiche, Aufgaben und Leistungen der Praxis/ des MVZ.	*Wie stellen Sie sicher, dass das QM-System alle Bereiche, Aufgaben und Leistungen der Praxis/ des MVZ umfasst?*	☐
2.	Für den Aufbau und die Weiterentwicklung des QM-Systems sind Verantwortlichkeiten festgelegt.	*Wer ist der verantwortliche Koordinator für den Aufbau, die Pflege und Weiterentwicklung des QM-Systems?*	☐
3.	Es gibt einen schriftlichen Zeit- und Maßnahmenplan für den Aufbau und die Weiterentwicklung des QM-Systems.	*Nach welchen inhaltlichen und zeitlichen Planungen gehen Sie beim Aufbau und der Weiterentwicklung des QM-Systems vor? Wo ist dieser Plan dokumentiert?*	☐
4.	Für den Aufbau und die Weiterentwicklung des QM-Systems werden von der Leitung Ressourcen bereitgestellt.	*Welche Ressourcen stellen Sie für den Aufbau und die Weiterentwicklung des QM-Systems bereit?*	☐

→ VORSCHLAG ZUR UMSETZUNG

Der Praxisinhaber trägt die Verantwortung für die Einführung von Qualitätsmanagement (QM) in der Praxis/ im MVZ. Die Wahrnehmung der Führungs- und Vorbildrolle trägt in Praxen mit Mitarbeitern entscheidend zum Erfolg bei der Umsetzung von QM bei. Qualitätsmanagement ist ein Bündel von fachlich-inhaltlichen und organisatorischen Maßnahmen und Tätigkeiten zur kontinuierlichen Sicherung und – wo möglich und nötig – Verbesserung der Qualität der psychotherapeutischen Versorgung. Das Qualitätsmanagement-System (QMS) umfasst alle Bereiche der Praxis/ des MVZ sowie alle mit QM in Verbindung stehenden Aktivitäten. QEP gibt dafür eine Struktur vor und liefert praktische Umsetzungshilfen, mit denen das interne, individuelle QMS aufgebaut und weiterentwickelt werden kann. Einen besonderen Schwerpunkt bilden die Prozesse der Patientenversorgung sowie risikobehaftete Abläufe. Bereits bestehende qualitätssichernde, überwachende und verbessernde Maßnahmen (z. B. Gutachterverfahren, Supervision/ Intervision, Qualitätszirkel) sollten in das QMS integriert werden.

Der Aufbau, die Pflege und die Weiterentwicklung des QMS erfordern zeitliche, materielle und finanzielle Ressourcen und eine strukturierte Projektplanung. Die Kenntnis und das Verständnis der Prinzipien der kontinuierlichen Qualitätsverbesserung im Sinne des PDCA-Zyklus (s. Glossar) sind dafür eine gute Grundlage. In einem Zeit- und Maßnahmenplan → Musterdokument sollte der Praxisinhaber, ggf. in Abstimmung mit dem Team, festlegen, welche Aktivitäten im Hinblick auf die Einführung und Umsetzung des QM wann und durch wen erfolgen. Die Leitung muss die erforderlichen Ressourcen (Zeit, Materialien, ggf. Software) zur Verfügung stellen und auf eine angemessene Qualifizierung (Fortbildung) des gesamten Teams in Prinzipien und Methoden des QM achten.

Es sollte regelmäßig eine kritische Überprüfung der Strukturen und Aktivitäten des QMS, dessen Pflege und kontinuierliche Weiterentwicklung → Musterdokument erfolgen. Der Praxisinhaber sollte festlegen, wie die Wirkungsweise und Anwendung des QMS im Arbeitsalltag überprüft wird. Dafür können bspw. Selbstbewertungen, interne Visitationen/ Audits, Peer Review-Verfahren und im Sinne einer Fremdbewertung eine QEP-Zertifizierung genutzt werden.

Team / Mitarbeiter

Die Koordination des Aufbaus und der Weiterentwicklung sollte ein von der Leitung als Qualitätsmanagement-Beauftragter/ QM-Koordinator benannter Mitarbeiter übernehmen. Zu dessen Aufgaben gehören die Dokumentation der Abläufe und Prozesse sowie die Überprüfung der Anwendung, Einhaltung und Verbesserung unter Berücksichtigung der Qualitätspolitik und der Qualitätsziele. Der QM-Koordinator sollte die Leitung regelmäßig über den Stand der QM-Aktivitäten informieren und den Kollegen erforderliche Unterstützung, z. B. bei der Erstellung von Ablaufbeschreibungen, anbieten. Die Verantwortlichen sollten geschult bzw. fortgebildet werden und deren Aufgaben allen Mitarbeitern bekannt sein.

Wenn Sie Regelungen getroffen haben, die nicht schriftlich festgehalten werden, sollte regelmäßig hinterfragt werden, ob diese auch allen Beteiligten bekannt sind und von allen verlässlich angewendet werden.

MUSTERDOKUMENTE

- → 5.1.3 (1) Zeit- und Maßnahmenplan_QM-Aufbau_0.0
- → 5.1.3 (1) Zeit- und Maßnahmenplan_QM-Weiterentwicklung_0.0

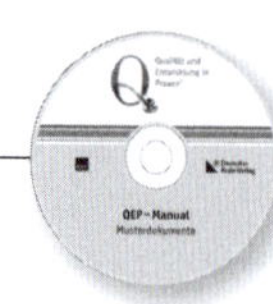

SIEHE HIERZU:

3.2.2 Fortbildung und Qualifizierung
4.1.1 Führung und Organisation
4.1.2 Organisationsstruktur und Verantwortlichkeiten

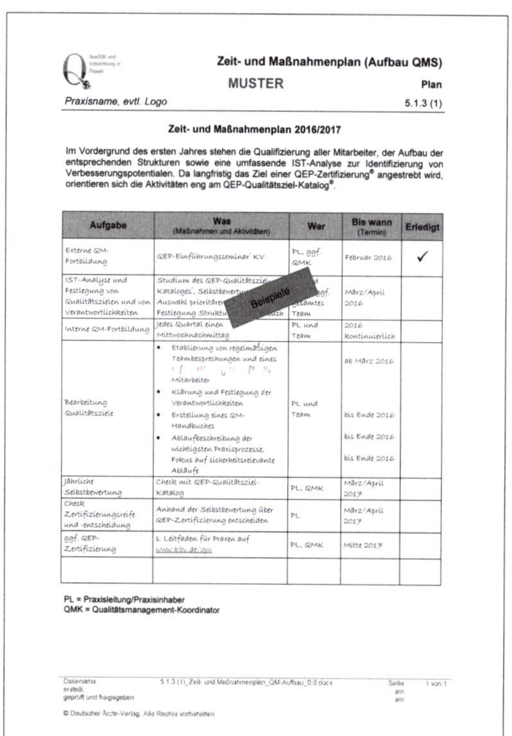

Zeit- und Maßnahmenplan (Aufbau QMS)

MUSTER

Plan

Praxisname, evtl. Logo

5.1.3 (1)

Zeit- und Maßnahmenplan 2016/2017

Im Vordergrund des ersten Jahres stehen die Qualifizierung aller Mitarbeiter, der Aufbau der entsprechenden Strukturen sowie eine umfassende IST-Analyse zur Identifizierung von Verbesserungspotentialen. Da langfristig das Ziel einer QEP-Zertifizierung® angestrebt wird, orientieren sich die Aktivitäten eng am QEP-Qualitätsziel-Katalog®.

Aufgabe	Was (Maßnahmen und Aktivitäten)	Wer	Bis wann (Termin)	Erledigt
Externe QM-Fortbildung	QEP-Einführungsseminar KV	PL, ggf. QMK	Februar 2016	✓
IST-Analyse und Festlegung von Qualitätszielen und von Verantwortlichkeiten	Studium des QEP-Qualitätsziel-Kataloges, Selbstbewert... Auswahl prioritären... Festlegung Struktu... ...uch	...d ggf. gesamtes Team	März/April 2016	
Interne QM-Fortbildung	Jedes Quartal einen Mittwochnachmittag	PL und Team	2016 kontinuierlich	
Bearbeitung Qualitätsziele	• Etablierung von regelmäßigen Teambesprechungen und eines ... Mitarbeiter • Klärung und Festlegung der Verantwortlichkeiten • Erstellung eines QM-Handbuches • Ablaufbeschreibung der wichtigsten Praxisprozesse, Fokus auf sicherheitsrelevante Abläufe	PL und Team	ab März 2016 bis Ende 2016 bis Ende 2016 bis Ende 2016	
Jährliche Selbstbewertung	Check mit QEP-Qualitätsziel-Katalog	PL, QMK	März/April 2017	
Check Zertifizierungsreife und -entscheidung	Anhand der Selbstbewertung über QEP-Zertifizierung entscheiden	PL	März/April 2017	
ggf. QEP-Zertifizierung	s. Leitfaden für Praxen auf www.kbv.de/qm	PL, QMK	Mitte 2017	

Beispiele

PL = Praxisleitung/Praxisinhaber
QMK = Qualitätsmanagement-Koordinator

Dateiname 5.1.3 (1)_Zeit- und Maßnahmenplan_QM-Aufbau_0.0.docx Seite 1 von 1
erstellt: am
geprüft und freigegeben am

© Deutscher Ärzte-Verlag. Alle Rechte vorbehalten

5.1.3 (1) Zeit- und Maßnahmenplan_QM-Aufbau_0.0

Praxisname, evtl. Logo

Zeit- und Maßnahmenplan Weiterentwicklung QMS

MUSTER

Plan

5.1.3 (1)

Zeit- und Maßnahmenplan 2017 und Folgejahre

Nach der QM-Qualifizierung aller Mitarbeiter, dem Aufbau der QM-Strukturen sowie einer ersten IST-Analyse im ersten Jahr, stehen in den Folgejahren die kontinuierliche Weiterentwicklung und mittelfristig eine QEP-Zertifizierung® an. Folgende QM-Maßnahmen müssen wir immer wiederkehrend berücksichtigen:

QEP*	Aufgabe	Wer	Wie oft	Bis wann (Termin)	Bemerkungen	Erledigt
1.3.5 (1)	Überprüfung der Behandlungspfade und Ablaufbeschreibungen	PL	jährlich	12/2017		✓
1.3.6 (1)	Aktualisierung von Informationsmaterialien	Mitarbeiterin....	regelmäßig	Jeweils zum Quartalsende		
2.3.1 (1)	Schulung Vertraulichkeit und Intimsphäre	QMK	jährlich	3. Quartal ´17		
3.1.1 (1)	Urlaubsplanung und Dienstplanung	Praxismanagerin mit Team	kontinuierlich	…		
3.1.3 (1)	Teambesprechungen	rotierend im Team	monatlich			
3.2.2. (1)	Ermittlung des Fortbildungsbedarfs (Dokumentation z. B. im Protokoll)	PL	jährlich	…		
4.1.1. (1)	Planung Strategie	PL	jährlich			
4.1.1. (3)	Regelmäßige Prüfung Qualifikation Mitarbeiter / Aufgaben	PL	regelmäßig			
4.1.2. (2)	Prüfung Vollständigkeit Unterschriften- und Kürzelliste	QMK	jährlich			
4.3.1. (1)	Unterweisung Arbeitssicherheit und	PL/Fachkraft für Arbeitssicherheit	jährlich/ alle drei Jahre			

Beispiele

Dateiname: 5.1.3 (1)_Zeit- und Maßnahmenplan_QM-Weiterentwicklung_0.0.docx | Seite 1 von 2

erstellt: am

geprüft und freigegeben: am

5.1.3 (1) Zeit- und Maßnahmenplan_QM-Weiterentwicklung_0.0

Notizen:

Notizen:

5.2.2 Befragungen

Ziel 1

KERNZIEL Ergebnisse von Patientenbefragungen werden für die Qualitätsentwicklung der Praxis/ des MVZ genutzt.

QM-RiLi

	Nachweise / Indikatoren	Das sollten Sie sich fragen.	Schätzen Sie sich ein ✓
1.	Die Patienten werden regelmäßig, mindestens alle drei Jahre, strukturiert befragt.	*Wie und wie oft werden Patientenbefragungen durchgeführt?*	☐
2.	Methode und Umfang der Befragungen sind festgelegt.	*Mit welcher Methode und in welchem Umfang führen Sie Befragungen durch?*	☐
3.	Die Befragungen werden systematisch ausgewertet und die Auswertungen sind dokumentiert.	*Wie werten Sie durchgeführte Befragungen aus und dokumentieren diese?*	☐
4.	Die Ergebnisse werden analysiert und gemeinsam mit dem Team werden Maßnahmen abgeleitet.	*Wie erfolgt die Analyse von Befragungsergebnissen?* *Welche konkreten Maßnahmen haben Sie bereits aus der Analyse abgeleitet?*	☐

➔ VORSCHLAG ZUR UMSETZUNG

Wenn Sie neben den kontinuierlichen Rückmeldungen der Patienten im Rahmen der Therapie ein systematisches Feedback einholen möchten, können schriftliche Patientenbefragungen eine allgemeine Rückmeldung zur Zufriedenheit und Hinweise für Verbesserungen der Praxisabläufe geben. Um vergleichen und eine Entwicklung aufzeigen zu können, sollten sie regelmäßig, z. B. jährlich, mindestens aber dreijährlich in der Praxis durchgeführt werden.

In psychotherapeutischen Praxen, insbesondere in Einzelpraxen, werden in der Regel nur eine kleine Anzahl von Patienten behandelt. Während der Diagnostik und Behandlung findet bereits eine anhaltende Klärung von Wünschen, Enttäuschungen und Bedürfnissen der Patienten statt, so dass Psychotherapeuten und Patienten im engen Austausch stehen. Nicht immer sind Patienten in der Lage, Kritik verbal zu äußern. Aus diesem Grund kann eine Befragung eine zusätzliche Möglichkeit sein, Informationen an die Psychotherapeuten / Mitarbeiter zurückzuspiegeln.

Hilfreich sind Fragen zu/ zur/ zum:

- Zugang zum Versorgungssystem (Wartezeiten, Erreichbarkeit),
- Organisation von Abläufen, ggf. Wartezeiten vor einem Behandlungstermin,
- Kontinuität der Behandlung,
- persönliche Zuwendung und Umgang,
- Räumlichkeiten und Ausstattung,
- Kommunikation und Information,
- Psychotherapeuten und ggf. Praxispersonal,
- psychotherapeutischen, ggf. präventiven, ggf. medizinischen Leistungen.

Die Praxisleitung entscheidet welcher Fragebogen zur Messung der Patientenzufriedenheit am ehesten in Frage kommt. Beispielsweise kann der ZAP-Fragebogen der Medizinischen Hochschule Hannover (MHH) → Musterdokument – er wurde jedoch speziell für Arztpraxen entwickelt – inklusive eines Auswertungstools kostenlos von der Webseite der KBV (www.kbv.de) heruntergeladen werden.

Die Befragung von Kindern und Jugendlichen ist altersabhängig. Die Durchführung muss je nach geistiger Entwicklungsreife vom Therapeuten entschieden und mit den Sorgeberechtigten abgestimmt werden.

Der Umfang an Fragen und der damit verbundene Zeitaufwand sollten für die Patienten akzeptabel sein. Um einen hohen Rücklauf zu erzielen, sollte das Ausfüllen des Fragebogens nicht mehr als 10 Minuten Zeit in Anspruch nehmen und vor oder nach einer Therapiesitzung bzw. Behandlung möglich sein. Die Befragung sollte möglichst anonym durchgeführt werden. Es ist sinnvoll ein Zeitfenster festzulegen, z. B. die ersten vier Wochen im 2. Quartal, in welchem die Befragung durchgeführt wird. Entweder übergibt die Praxisleitung oder ein Mitglied des Teams/ des MVZ den Patienten die Fragebogen. Der Rücklauf kann erhöht werden, wenn dies verbal mit kurzen Hintergrundinformationen begleitet wird, die die Patienten zur Beteiligung motivieren. Die ausgefüllten Fragebogen können beispielsweise in einer Box im Wartebereich gesammelt oder per Post im möglichst vorfrankiertem Rückumschlag an die Praxis zurück geschickt werden.

Über eine Wiederholung der Befragung zum späteren Zeitpunkt (z. B. im Folgejahr) lässt sich evaluieren, ob sich die Zufriedenheit der Patienten z. B. durch veränderte Praxisabläufe verbessert hat.

Team / Mitarbeiter

Die Auswertung sollte dokumentiert und – sofern vorhanden – im Team vorgestellt und besprochen werden. Es ist sinnvoll, gemeinsam Verbesserungspotenziale zu identifizieren und Verbesserungsmaßnahmen abzuleiten. Inhaber psychotherapeutischer Einzelpraxen können die Fragestellungen im Rahmen ihres Qualitätszirkels reflektieren. Bei der Darstellung der Ergebnisse ist die meist kleine Fallzahl zu berücksichtigen.

MUSTERDOKUMENTE

- → 5.2.2 (1) Patientenfragebogen_0.0
- → ZAP_Erwachsene (© MHH)
- → 5.2.2 (3) Fragebogen Mitarbeiter_0.0

WEITERE INFORMATIONEN AUF CD-ROM

- → ZAP_Arabisch, _Englisch, _Französisch, _Russisch, _Spanisch, _Türkisch (© MHH)
- → 5.2.2_ZAP_Auswertungstool_2.0.xlsx

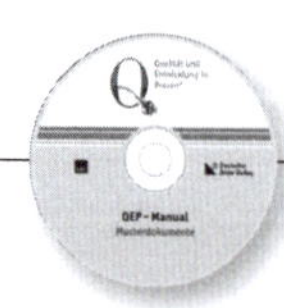

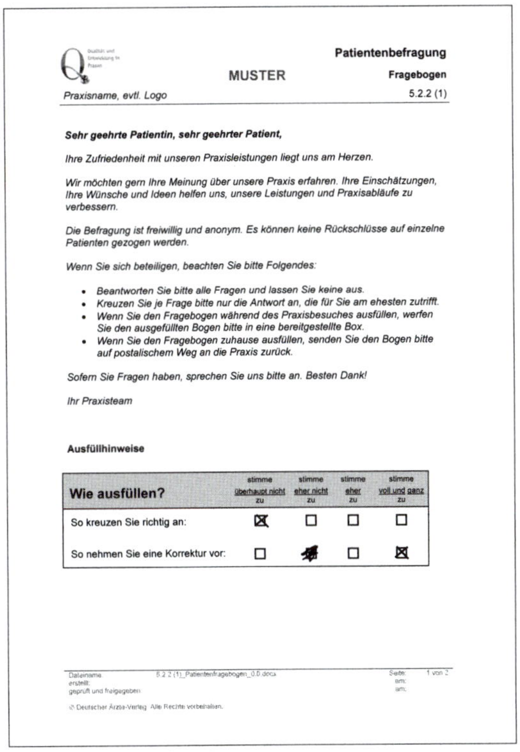
Qualität und Entwicklung in Praxen

Patientenbefragung

MUSTER

Fragebogen

Praxisname, evtl. Logo

5.2.2 (1)

Sehr geehrte Patientin, sehr geehrter Patient,

Ihre Zufriedenheit mit unseren Praxisleistungen liegt uns am Herzen.

Wir möchten gern Ihre Meinung über unsere Praxis erfahren. Ihre Einschätzungen, Ihre Wünsche und Ideen helfen uns, unsere Leistungen und Praxisabläufe zu verbessern.

Die Befragung ist freiwillig und anonym. Es können keine Rückschlüsse auf einzelne Patienten gezogen werden.

Wenn Sie sich beteiligen, beachten Sie bitte Folgendes:

- *Beantworten Sie bitte alle Fragen und lassen Sie keine aus.*
- *Kreuzen Sie je Frage bitte nur die Antwort an, die für Sie am ehesten zutrifft.*
- *Wenn Sie den Fragebogen während des Praxisbesuches ausfüllen, werfen Sie den ausgefüllten Bogen bitte in eine bereitgestellte Box.*
- *Wenn Sie den Fragebogen zuhause ausfüllen, senden Sie den Bogen bitte auf postalischem Weg an die Praxis zurück.*

Sofern Sie Fragen haben, sprechen Sie uns bitte an. Besten Dank!

Ihr Praxisteam

Ausfüllhinweise

Wie ausfüllen?	stimme überhaupt nicht zu	stimme eher nicht zu	stimme eher zu	stimme voll und ganz zu
So kreuzen Sie richtig an:	☒	☐	☐	☐
So nehmen Sie eine Korrektur vor:	☐	■	☐	☒

Dateiname: 5.2.2 (1)_Patientenfragebogen_0.0.docx | Seite: 1 von 2
erstellt: | am:
geprüft und freigegeben: | am:

© Deutscher Ärzte-Verlag. Alle Rechte vorbehalten.

5.2.2 (1) Patientenfragebogen_0.0

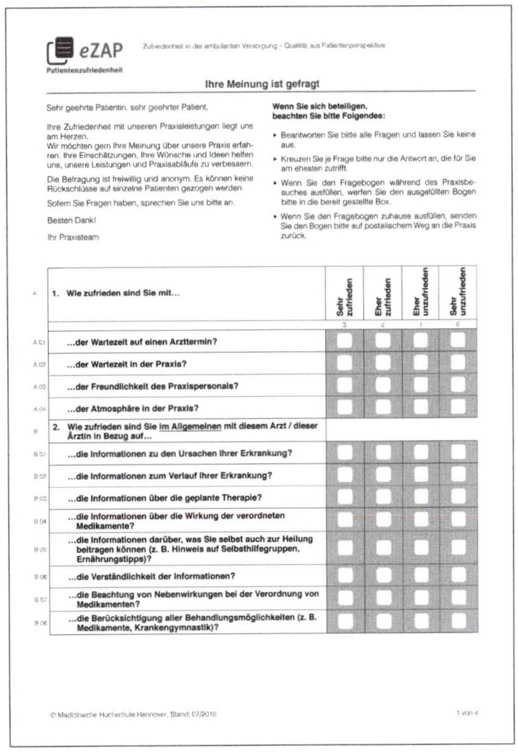
eZAP Patientenzufriedenheit

Zufriedenheit in der ambulanten Versorgung – Qualität aus Patientenperspektive

Ihre Meinung ist gefragt

Sehr geehrte Patientin, sehr geehrter Patient,

Ihre Zufriedenheit mit unseren Praxisleistungen liegt uns am Herzen.
Wir möchten gern Ihre Meinung über unsere Praxis erfahren. Ihre Einschätzungen, Ihre Wünsche und Ideen helfen uns, unsere Leistungen und Praxisabläufe zu verbessern.

Die Befragung ist freiwillig und anonym. Es können keine Rückschlüsse auf einzelne Patienten gezogen werden.

Sofern Sie Fragen haben, sprechen Sie uns bitte an.

Besten Dank!

Ihr Praxisteam

Wenn Sie sich beteiligen, beachten Sie bitte Folgendes:

- Beantworten Sie bitte alle Fragen und lassen Sie keine aus.
- Kreuzen Sie je Frage bitte nur die Antwort an, die für Sie am ehesten zutrifft.
- Wenn Sie den Fragebogen während des Praxisbesuches ausfüllen, werfen Sie den ausgefüllten Bogen bitte in die bereit gestellte Box.
- Wenn Sie den Fragebogen zuhause ausfüllen, senden Sie den Bogen bitte auf postalischem Weg an die Praxis zurück.

1. Wie zufrieden sind Sie mit…	Sehr zufrieden	Eher zufrieden	Eher unzufrieden	Sehr unzufrieden
	3	2	1	0
…der Wartezeit auf einen Arzttermin?				
…der Wartezeit in der Praxis?				
…der Freundlichkeit des Praxispersonals?				
…der Atmosphäre in der Praxis?				
2. Wie zufrieden sind Sie im Allgemeinen mit diesem Arzt / dieser Ärztin in Bezug auf…				
…die Informationen zu den Ursachen Ihrer Erkrankung?				
…die Informationen zum Verlauf Ihrer Erkrankung?				
…die Informationen über die geplante Therapie?				
…die Informationen über die Wirkung der verordneten Medikamente?				
…die Informationen darüber, was Sie selbst auch zur Heilung beitragen können (z. B. Hinweis auf Selbsthilfegruppen, Ernährungstipps)?				
…die Verständlichkeit der Informationen?				
…die Beachtung von Nebenwirkungen bei der Verordnung von Medikamenten?				
…die Berücksichtigung aller Behandlungsmöglichkeiten (z. B. Medikamente, Krankengymnastik)?				

© Medizinische Hochschule Hannover, Stand: 07/2016 | 1 von 4

ZAP_Erwachsene (© MHH)

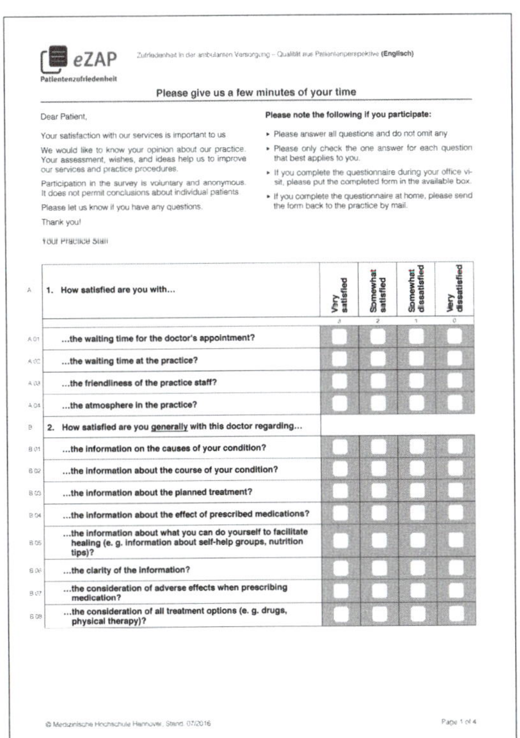
eZAP Patientenzufriedenheit

Zufriedenheit in der ambulanten Versorgung – Qualität aus Patientenperspektive **(Englisch)**

Please give us a few minutes of your time

Dear Patient,

Your satisfaction with our services is important to us.

We would like to know your opinion about our practice. Your assessment, wishes, and ideas help us to improve our services and practice procedures.

Participation in the survey is voluntary and anonymous. It does not permit conclusions about individual patients.

Please let us know if you have any questions.

Thank you!

Your Practice Staff

Please note the following if you participate:

- Please answer all questions and do not omit any.
- Please only check the one answer for each question that best applies to you.
- If you complete the questionnaire during your office visit, please put the completed form in the available box.
- If you complete the questionnaire at home, please send the form back to the practice by mail.

1. How satisfied are you with…	Very satisfied	Somewhat satisfied	Somewhat dissatisfied	Very dissatisfied
	3	2	1	0
…the waiting time for the doctor's appointment?				
…the waiting time at the practice?				
…the friendliness of the practice staff?				
…the atmosphere in the practice?				
2. How satisfied are you generally with this doctor regarding…				
…the information on the causes of your condition?				
…the information about the course of your condition?				
…the information about the planned treatment?				
…the information about the effect of prescribed medications?				
…the information about what you can do yourself to facilitate healing (e. g. information about self-help groups, nutrition tips)?				
…the clarity of the information?				
…the consideration of adverse effects when prescribing medication?				
…the consideration of all treatment options (e. g. drugs, physical therapy)?				

© Medizinische Hochschule Hannover, Stand: 07/2016 | Page 1 of 4

ZAP_Erwachsene_EN (© MHH)

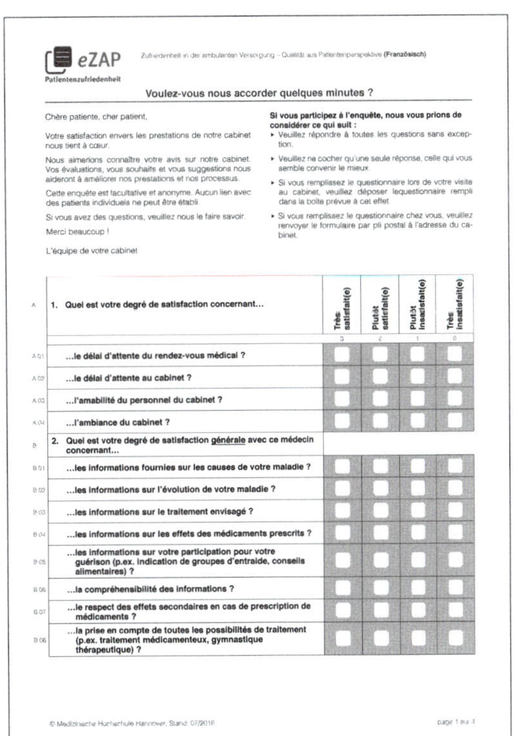
eZAP Patientenzufriedenheit

Zufriedenheit in der ambulanten Versorgung – Qualität aus Patientenperspektive **(Französisch)**

Voulez-vous nous accorder quelques minutes ?

Chère patiente, cher patient,

Votre satisfaction envers les prestations de notre cabinet nous tient à cœur.

Nous aimerions connaître votre avis sur notre cabinet. Vos évaluations, vous souhaits et vous suggestions nous aideront à améliorer nos prestations et nos processus.

Cette enquête est facultative et anonyme. Aucun lien avec des patients individuels ne peut être établi.

Si vous avez des questions, veuillez nous le faire savoir.

Merci beaucoup !

L'équipe de votre cabinet

Si vous participez à l'enquête, nous vous prions de considérer ce qui suit :

- Veuillez répondre à toutes les questions sans exception.
- Veuillez ne cocher qu'une seule réponse, celle qui vous semble convenir le mieux.
- Si vous remplissez le questionnaire lors de votre visite au cabinet, veuillez déposer lequestionnaire rempli dans la boîte prévue à cet effet.
- Si vous remplissez le questionnaire chez vous, veuillez renvoyer le formulaire par pli postal à l'adresse du cabinet.

1. Quel est votre degré de satisfaction concernant…	Très satisfait(e)	Plutôt satisfait(e)	Plutôt insatisfait(e)	Très insatisfait(e)
	3	2	1	0
…le délai d'attente du rendez-vous médical ?				
…le délai d'attente au cabinet ?				
…l'amabilité du personnel du cabinet ?				
…l'ambiance du cabinet ?				
2. Quel est votre degré de satisfaction générale avec ce médecin concernant…				
…les informations fournies sur les causes de votre maladie ?				
…les informations sur l'évolution de votre maladie ?				
…les informations sur le traitement envisagé ?				
…les informations sur les effets des médicaments prescrits ?				
…les informations sur votre participation pour votre guérison (p.ex. indication de groupes d'entraide, conseils alimentaires) ?				
…la compréhensibilité des informations ?				
…le respect des effets secondaires en cas de prescription de médicaments ?				
…la prise en compte de toutes les possibilités de traitement (p.ex. traitement médicamenteux, gymnastique thérapeutique) ?				

© Medizinische Hochschule Hannover, Stand: 07/2016 | page 1 sur 4

ZAP_Erwachsene_FR (© MHH)

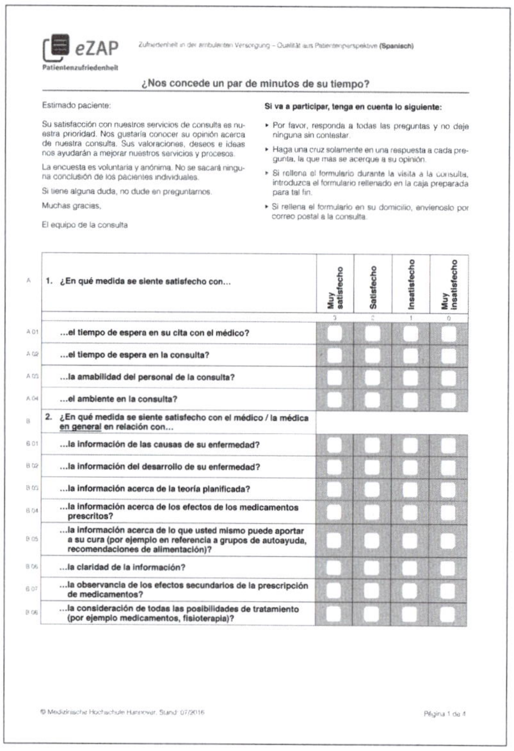

eZAP Patientenzufriedenheit — Zufriedenheit in der ambulanten Versorgung – Qualität aus Patientenperspektive (Spanisch)

¿Nos concede un par de minutos de su tiempo?

Estimado paciente:

Su satisfacción con nuestros servicios de consulta es nuestra prioridad. Nos gustaría conocer su opinión acerca de nuestra consulta. Sus valoraciones, deseos e ideas nos ayudarán a mejorar nuestros servicios y procesos.

La encuesta es voluntaria y anónima. No se sacará ninguna conclusión de los pacientes individuales.

Si tiene alguna duda, no dude en preguntarnos.

Muchas gracias,

El equipo de la consulta

Si va a participar, tenga en cuenta lo siguiente:

- Por favor, responda a todas las preguntas y no deje ninguna sin contestar.
- Haga una cruz solamente en una respuesta a cada pregunta, la que mas se acerque a su opinión.
- Si rellena el formulario durante la visita a la consulta, introduzca el formulario rellenado en la caja preparada para tal fin.
- Si rellena el formulario en su domicilio, envíenoslo por correo postal a la consulta.

		Muy satisfecho	Satisfecho	Insatisfecho	Muy insatisfecho
A	**1. ¿En qué medida se siente satisfecho con...**	3	2	1	0
A 01	**...el tiempo de espera en su cita con el médico?**				
A 02	**...el tiempo de espera en la consulta?**				
A 03	**...la amabilidad del personal de la consulta?**				
A 04	**...el ambiente en la consulta?**				
B	**2. ¿En qué medida se siente satisfecho con el médico / la médica en general en relación con...**				
B 01	**...la información de las causas de su enfermedad?**				
B 02	**...la información del desarrollo de su enfermedad?**				
B 03	**...la información acerca de la teoría planificada?**				
B 04	**...la información acerca de los efectos de los medicamentos prescritos?**				
B 05	**...la información acerca de lo que usted mismo puede aportar a su cura (por ejemplo en referencia a grupos de autoayuda, recomendaciones de alimentación)?**				
B 06	**...la claridad de la información?**				
B 07	**...la observancia de los efectos secundarios de la prescripción de medicamentos?**				
B 08	**...la consideración de todas las posibilidades de tratamiento (por ejemplo medicamentos, fisioterapia)?**				

© Medizinische Hochschule Hannover, Stand: 07/2016 — Página 1 de 4

ZAP_Erwachsene_ES (© MHH)

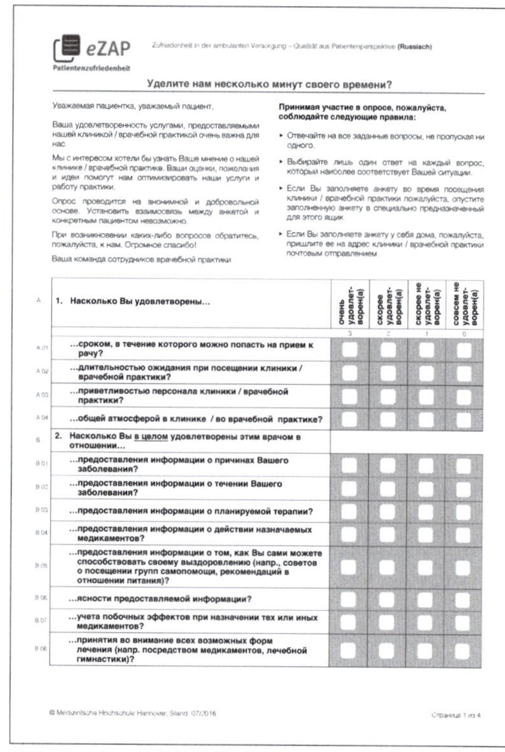

eZAP Patientenzufriedenheit — Zufriedenheit in der ambulanten Versorgung – Qualität aus Patientenperspektive (Russisch)

Уделите нам несколько минут своего времени?

Уважаемая пациентка, уважаемый пациент,

Ваша удовлетворенность услугами, предоставляемыми нашей клиникой / врачебной практикой очень важна для нас.

Мы с интересом хотели бы узнать Ваше мнение о нашей клинике / врачебной практике. Ваши оценки, пожелания и идеи помогут нам оптимизировать наши услуги и работу практики.

Опрос проводится на анонимной и добровольной основе. Установить взаимосвязь между анкетой и конкретным пациентом невозможно.

При возникновении каких-либо вопросов обратитесь, пожалуйста, к нам. Огромное спасибо!

Ваша команда сотрудников врачебной практики

Принимая участие в опросе, пожалуйста, соблюдайте следующие правила:

- Отвечайте на все заданные вопросы, не пропуская ни одного.
- Выбирайте лишь один ответ на каждый вопрос, который наиболее соответствует Вашей ситуации.
- Если Вы заполняете анкету во время посещения клиники / врачебной практики пожалуйста, опустите заполненную анкету в специально предназначенный для этого ящик.
- Если Вы заполняете анкету у себя дома, пожалуйста, пришлите ее на адрес клиники / врачебной практики почтовым отправлением.

		очень удовлет-ворен(а)	скорее удовлет-ворен(а)	скорее не удовлет-ворен(а)	совсем не удовлет-ворен(а)
A	**1. Насколько Вы удовлетворены...**	3	2	1	0
A 01	**...сроком, в течение которого можно попасть на прием к рачу?**				
A 02	**...длительностью ожидания при посещении клиники / врачебной практики?**				
A 03	**...приветливостью персонала клиники / врачебной практики?**				
A 04	**...общей атмосферой в клинике / во врачебной практике?**				
B	**2. Насколько Вы в целом удовлетворены этим врачом в отношении...**				
B 01	**...предоставления информации о причинах Вашего заболевания?**				
B 02	**...предоставления информации о течении Вашего заболевания?**				
B 03	**...предоставления информации о планируемой терапии?**				
B 04	**...предоставления информации о действии назначаемых медикаментов?**				
B 05	**...предоставления информации о том, как Вы сами можете способствовать своему выздоровлению (напр., советов о посещении групп самопомощи, рекомендаций в отношении питания)?**				
B 06	**...ясности предоставляемой информации?**				
B 07	**...учета побочных эффектов при назначении тех или иных медикаментов?**				
B 08	**...принятия во внимание всех возможных форм лечения (напр. посредством медикаментов, лечебной гимнастики)?**				

© Medizinische Hochschule Hannover, Stand: 07/2016 — Страница 1 из 4

ZAP_Erwachsene_RU (© MHH)

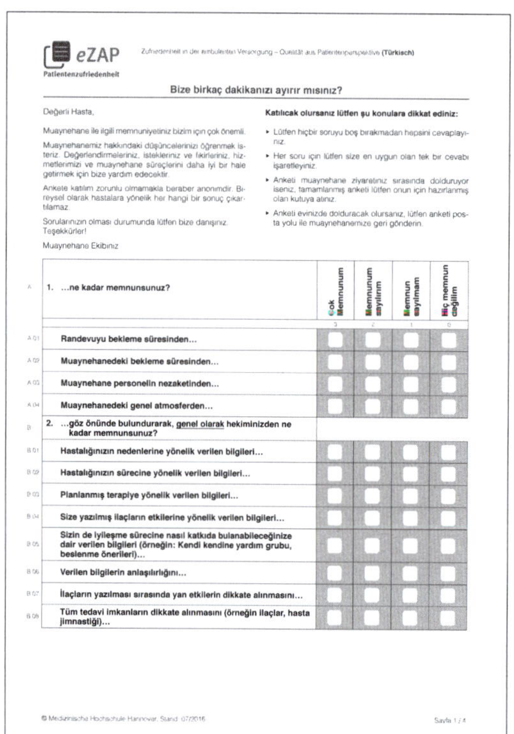

eZAP Patientenzufriedenheit — Zufriedenheit in der ambulanten Versorgung – Qualität aus Patientenperspektive (Türkisch)

Bize birkaç dakikanızı ayırır mısınız?

Değerli Hasta,

Muaynehane ile ilgili memnuniyetiniz bizim için çok önemli.

Muaynehanemiz hakkındaki düşüncelerinizi öğrenmek isteriz. Değerlendirmeleriniz, istekleriniz ve fikirleriniz, hizmetlerimizi ve muaynehane süreçlerini daha iyi bir hale getirmek için bize yardım edecektir.

Ankete katılım zorunlu olmamakla beraber anonımdir. Bireysel olarak hastalara yönelik her hangi bir sonuç çıkartılamaz.

Sorularınızın olması durumunda lütfen bize danışınız. Teşekkürler!

Muaynehane Ekibiniz

Katılıcak olursanız lütfen şu konulara dikkat ediniz:

- Lütfen hiçbir soruyu boş bırakmadan hepsini cevaplayınız.
- Her soru için lütfen size en uygun olan tek bir cevabı işaretleyiniz.
- Anketi muaynehane ziyaretiniz sırasında dolduruyor iseniz, tamamlanmış anketi lütfen onun için hazırlanmış olan kutuya atınız.
- Anketi evinizde dolduracak olursanız, lütfen anketi posta yolu ile muaynehanemize geri gönderin.

		Çok Memnunum	Memnunum sayılırım	Memnun sayılmam	Hiç memnun değilim
A	**1. ...ne kadar memnunsunuz?**	3	2	1	0
A 01	**Randevuyu bekleme süresinden...**				
A 02	**Muaynehanedeki bekleme süresinden...**				
A 03	**Muaynehane personelin nezaketinden...**				
A 04	**Muaynehanedeki genel atmosferden...**				
B	**2. ...göz önünde bulundurarak, genel olarak hekiminizden ne kadar memnunsunuz?**				
B 01	**Hastalığınızın nedenlerine yönelik verilen bilgileri...**				
B 02	**Hastalığınızın sürecine yönelik verilen bilgileri...**				
B 03	**Planlanmış terapiye yönelik verilen bilgileri...**				
B 04	**Size yazılmış ilaçların etkilerine yönelik verilen bilgileri...**				
B 05	**Sizin de iyileşme sürecine nasıl katkıda bulanabileceğinize dair verilen bilgileri (örneğin: Kendi kendine yardım grubu, beslenme önerileri)...**				
B 06	**Verilen bilgilerin anlaşılırlığını...**				
B 07	**İlaçların yazılması sırasında yan etkilerin dikkate alınmasını...**				
B 08	**Tüm tedavi imkanların dikkate alınmasını (örneğin ilaçlar, hasta jimnastiği)...**				

© Medizinische Hochschule Hannover, Stand: 07/2016 — Sayfa 1 / 4

ZAP_Erwachsene_TR (© MHH)

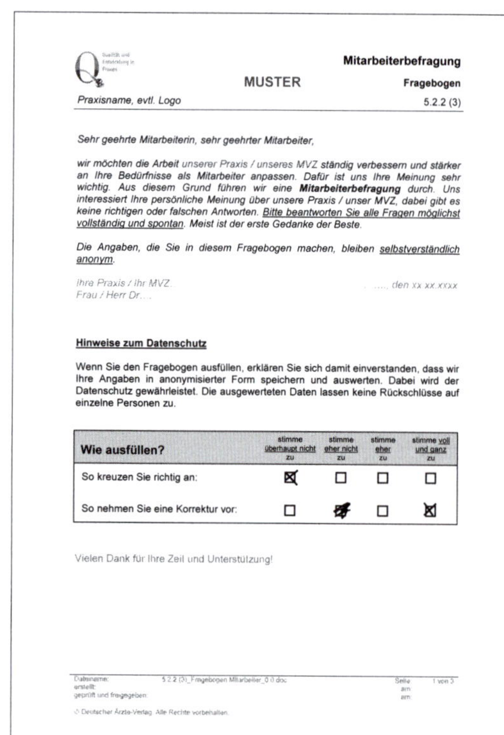

Qualität und Entwicklung in Praxen

Mitarbeiterbefragung

MUSTER

Fragebogen

Praxisname, evtl. Logo — 5.2.2 (3)

Sehr geehrte Mitarbeiterin, sehr geehrter Mitarbeiter,

*wir möchten die Arbeit unserer Praxis / unseres MVZ ständig verbessern und stärker an Ihre Bedürfnisse als Mitarbeiter anpassen. Dafür ist uns Ihre Meinung sehr wichtig. Aus diesem Grund führen wir eine **Mitarbeiterbefragung** durch. Uns interessiert Ihre persönliche Meinung über unsere Praxis / unser MVZ, dabei gibt es keine richtigen oder falschen Antworten. Bitte beantworten Sie alle Fragen möglichst vollständig und spontan. Meist ist der erste Gedanke der Beste.*

Die Angaben, die Sie in diesem Fragebogen machen, bleiben selbstverständlich anonym.

Ihre Praxis / Ihr MVZ — *......, den xx.xx.xxxx*
Frau / Herr Dr....

Hinweise zum Datenschutz

Wenn Sie den Fragebogen ausfüllen, erklären Sie sich damit einverstanden, dass wir Ihre Angaben in anonymisierter Form speichern und auswerten. Dabei wird der Datenschutz gewährleistet. Die ausgewerteten Daten lassen keine Rückschlüsse auf einzelne Personen zu.

Wie ausfüllen?	stimme überhaupt nicht zu	stimme eher nicht zu	stimme eher zu	stimme voll und ganz zu
So kreuzen Sie richtig an:	☒	☐	☐	☐
So nehmen Sie eine Korrektur vor:	☐	■	☐	☒

Vielen Dank für Ihre Zeit und Unterstützung!

Dateiname: 5.2.2 (3)_Fragebogen Mitarbeiter_0.0.doc — Seite: 1 von 3
erstellt: am:
geprüft und freigegeben: am:
© Deutscher Ärzte-Verlag. Alle Rechte vorbehalten.

5.2.2 (3) Fragebogen Mitarbeiter_0.0

5.2.3 Beschwerdemanagement und Vorschlagswesen

Ziel 1

KERNZIEL Beschwerden, Anregungen und Rückmeldungen werden zur kontinuierlichen Verbesserung genutzt.

QM-RiLi

	Nachweise / Indikatoren	Das sollten Sie sich fragen.	Schätzen Sie sich ein ✓
1.	Es gibt eine schriftlich formulierte Interne Regelung, wie mit Beschwerden, Anregungen und Rückmeldungen von Patienten und anderen Personen umgegangen wird.	*Wie wird mit Beschwerden, Anregungen und Rückmeldungen von Patienten und anderen Personen umgegangen?* *Wie gewährleisten Sie, dass diese entgegengenommen und bearbeitet werden?*	☐
2.	Patienten und anderen Personen wird die Gelegenheit gegeben, Beschwerden, Anregungen und Rückmeldungen zu geben.	*Welche Möglichkeiten haben Patienten und andere Personen, sich zu Beschweren oder Anregungen und Rückmeldungen zu geben?*	☐
3.	Beschwerden, Anregungen und Rückmeldungen werden dokumentiert.	*Wie gehen Sie bei der Erfassung und Beantwortung von Beschwerden, Anregungen und Rückmeldungen vor?*	☐
4.	Beschwerden, Anregungen und Rückmeldungen werden im Team besprochen, ausgewertet und Maßnahmen werden abgeleitet.	*Wie erfolgt die Nachbearbeitung von Beschwerden, Anregungen und Rückmeldungen?* *Welche konkreten Maßnahmen haben Sie aus der Nachbearbeitung bereits gezogen?*	☐
5.	Beschwerden, Anregungen und Rückmeldungen werden angemessen und zeitnah beantwortet.	*Wie und wann beantworten Sie Beschwerden, Anregungen und Rückmeldungen?*	☐

➔ VORSCHLAG ZUR UMSETZUNG

TIPP: Mit 2.1.3 bearbeiten!

Da Psychotherapeuten stets im persönlichen Kontakt mit ihren Patienten stehen und ein intensiver Austausch zum therapeutischen Verlauf gehört, ist – je nach Größe der Praxis/ Einrichtung – abzuwägen, ob ein systematisches Beschwerdemanagement etabliert werden soll. Hierbei sind auch Beschwerden, Anregungen und Rückmeldungen von Angehörigen und Kooperationspartner zu berücksichtigen.

Das Beschwerdemanagement ist ein Instrument des Qualitätsmanagements und zielt auf die kurzfristige Wiederherstellung und langfristige Erhöhung der Zufriedenheit der Patienten, ihrer Angehörige und Kooperationspartner der Praxis/ der Einrichtung. Ziel ist nicht die Identifizierung und „Bestrafung" der Verantwortlichen. Beschwerden sollten als hilfreiche Hinweise auf Verbesserungspotenziale genutzt und ausgewertet werden. Die Patienten sollten aktiv auf die Möglichkeit hingewiesen werden, ihren Unmut, Anregungen und andere Rückmeldungen äußern zu können. Das wird im Rahmen einer Psychotherapie in der Regel im persönlichen Gespräch stattfinden. Es kann aber auch auf andere „Beschwerdewege" (schriftlich, per Telefon, Brief oder E-Mail oder anonym) beispielsweise im Praxisflyer oder mit einem Aushang im Wartezimmer hingewiesen werden.

Untersuchungen zeigen, dass eine geäußerte Beschwerde immer etwas Positives und ein Ausdruck von Vertrauen ist, weil die Patienten in der Regel danach keine andere Plattform zur Äußerung mehr brauchen. Nicht „losgewordene" Beschwerden erreichen erfahrungsgemäß 20-mal mehr Menschen als geäußerte Beschwerden. Für schriftliche Rückmeldungen können Stifte und Papier sowie anonyme Rückgabemöglichkeiten bereitgestellt werden wie bspw. eine Sammelbox im Wartebereich („Ihre Meinung interessiert uns!").

Der Praxisinhaber sollte – sofern vorhanden – gemeinsam mit dem Team in einer schriftlich formulierten Internen Regelung → Musterdokument festlegen, auf welchen Wegen und durch wen Beschwerden entgegen genommen werden und wie die Bearbeitung erfolgen soll (schriftlich oder persönlich). Außerdem sollte festgelegt werden, durch wen und in welchem Zeitraum dem Beschwerdeführer geantwortet wird.

Ein wichtiger Teil des Beschwerdemanagements ist die Beschwerdeanalyse, die eine zeitnahe Dokumentation und Auswertung → Musterdokument voraussetzt. Das bietet die Möglichkeit, Zusammenhänge, Probleme und Schwachstellen zu identifizieren sowie Veränderungsmaßnahmen einzuleiten. Sinnvoll ist, die Gründe für Beschwerden und wie die Ursachen zukünftig vermieden werden können, regelmäßig (z. B. einmal im Quartal) in der Teambesprechung oder im Rahmen eines Qualitätszirkels, ggf. auch der Intervisionsgruppe, zu diskutieren. An manchen Beschwerden kann man nichts ändern, was zu akzeptieren ist. Aber selbst für diesen seltenen Fall ist ein einheitliches Vorgehen schon zum Eigenschutz oder Schutz der Mitarbeiter vor unangenehmen Konfrontationen wichtig.

Neben dem Beschwerdemanagement innerhalb der Praxis/ dem MVZ gibt es für Patienten approbierter Psychotherapeuten auch die Möglichkeit, sich an Beschwerde- oder Schlichtungsstellen der Ärzte- und Psychotherapeutenkammern zu wenden. Die Kammern sind kraft Gesetzes dazu verpflichtet, jeder Beschwerde nachzugehen und erarbeiten gemeinsam mit den Beteiligten Lösungswege. In einigen Kammern sind sogenannte Ombudsstellen dem offiziellen Beschwerdeweg vorgeschaltet. Patienten haben die Möglichkeit, ggf. auch anonym Fragen klären zu lassen oder Beschwerden zu erörtern. Diese Informationen sollten Patienten hinsichtlich einer vollständigen Aufklärung ihrer Rechte nicht vorenthalten bleiben. Über Faltblätter, die in der Regel über die Kammern angefordert werden können, kann die Praxis/ das MVZ auf die Beschwerde-/ Schlichtungs- oder Ombudsstelle bei der für sie zuständigen Kammer hinweisen.

MUSTERDOKUMENTE

→ 5.2.3 (1) IR Beschwerdemanagement_0.0
→ 5.2.3 (1) Fehler- und Ereignisdokumentation_0.0

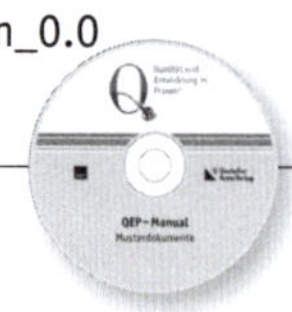

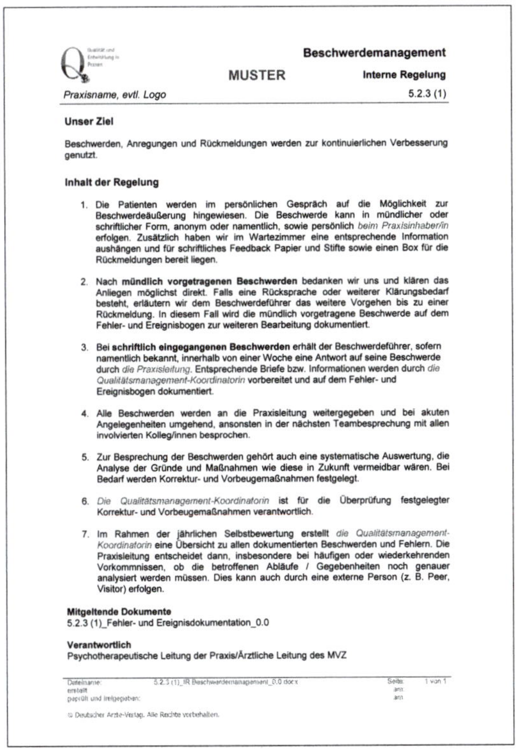

Qualität und Entwicklung in Praxen

Beschwerdemanagement

MUSTER

Interne Regelung

Praxisname, evtl. Logo

5.2.3 (1)

Unser Ziel

Beschwerden, Anregungen und Rückmeldungen werden zur kontinuierlichen Verbesserung genutzt.

Inhalt der Regelung

1. Die Patienten werden im persönlichen Gespräch auf die Möglichkeit zur Beschwerdeäußerung hingewiesen. Die Beschwerde kann in mündlicher oder schriftlicher Form, anonym oder namentlich, sowie persönlich *beim Praxisinhaber/in* erfolgen. Zusätzlich haben wir im Wartezimmer eine entsprechende Information aushängen und für schriftliches Feedback Papier und Stifte sowie einen Box für die Rückmeldungen bereit liegen.
2. Nach **mündlich vorgetragenen Beschwerden** bedanken wir uns und klären das Anliegen möglichst direkt. Falls eine Rücksprache oder weiterer Klärungsbedarf besteht, erläutern wir dem Beschwerdeführer das weitere Vorgehen bis zu einer Rückmeldung. In diesem Fall wird die mündlich vorgetragene Beschwerde auf dem Fehler- und Ereignisbogen zur weiteren Bearbeitung dokumentiert.
3. Bei **schriftlich eingegangenen Beschwerden** erhält der Beschwerdeführer, sofern namentlich bekannt, innerhalb von einer Woche eine Antwort auf seine Beschwerde durch *die Praxisleitung*. Entsprechende Briefe bzw. Informationen werden durch *die Qualitätsmanagement-Koordinatorin* vorbereitet und auf dem Fehler- und Ereignisbogen dokumentiert.
4. Alle Beschwerden werden an die Praxisleitung weitergegeben und bei akuten Angelegenheiten umgehend, ansonsten in der nächsten Teambesprechung mit allen involvierten Kolleg/innen besprochen.
5. Zur Besprechung der Beschwerden gehört auch eine systematische Auswertung, die Analyse der Gründe und Maßnahmen wie diese in Zukunft vermeidbar wären. Bei Bedarf werden Korrektur- und Vorbeugemaßnahmen festgelegt.
6. *Die Qualitätsmanagement-Koordinatorin* ist für die Überprüfung festgelegter Korrektur- und Vorbeugemaßnahmen verantwortlich.
7. Im Rahmen der jährlichen Selbstbewertung erstellt *die Qualitätsmanagement-Koordinatorin* eine Übersicht zu allen dokumentierten Beschwerden und Fehlern. Die Praxisleitung entscheidet dann, insbesondere bei häufigen oder wiederkehrenden Vorkommnissen, ob die betroffenen Abläufe / Gegebenheiten noch genauer analysiert werden müssen. Dies kann auch durch eine externe Person (z. B. Peer, Visitor) erfolgen.

Mitgeltende Dokumente
5.2.3 (1)_Fehler- und Ereignisdokumentation_0.0

Verantwortlich
Psychotherapeutische Leitung der Praxis/Ärztliche Leitung des MVZ

Dateiname:	5.2.3 (1)_IR Beschwerdemanagement_0.0.docx	Seite:	1 von 1
erstellt:		am:	
geprüft und freigegeben:		am:	

5.2.3 (1) IR Beschwerdemanagement_0.0

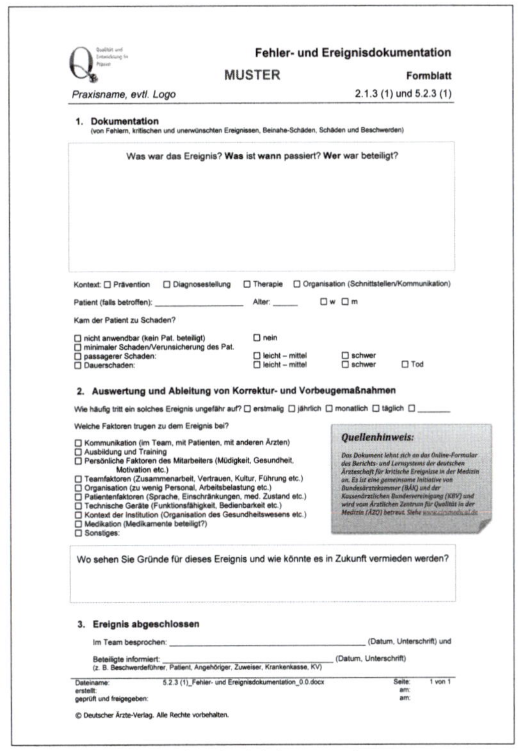

Qualität und Entwicklung in Praxen

Fehler- und Ereignisdokumentation

MUSTER

Formblatt

Praxisname, evtl. Logo

2.1.3 (1) und 5.2.3 (1)

1. Dokumentation
(von Fehlern, kritischen und unerwünschten Ereignissen, Beinahe-Schäden, Schäden und Beschwerden)

Was war das Ereignis? **Was** ist **wann** passiert? **Wer** war beteiligt?

Kontext: ☐ Prävention ☐ Diagnosestellung ☐ Therapie ☐ Organisation (Schnittstellen/Kommunikation)

Patient (falls betroffen): ____________ Alter: ______ ☐ w ☐ m

Kam der Patient zu Schaden?

☐ nicht anwendbar (kein Pat. beteiligt) ☐ nein
☐ minimaler Schaden/Verunsicherung des Pat.
☐ passagerer Schaden: ☐ leicht – mittel ☐ schwer
☐ Dauerschaden: ☐ leicht – mittel ☐ schwer ☐ Tod

2. Auswertung und Ableitung von Korrektur- und Vorbeugemaßnahmen

Wie häufig tritt ein solches Ereignis ungefähr auf? ☐ erstmalig ☐ jährlich ☐ monatlich ☐ täglich ☐ ________

Welche Faktoren trugen zu dem Ereignis bei?

☐ Kommunikation (im Team, mit Patienten, mit anderen Ärzten)
☐ Ausbildung und Training
☐ Persönliche Faktoren des Mitarbeiters (Müdigkeit, Gesundheit, Motivation etc.)
☐ Teamfaktoren (Zusammenarbeit, Vertrauen, Kultur, Führung etc.)
☐ Organisation (zu wenig Personal, Arbeitsbelastung etc.)
☐ Patientenfaktoren (Sprache, Einschränkungen, med. Zustand etc.)
☐ Technische Geräte (Funktionsfähigkeit, Bedienbarkeit etc.)
☐ Kontext der Institution (Organisation des Gesundheitswesens etc.)
☐ Medikation (Medikamente beteiligt?)
☐ Sonstiges:

Quellenhinweis:

Das Dokument lehnt sich an das Online-Formular des Berichts- und Lernsystems der deutschen Ärzteschaft für kritische Ereignisse in der Medizin an. Es ist eine gemeinsame Initiative von Bundesärztekammer (BÄK) und der Kassenärztlichen Bundesvereinigung (KBV) und wird vom Ärztlichen Zentrum für Qualität in der Medizin (ÄZQ) betreut. Siehe www.cirsmedical.de

Wo sehen Sie Gründe für dieses Ereignis und wie könnte es in Zukunft vermieden werden?

3. Ereignis abgeschlossen

Im Team besprochen: ______________________ (Datum, Unterschrift) und

Beteiligte informiert: ______________________ (Datum, Unterschrift)
(z. B. Beschwerdeführer, Patient, Angehöriger, Zuweiser, Krankenkasse, KV)

Dateiname:	5.2.3 (1)_Fehler- und Ereignisdokumentation_0.0.docx	Seite:	1 von 1
erstellt:		am:	
geprüft und freigegeben:		am:	

5.2.3 (1) Fehler- und Ereignisdokumentation_0.0

Notizen:

5.2.4 Externe Qualitätssicherung

Ziel 1

KERNZIEL

Daten aus Verfahren der externen Qualitätssicherung werden zur kontinuierlichen Verbesserung genutzt.

QM-RiLi

	Nachweise / Indikatoren	Das sollten Sie sich fragen.	Schätzen Sie sich ein ✓
1.	Daten für Verfahren der externen Qualitätssicherung werden erfasst und dokumentiert.	*Welche Daten der externen Qualitätssicherung werden in Ihrer Praxis/ Ihrem MVZ erfasst und dokumeniert?*	☐
2.	Daten aus Verfahren der externen Qualitätssicherung werden analysiert und es wird über die Notwendigkeit daraus resultierender Maßnahmen entschieden.	*Wie erfolgt eine Analyse dieser Daten? Welche konkreten Maßnahmen haben Sie bereits aus dieser Analyse abgeleitet und umgesetzt?*	☐

➔ VORSCHLAG ZUR UMSETZUNG

Grundsätzlich sollen Ergebnisse aus Verfahren der externen Qualitätssicherung zur kontinuierlichen Verbesserung genutzt werden, in dem sie ausgewertet und daraus abgeleitete Maßnahmen in das interne Qualitätsmanagement integriert werden. Für Vertragspsychotherapeuten handelt es sich hierbei in der Regel um externe Rückmeldungen aus den Gutachterverfahren.

Instrumente der Qualitätssicherung in der ambulanten Psychotherapie sind beispielsweise auch

- die Verpflichtung zur Durchführung von Richtlinienverfahren,
- das Einholen eines ärztlichen Konsiliarberichts zur Abklärung somatischer Aspekte,
- die Fortbildungsverpflichtung.

Supervision, Intervision, Balintgruppen, Ausbildungs- bzw. Kontrolltherapien, die regelmäßige Weiterbildung, Anwendung moderner empirisch fundierter Techniken sowie Qualitätszirkel und Peer Review-Verfahren sind qualitätssichernde Maßnahmen. Auch die freiwillige Ermittlung der Ergebnisqualität (z. B. durch standardisierte multimodale Vor- und Nachuntersuchungen, Katamnesen) ist ein weiteres Beispiel für Qualitätssicherung in der ambulanten Psychotherapie.

Im Gutachterverfahren wird sichergestellt, ob die in der Psychotherapie-Richtlinie des Gemeinsamen Bundesausschusses und in der Psychotherapie-Vereinbarung (s. weitere Informationen auf der CD-ROM) niedergelegten Voraussetzungen für die Durchführung einer Psychotherapie zu Lasten der gesetzlichen Krankenversicherung erfüllt sind. Dabei wird insbesondere darauf geachtet, ob das beantragte Psychotherapie-Verfahren nach den Richtlinien anerkannt sowie im konkreten Behandlungsfall indiziert ist und ob die Prognose einen ausreichenden Behandlungserfolg erwarten lässt. Ergebnisse aus dem Gutachterverfahren sollten zur kontinuierlichen Verbesserung genutzt werden, in dem sie ausgewertet und daraus abgeleitete Verbesserungsmaßnahmen in das interne QM integriert werden. Eine andere Möglichkeit ist der Vergleich der aktuellen Daten z. B. mit denen des Vorquartales oder des Vorjahres.

Es empfiehlt sich alle Dokumentations- und Prüfpflichten fest in die diagnostischen und therapeutischen Abläufe zu integrieren und – sofern mehrere Kollegen zusammen arbeiten – dafür klare Verantwortlichkeiten zu benennen. Das ist auch für sich wiederholende Nachweispflichten im Rahmen der genehmigungspflichtigen Leistungen sinnvoll.

WEITERE INFORMATIONEN AUF CD-ROM

→ Genehmigungspflichten Psychotherapeuten (KV Berlin, Stand Januar 2013)
→ Richtlinie über die Durchführung der Psychotherapie (GBA, Stand Januar 2015)

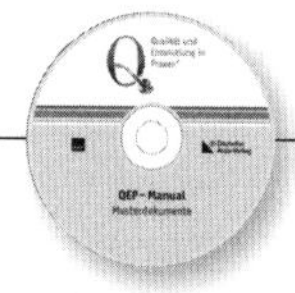

SIEHE HIERZU:

5.2.1 Datenerhebung und -analyse

Notizen:

5.2.5 Bewertung des Qualitätsmangement-Systems

Ziel 1

KERNZIEL Die regelmäßige Selbstbewertung des Qualitätsmanagement-Systems durch die Leitung wird zur Qualitätsverbesserung genutzt.

QM-RiLi

	Nachweise / Indikatoren	Das sollten Sie sich fragen.	Schätzen Sie sich ein ✓
1.	Die Leitung bewertet einmal jährlich das QM-System auf der Grundlage der Qualitätsziele sowie aller Erkenntnisse und Informationen aus Messungen, Befragungen und Internen Visitationen.	*Wie und wie oft wird das QM-System durch die Leitung bewertet?*	☐
2.	Die Ergebnisse der Bewertung sind dokumentiert.	*Wie werden die Ergebnise der Bewertung dokumentiert?*	☐
3.	Die Leitung beurteilt die Ergebnisse der Bewertung und leitet daraus Maßnahmen ab.	*Wie werden die Ergebnisse beurteilt? Welche konkreten Maßnahmen haben Sie aus dieser Beurteilung bereits gezogen?*	☐

→ VORSCHLAG ZUR UMSETZUNG

Eine regelmäßige Überprüfung (engl. „check") der Wirkungsweise und der Anwendung des Qualitätsmanagement-Systems (QMS) ist, im Sinne des kontinuierlichen Verbesserungsprozesses, der nächste wichtige Schritt nach dem „plan" und „do". Dabei geht es nicht um die Lösung aktueller Probleme, sondern um eine Analyse langfristiger Trends und Ergebnisse. Aus den Erkenntnissen der Überprüfung können systematisch Qualitätsverbesserungen abgeleitet werden (engl. „act"). Mindestens einmal im Jahr sollte eine Selbstbewertung durch die Leitung erfolgen, welche auf verschiedene Art und Weise bzw. durch Kombination der Varianten machbar ist.

Variante 1
Beantworten Sie mit Hilfe des **QEP-Qualitätsziel-Kataloges** systematisch alle relevanten Qualitätsziele („Das sollten Sie sich fragen."). Dabei sollten alle anwendbaren Kernziele berücksichtigt werden. Beziehen Sie alle messbaren Erkenntnisse und Informationen (z. B. Anzahl der Therapiesitzungen, Warteliste und Wartezeiten für einen Termin, Therapieabbrüche, ausgefallene Sitzungen, Rückmeldungen aus Gutachterverfahren, Honorarbescheide, Rückfragen von mitbehandelnden Kollegen, Ärzten oder anderen Beteiligten) ein. Diese Form der Selbstbewertung kann als Vorbereitung auf eine Fremdbewertung durch Dritte (Zertifizierung) genutzt und bspw. durch Interne Visitationen (s. Variante 3) ergänzt werden. Dokumentieren Sie Ihre Antworten.

Variante 2
Stellen Sie alle für Sie relevante Fragen zur **Bewertung des QMS** zusammen, werten Sie diese systematisch aus und dokumentieren Sie die Ergebnisse → Musterdokument. Das Vorgehen bezeichnet man als Managementbewertung oder Management Review. Bereiten Sie die Bewertung gut vor, in dem alle notwendigen Informationen vorliegen und aktuell sind. Dazu gehören beispielsweise

- Rückmeldungen aus dem Gutachterverfahren
- Rückmeldungen der Patienten und ggf. auch von ihren Angehörigen
- Rückmeldungen von Kooperationspartnern

- Therapieergebnisse, Anzahl der Therapiesitzungen, Therapieabbrüche
- Honorarbescheide, betriebswirtschaftliche Auswertungen
- Dokumentierte Fehler, Beschwerden und Verbesserungsvorschläge
- Maßnahmen aus vorangegangenen Managementbewertungen
- Gesetzliche oder organisatorische Änderungen mit Auswirkungen auf ihr QMS

Beispielfragen

- Habe ich Qualitätsziele definiert (vgl. 5.1.2)?
- Habe ich Maßnahme festgelegt, um die Qualitätsziele zu erreichen?
- Welche Qualitätsziele habe ich nicht oder nicht vollständig umgesetzt?
- Welche Faktoren haben dies verhindert?
- Haben die umgesetzten Qualitätsziele die gewünschte Wirksamkeit/ Verbesserung erzielt?
- Welche Qualitätsziele verfolge ich weiter oder belasse ich den Status?
- Welche neuen Qualitätsziele und Maßnahmen lege ich fest?

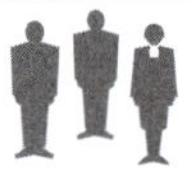
Team / Mitarbeiter

Variante 3

Als Ergänzung zur jährlichen Auswertung kann die Leitung mit ausgewählten Mitarbeitern oder auch mit dem gesamten Team einzelne Arbeitsbereiche und Schwerpunkte in der Praxis/ im MVZ in Form einer **Internen Visitation** betrachten und hinterfragen. Innerhalb eines festgelegten Zeitraumes, beispielsweise drei Jahre, sollten alle Abläufe und Prozesse – von der Anmeldung, über die Terminvergabe bis zu den diagnostischen und therapeutischen Leistungen – systematisch visitiert werden. Als Grundlage dafür dienen die Nachweise/ Indikatoren aus dem QEP-Qualitätsziel-Katalog, insbesondere die Internen Regelungen und andere Dokumente des QM-Handbuches. Diese müssen regelmäßig auf praktische Anwendbarkeit überprüft und entsprechend angepasst werden. Wichtig ist, dass die Ergebnisse z. B. in Form eines Protokolls oder Visitationsberichtes → Musterdokument dokumentiert werden.

MUSTERDOKUMENTE

→ 5.2.5 (1) Selbstbewertung_0.0 (Bewertung des QM-Systems)
→ 5.2.5 (2) Interner Visitationsbericht_0.0

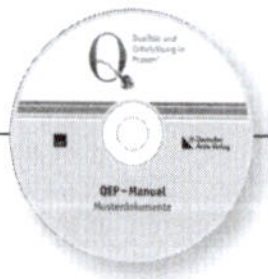

SIEHE HIERZU:

5.2.1 Datenerhebung und -analyse

Praxisname, evtl. Logo

MUSTER

Selbstbewertung (Bewertung des QM-Systems)
Checkliste
5.2.5 (1)

Durchgeführt durch: ____________ (Name) Bewertung: ____________ (Datum) Im Team besprochen: ____________ (Datum)

In die Bewertung sollten folgende Aspekte einbezogen werden:

QEP	QM-Instrument	Bewertung	Was tun?	Wer?	Wann?	Erledigt?
5.1.2 (1)	Interne Qualitätsziele	Wurden sie umgesetzt? Kennen die Mitarbeiter diese? Welche wurden festgelegt?				
2.1.3 (1)	Risiko- und Fehlermanagement	Gab es kritische und unerwünschte Ereignisse, Fehler, Beinahe-Schäden und Schäden? Wurden diese dokumentiert, ausgewertet und besprochen? Vorbeugemaßnahmen?				
5.2.2 (1)	Befragungen	Wurden Patienten befragt? Externe Kooperationspartner? Mitarbeiter? Ergebnisse ausgewertet und besprochen?				
5.2.3 (1)	Beschwerdemanagement und Vorschlagwesen	Gab es Beschwerden, Anregungen oder Rückmeldungen? Ausgewertet und besprochen?				
5.2.4 (1)	Externe Qualitätssicherung	Liegen uns Daten vor? Ausgewertet und für Maßnahmen genutzt?				
5.2.5 (2)	Interne Visitationen	Wurden welche durchgeführt? Ergebnisse dokumentiert, bewertet und Maßnahmen abgeleitet?				

Dateiname 5.2.5 (1)_Selbstbewertung_0.0.docx Seite: 1 von 2
erstellt: am:
geprüft und freigegeben am:

5.2.5 (1) Selbstbewertung_0.0 (Bewertung des QM-Systems)

Praxisname, evtl. Logo

MUSTER

Visitationsbericht
Dokument
5.2.5 (2)

Visitation durch: ____________ (Name) weitere Teilnehmer: ____________ Visitation: ____________ (Datum)

Visitierter Bereich/Ablauf/Prozess: 1.1 Zugang zur ambulanten Versorgung Im Team besprochen: ____________ (Datum)

QEP	Bereich/Ablauf/Prozess	Bewertung	Was tun?	Wer?	Wann?	Erledigt?
1.1.1	Leistungsspektrum	Schriftlich? Aktuell? Können die Mitarbeiter es erläutern? Ist es den Patienten zugänglich?				
1.1.3	Terminvergabe	Schriftliche interne Regelung aktuell? Wird diese im Alltag angewandt bzw. umgesetzt? Wann und wie erfolgt die Weiterleitung der Patienten; wie die Terminvergabe? Dringlichkeit und Zeitbedarf berücksichtigt? Freie Arzt- und Psychotherapeutenwahl gewährleistet?				
1.1.4	Telefonische Anfragen	Schriftliche interne Regelung aktuell? Wird diese im Alltag angewandt bzw. umgesetzt? Verantwortlichkeiten für tel. Anfragen geregelt?				
…	…Anmeldung …Erreichbarkeit …	Wie machen wir´s? Sind die Verantwortlichkeiten geregelt? Gibt es Verbesserungsvorschläge? …				

Dateiname 5.2.5 (2)_Interner Visitationsbericht_0.0.docx Seite 1 von 2
erstellt am:
geprüft und freigegeben am:

5.2.5 (2) Interner Visitationsbericht_0.0

Notizen:

5.2.6 Verbesserungsmaßnahmen

Ziel 1

KERNZIEL Die Qualität der Patientenversorgung und Leistungserbringung wird kontinuierlich weiterentwickelt und verbessert.

QM-RiLi

	Nachweise / Indikatoren	Das sollten Sie sich fragen.	Schätzen Sie sich ein ✓
1.	Auf Grundlage der Qualitätsziele sowie der durch Messungen, Befragungen, Visitationen, Selbstbewertungen und Analysen gewonnenen Erkenntnisse und Ergebnisse sind prioritäre Bereiche für die Qualitätsverbesserung festgelegt worden.	*Welche Schwerpunkte und Prioritäten haben Sie für die Qualitätsverbesserung gesetzt und warum haben Sie diese ausgewählt?*	☐
2.	Für die Umsetzung der Verbesserungsmaßnahmen sind die Verantwortlichkeiten und Zieltermine schriftlich festgelegt.	*Wie legen Sie personelle Verantwortlichkeiten und Termine für die Umsetzung von Verbesserungsmaßnahmen fest?* *Welche Mitarbeiter sind hierfür zuständig?*	☐
3.	Verbesserungsmaßnahmen finden Eingang in Routineabläufe und Interne Regelungen.	*Wie stellen Sie sicher, dass Verbesserungsmaßnahmen in den Arbeitsalltag übernommen werden?*	☐
4.	Die eingeleiteten Verbesserungsmaßnahmen werden in die schriftlich formulierten Internen Regelungen, praxisinterne Behandlungspfade und weitere Dokumente eingearbeitet.	*Wie stellen Sie sicher, dass die eingeleiteten Verbesserungsmaßnahmen in qualitätsrelevante Dokumente eingearbeitet werden?*	☐

➔ **VORSCHLAG ZUR UMSETZUNG**

Nach der Identifizierung von Verbesserungspotenzialen sollten konkrete Maßnahmen mit Verantwortlichkeiten und Zielterminen festgelegt werden. Darüber hinaus sollten Konsequenzen, die sich beispielsweise aus der Umsetzung der Qualitätsziele (vgl. 5.1.2), der Bewertung des QM-Systems (vgl. 5.2.5), internen Visitationen oder einer Zertifizierung ergeben, Eingang in Routineabläufe und Interne Regelungen finden.

TIPP:
Mit 5.1.2 und 5.2.5 bearbeiten!

Beispiel:

Alle in der Praxis systematisch eingesetzten schriftlichen Patienteninformationen (was) sollen von der Praxisleitung (wer) bis zum Ende des nächsten Quartals (bis wann) mit Hilfe der vom Berufsverband zur Verfügung gestellten Vorlagen überarbeitet/ aktualisiert werden (wie).

Qualitätsverbesserungen können, sofern Verbesserungsbedarf festgestellt wurde, in folgenden Bereichen angestrebt werden:

- **Strukturqualität** (Qualität der apparativ-technisch-räumlichen Ausstattung, organisatorischer Rahmenbedingungen, fachlichen Qualifikation): z. B. Renovierung der Praxisräume und Modernisierung der Ausstattung, Aufbau einer Homepage, Optimierung des Personaleinsatzes und der Arbeitszeiten, Ergänzung und Auffrischung der Qualifikationen, Planung von Fortbildungen.

- **Prozessqualität** (Qualität der fachlichen und organisatorischen Abläufe): z. B. Optimierung der Terminvergabe und Termintreue, Vereinheitlichung der Verlaufsdokumentation in der Patientenakte, Systematisierung der Aufklärung und Information der Patienten, Einführung von EDV-gestützter Diagnostik, engere Vernetzung mit Zuweisern, Selbsthilfegruppen und anderen Akteuren.

- **Ergebnisqualität** (Qualität der erreichten Ergebnisse): Steigerung der Zufriedenheit von Patienten und Kooperationspartnern, Steigerung der Anzahl der behandelten Patienten, Steigerung der Wirksamkeit der eingesetzten Methoden und Behandlungsstrategien, Steigerung der Wirtschaftlichkeit der erbrachten psychotherapeutischen Leistungen (Umsatz, Fixkostenanteil, Gewinn vor Steuer usw.).

Weitere „Fundstellen" für Verbesserungen:

- Kommunikation und Missverständnisse (mit Patienten, Kollegen, Kostenträgern)
- Fehler, kritische und unerwünschte Ereignisse
- Beschwerden
- Ideen und Vorschläge von Patienten und Mitarbeitern
- Mitarbeitergespräche, Teambesprechungen
- Intervision/ Supervision/ Qualitätszirkel
- stattgefundene Notfälle
- Patientendokumentation
- ...

Alle Verbesserungsmaßnahmen sollten schriftlich festgehalten werden, damit sie regelmäßig hinterfragt werden können.

Team / Mitarbeiter

Einfache Listen „wer macht was bis wann" → Musterdokument haben sich in der Praxis bewährt, da hiermit eine strukturierte Umsetzung der einzelnen Maßnahmen unterstützt werden kann. In größeren Praxen/ MVZ mit mehreren Kollegen oder Mitarbeitern können komplexe Vorhaben als Projekt organisiert werden, welches eine umfassendere Dokumentation → Musterdokument erfordert. Das schafft Transparenz, trägt zur aktiven Beteiligung und Akzeptanz im Team bei und stellt sicher, dass getroffene Vereinbarungen zu Verantwortlichkeiten und Terminen nicht nur eingehalten, sondern auch überprüft und erledigt werden.

MUSTERDOKUMENTE

→ 5.2.6 (1) Verbesserungsmaßnahmen_0.0
→ 5.2.6 (1) Projektplan_0.0

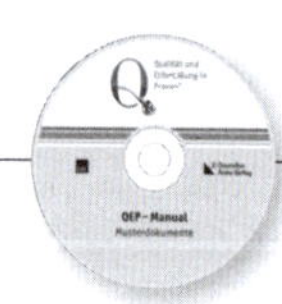

SIEHE HIERZU:

1.4.1 Interne Kooperation und Kommunikation
1.4.2 Externe Kooperation und Kommunikation
2.1.3 Patientensicherheit, Risiko- und Fehlermanagement
2.2.1 Führen der Patientenakte
5.1.2 Qualitätsziele
5.1.3 Qualitätsmanagement-System
5.2.2 Befragungen
5.2.3 Beschwerdemanagement und Vorschlagwesen
5.2.5 Bewertung des Qualitätsmanagement-Systems

Praxisname, evtl. Logo

MUSTER

Verbesserungsmaßnahmen
Dokument
5.2.6 (1)

Was? Wie?	QEP	Wer?	Termin	Bemerkung	erledigt ✓	überprüft ✓
Ausfallquote der Therapiesitzungen bei Jugendlichen reduzieren, höhere Verbindlichkeit durch schriftliche Vereinbarung erreichen	1.1.3	PL	Bis Ende des Monats	Kollegen nach Mustervereinbarung fragen		
Renovierung der Praxisräume, Malern & WC neu, ggf. zwei neue Stühle im Wartebereich	4.2.1	PL/ Dienstleister	Sommer 2016 – bis Ende August	Ehemann von Frau XY fragen		
Systematisierung der Aufklärung und Information der Patienten - Internetrecherche zu qualitätsgeprüften Materialien - Dokumentationsstandards festlegen	1.3.6 2.1.1	PL	Ende II. Quartal 2016 – 31.03.2017			
Befragung Kooperationspartner - Methode überlegen, ggf. sogar telefonisch durchführen - Kollegen nach Erfahrungen fragen	5.2.2	PL	Jahresende 2016	ggf. Ende 2017 wiederholen		
Patientenstammdaten vervollständigen – systematisch Adresse / Telefon behandelnder Hausarzt checken	1.1.2 2.2.1	PL/ Schreibkraft	Sofort	Ende des Jahres alle aktuellen Patientenakten prüfen		
…						

Dateiname: 5.2.6 (1)_Verbesserungsmaßnahmen_0.0.docx
erstellt:
geprüft und freigegeben:
Seite 1 von 1
am:
am:

5.2.6 (1) Verbesserungsmaßnahmen_0.0

Praxisname, evtl. Logo

MUSTER

Projektplan
Plan
5.2.6 (1)

Projektbezeichnung	Gründung Qualitätszirkel zur Weiterentwicklung von QEP in der psychotherapeutischen Praxis
Auftraggeber	Praxisleitung
Datum des Auftrages	01.06.2016
Ziele	Etablierung eines KV-geförderten Qualitätszirkels bis Jahresende 2016
Projektleitung & Projektteam	Dipl.-Psych. XY, QMB
Bereitgestelle Ressourcen	2-3 Nachmittage + Ausfallstunden

Aufgabenliste				
Nr.	**Was?**	**Wer?**	**Wann?**	**Anmerkungen**
1	Sichtung Infos KV, Handbuch Qualitätszirkel	QMK	Juni ´16	
2	Kontaktaufnahme mit interessierten KollegInnen	QMK + PL	Juli/Aug. ´16	
3	Erfahrungsaustausch mit QZ-Moderatoren, Auffrischung Moderatorenkenntnisse	QMK	Sept. ´16	
4	Antrag Anerkennung u. Förderung bei KV	QMK	Okt. ´16	
5	Beantragung CME-Punkte	Kammer	Nov. ´16	
6	Veröffentlichung auf KV-Seite	KV	Nov. ´16	
7	Termin und Raum suchen	QMK/PL	Nov. ´16	
8	Einladung Kolleg/innen	QMK + PL	Ende Nov.	
9	Vorbereitung + Durchführung erstes QZ-Treffen	QMK	Jan. ´17	

War das Projekt erfolgreich?	ja	teils	nein
Kommentar zum Projektverlauf			

Dateiname: 5.2.6 (1)_Projektplan_0.0.docx
erstellt:
geprüft und freigegeben:
Seite 1 von 1
am:
am:

5.2.6 (1) Projektplan_0.0

Notizen:

5.3.1 QM-Handbuch

Ziel 1

KERNZIEL Im QM-Handbuch stehen den Teammitgliedern alle qualitätsrelevanten Regelungen der Praxis/ des MVZ zur Verfügung.

	Nachweise / Indikatoren	Das sollten Sie sich fragen.	Schätzen Sie sich ein ✓
1.	Der Aufbau des QM-Handbuches ist festgelegt.	*Wie ist Ihr QM-Handbuch aufgebaut?*	☐
2.	Für die Erstellung und Freigabe der im QM-Handbuch abgelegten schriftlichen Internen Regelungen und Dokumente sind die Verantwortlichkeiten festgelegt.	*Wer sind die verantwortlichen Mitarbeiter für die Erstellung und Freigabe der schriftlichen Internen Regelungen und Dokumente und wie wird dies festgelegt?*	☐
3.	Das QM-Handbuch ist allen Mitarbeitern zugänglich.	*Wie stellen Sie sicher, dass alle Mitarbeiter jederzeit Zugang zum QM-Handbuch haben?*	☐
4.	Das gesamte Team kennt und nutzt das QM-Handbuch.	*Wie nutzen Sie und Ihre Mitarbeiter das QM-Handbuch in Ihrem Arbeitsalltag?*	☐

➔ VORSCHLAG ZUR UMSETZUNG

Im QM-Handbuch werden alle schriftlichen Internen Regelungen (IR) und weiteren qualitätsrelevanten Dokumente (vgl. Ziel 2) wie Qualitätspolitik, ggf. Leitbild, Checklisten, Ablaufbeschreibungen, Fragebogen etc. abgelegt. Dabei sollte der Aufbau des Handbuches klar geregelt sein. Die Praxisleitung legt fest, ob sich die Gliederung orientiert an

TIPP: Zusammen mit Ziel 2 bearbeiten!

- **numerischen Registern bzw. Ordnern** analog des QEP-Qualitätsziel-Kataloges, entweder

grob nach **Kapiteln:**

1. Patientenversorgung
2. Patientenrechte und Patientensicherheit
3. Mitarbeiter und Fortbildung
4. Führung und Organisation
5. Qualitätsentwicklung

oder etwas feiner nach **Bereichen:**

1.1 Zugang zur ambulanten Versorgung
1.2 Untersuchung und Diagnostik
1.3 Therapie und Versorgung
...

oder detailliert nach **Kriterien**, was bei einer größeren Anzahl von Dokumente sinnvoll sein kann:

1.1.1 Leistungsspektrum
1.1.2 Anmeldung
1.1.3 Terminvergabe
...

oder

- **thematischen Registern bzw. Ordnern**
  z. B. nach Arbeitsbereichen oder Schlagworten (Terminvergabe, Anmeldung, Telefon, Notfallmanagement, Gerätemanagement, Teamsitzung, Patienteninfos) oder

- **alphabetischen Registern bzw. Ordnern**
  z. B. von A wie „Ablaufbeschreibungen", über H wie „Hygieneplan" bis R wie „Risiko- und Fehlermanagement".

Wichtig ist, dass alle Anwender mit der Systematik zurechtkommen und damit gut arbeiten können. Es sollte allen deutlich werden, dass das QM-Handbuch in erster Linie für das Team – sofern vorhanden – und die Leitung eine praktische Unterstützung für einen reibungslosen Arbeitsalltag ist. Wenn eine QEP-Zertifizierung angestrebt wird, können mit dem QM-Handbuch alle in den Nachweisen/ Indikatoren geforderten Dokumente dargelegt werden (Cave: sind zur Vorbereitung auf die QEP-Visitation die QM-Dokumente nicht analog der Nummerierung der QEP-Qualitätsziele gegliedert, muss eine Querverweistabelle erstellt werden). Darüber hinaus tragen Regelungen im QM-Handbuch in Haftungs- und Regressfällen zur Rechtssicherheit der Praxisinhaber bei. Schließlich kann das QM-Handbuch der Dokumentation und Erfüllung gesetzlicher Anforderungen dienen.

Das komplette QM-Handbuch kann in Papierform an zentraler Stelle stehen. Darüber hinaus sollten an allen Arbeitsplätzen die dort relevanten Regelungen und Dokumente zur Verfügung stehen. Idealerweise kann an jedem EDV-Arbeitsplatz auf das QM-Handbuch in elektronischer Form zugegriffen werden. Eine komfortable Möglichkeit zur Pflege und Nutzung des Handbuches – aber mit zusätzlichen Kosten verbunden – ist ein elektronisches Dokumentenmanagement-System.

Das QM-Handbuch mit allen zugehörigen Dokumenten und die Einhaltung der Internen Regelungen sollten bei der jährlichen Bewertung des QM-Systems und bei Internen Visitationen berücksichtigt werden.

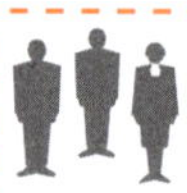
Team / Mitarbeiter

Die Freigabe der im QM-Handbuch enthaltenen Regelungen und Dokumente obliegt in der Regel der Praxisleitung. Sofern mehrere Personen in der Rolle der Praxisleitung sind (z. B. in Gemeinschaftspraxen), muss festgelegt werden, wer die Verantwortung dafür übernimmt. Diese Person sollte auch für die regelmäßige Überprüfung und Aktualisierung zuständig sein und sorgfältig darauf achten, dass keine Dokumente unterschiedlicher Versionen im Umlauf sind. Alle Mitarbeiter sollten angehalten werden, sich bei Unklarheiten bzw. Änderungs- oder Ergänzungswünschen zum QM-Handbuch und den zugehörigen Dokumenten direkt an den QM-Verantwortlichen zu wenden.

Bei der Erstellung der QM-Dokumente, insbesondere der Internen Regelungen, sollten die Mitarbeiter in die für ihre Tätigkeit relevanten Punkte einbezogen werden. Fertiggestellte QM-Dokumente sollten in einer Teamsitzung vorgestellt werden, damit diese alle kennen und nutzen. Auf einer Handkürzelliste im QM-Handbuch können alle Mitarbeiter die Kenntnisnahme bestätigen. Die Leitung kann die Kenntnis der Regelungen des QM-Handbuches und deren Einhaltung zum Bestandteil arbeitsvertraglicher Vereinbarungen machen.

Bei der Einarbeitung neuer Mitarbeiter hilft das QM-Handbuch, schnell mit den Abläufen und Regelungen der Praxis/ des MVZ vertraut zu werden. Die wichtigsten Internen Regelungen und Dokumente sollten daher jedem neuen Mitarbeiter ausgehändigt werden.

5.3.1 QM-Handbuch

Ziel 2

KERNZIEL

Die Gestaltung der schriftlichen Internen Regelungen und weiteren Dokumente des QM-Handbuches ermöglicht dem Team, sich schnell über die aktuellen Regelungen zu informieren.

	Nachweise / Indikatoren	Das sollten Sie sich fragen.	Schätzen Sie sich ein ✓
1.	Der Aufbau der schriftlich formulierten Internen Regelungen und weiterer Dokumente ist festgelegt.	*Wie sind schriftlich formulierte Interne Regelungen und weitere Dokumente des QM-Handbuches aufgebaut?*	☐
2.	Die Freigabe durch die Verantwortlichen und das Freigabedatum sind auf den schriftlich formulierten Internen Regelungen und den weiteren Dokumenten des QM-Handbuches vermerkt.	*Woran kann man auf den schriftlich formulierten Internen Regelungen und den weiteren Dokumenten erkennen, ob und durch wen diese wann freigegeben wurden?*	☐
3.	Mindestens jährlich und bei Bedarf werden die schriftlich formulierten Internen Regelungen und weiteren Dokumente des QM-Handbuches bzgl. Aktualität und Vollständigkeit überprüft.	*Wie stellen Sie die Aktualität und Vollständigkeit der schriftlich formulierten Internen Regelungen und weiteren Dokumente des QM-Handbuches sicher? Wie häufig überprüfen Sie diese?*	☐
4.	Für die Prüfung der schriftlich formulierten Internen Regelungen und weiteren Dokumente sind verantwortliche Mitarbeiter benannt.	*Wer ist für die Dokumentenprüfung verantwortlich und wie ist dies festgelegt?*	☐
5.	Die Mitarbeiter werden zeitnah über die Änderungen der schriftlich formulierten Internen Regelungen und weiteren Dokumente informiert.	*Wie gewährleisten Sie eine zeitnahe Information der Mitarbeiter über Änderungen der schriftlich formulierten Internen Regelungen und weiteren Dokumente?*	☐
6.	Veraltete Dokumente werden zeitnah ersetzt und finden keine Anwendung.	*Wie stellen Sie sicher, dass veraltete Dokumente ersetzt und nicht mehr angewendet werden?*	☐

➔ VORSCHLAG ZUR UMSETZUNG

Alle schriftlichen Internen Regelungen für die Praxis/ das MVZ sollten einheitlich aufgebaut sein, z. B. nach folgendem Schema:

1. Ziel der Regelung
2. Inhalt der Regelung
3. Mitgeltende Dokumente
4. Verantwortlichkeiten (Erstellung, Prüfung, Freigabe, Aktualisierung)

Es sollte eine zweckmäßige Form der Darstellung gewählt werden. Zur Auswahl stehen:

- Fließtexte → Musterdokument
- Tabellen → Musterdokument
- Flussdiagramme, ggf. mit Kommentaren → Musterdokument

Bei der Erstellung aller Dokumente sollte eine einheitliche Vorlage mit für die Praxis/ das MVZ individuell gestalteter **Kopf- und Fußzeile** genutzt werden, die zur Strukturierung, Identifizierung und Ablage folgende Angaben enthalten kann:

z. B. in der Kopfzeile

- Name der Praxis/ des MVZ
- ggf. Logo
- Titel (z. B. Terminvergabe)
- Bezeichnung (z. B. Interne Regelung)
- ggf. Nummerierung (z. B. QEP-Struktur)

z. B. in der Fußzeile

- Dateiname
- Seitenzahl
- Versionsnummer
- Name des Erstellers
- ggf. Name des Prüfers
- Name des Freigebenden
- Freigabedatum
- ggf. Angaben zur Aktualisierung/ Überprüfung

Aus Vorlagen bzw. Musterdokumenten werden individuelle Dokumente der Praxis/ des MVZ. In den Dokumenten müssen Bezeichnungen wie „Muster" oder „Vorlage" entfernt werden.

Im **Dateinamen** kann zusätzlich zur Bezeichnung (z. B. IR = Interne Regelung, CL = Checkliste, FB = Formblatt, PL = Plan, Dok = Dokument) eine Nummerierung hilfreich sein, insbesondere wenn zu einem Thema/ Bereich mehrere Dokumente benötigt und erstellt werden.

Eine **Versionsnummer** ist hilfreich, damit keine Dokumente unterschiedlicher Versionen in Umlauf geraten: 0.1 für den ersten, 0.2 für den zweiten, 0.3 für den dritten Entwurf; 1.0 für die erste freigegebene Version, usw. Zwischenzeitlich eingefügte kleinere Änderungen werden mit Zahlen nach dem Punkt 1.1 kenntlich gemacht, bevor das Dokument durch eine komplette Überarbeitung zur zweiten freigegebenen Version wird 2.0.

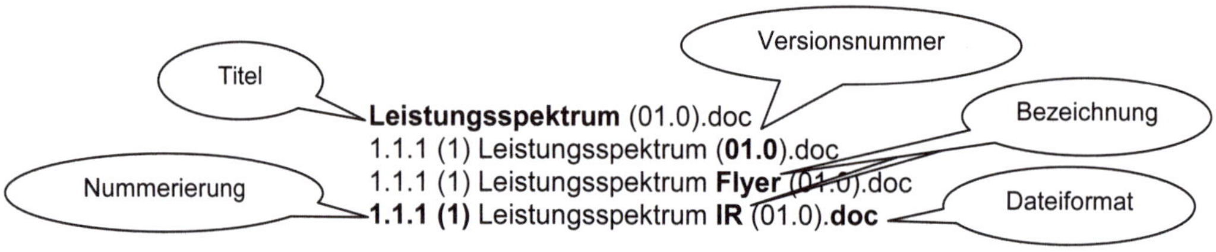

Mindestens einmal pro Jahr sollte eine **Überprüfung** aller Dokumente im QM-Handbuch auf Aktualität und Vollständigkeit erfolgen.

QM-Dokumente mit unmittelbarem Bezug zur Patientenversorgung (beispielsweise Informations- und Aufklärungsbögen, diagnostische und therapeutische Ablaufbeschreibungen) sollten analog der Patientenakten mindestens zehn Jahre aufbewahrt werden. Damit kann in einem Haftungsfall nachgewiesen werden, wie die Abläufe der Praxis/ des MVZ systematisch geregelt sind bzw. zum Zeitpunkt der Behandlung geregelt waren.

Die Leitung kann für sonstige QM-Dokumente und Aufzeichnungen individuelle Aufbewahrungsfristen festlegen. Es empfiehlt sich unterschriebene Originale und/ oder freigegebene Dateien alter Versionsstände etwa sechs Jahre zu archivieren (angelehnt an zwei Zertifizierungszyklen). Teamprotokolle können eingescannt aufbewahrt werden. Aufzeichnungen, die im Nachgang keinen Nutzen mehr haben oder die keiner Nachweispflicht dienen, können nach Gebrauch vernichtet werden (z. B. bereits ausgewertete Patientenbefragungsbögen, da die Ergebnisse in einem Bericht dokumentiert sind oder ausgefüllte Checklisten, die zu einer Konsequenz wie einer Bestellung, Vervollständigung, Nachfrage etc. geführt haben).

Die **Freigabe** der Dokumente obliegt in der Regel der Praxisleitung. Dies kann elektronisch oder mit Datum und Handzeichen auf einem Papierausdruck erfolgen. Bei Änderungen sollte jeweils das komplette Dokument durch die geänderte Fassung ausgetauscht und das Team – sofern vorhanden – zeitnah darüber informiert werden. Je nach Relevanz kann die Forderung einer handschriftlichen Abzeichnung die Aufmerksamkeit der Mitarbeiter für die Kenntnisnahme erhöhen.

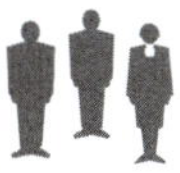
Team / Mitarbeiter

Wenn Sie Regelungen getroffen haben, die nicht schriftlich festgehalten werden, sollte regelmäßig hinterfragt werden, ob diese auch allen Beteiligten bekannt sind und von allen verlässlich angewendet werden.

MUSTERDOKUMENTE

→ X.X.X (X) Vorlage IR Fließtext_0.0
→ X.X.X (X) Vorlage IR Tabelle_0.0
→ X.X.X (X) Vorlage IR Flussdiagramm_0.0
→ X.X.X (X) Vorlage Dokument Hochformat_0.0
→ X.X.X (X) Vorlage Dokument Querformat_0.0

WEITERE INFORMATIONEN AUF CD-ROM

→ Flussdiagramm – Symbole

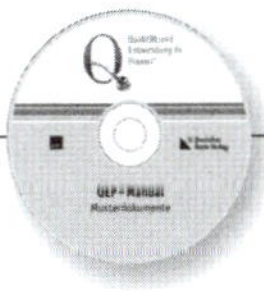

SIEHE HIERZU:

5.3.1 Ziel 1

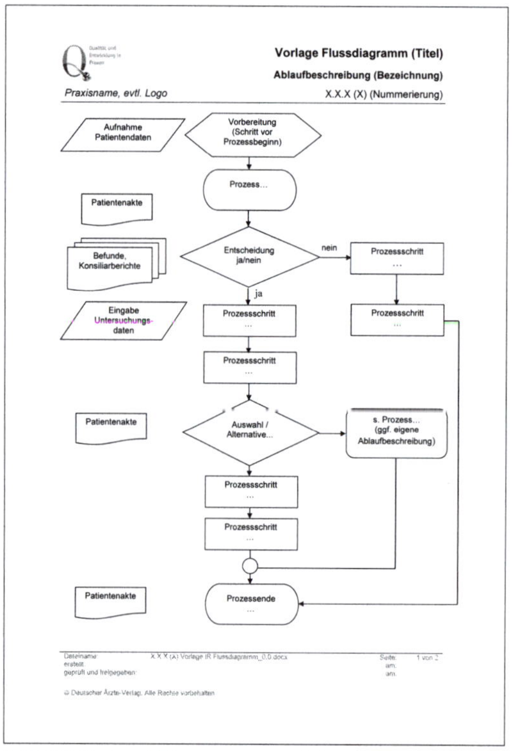

X.X.X (X) Vorlage IR Flussdiagramm_0.0

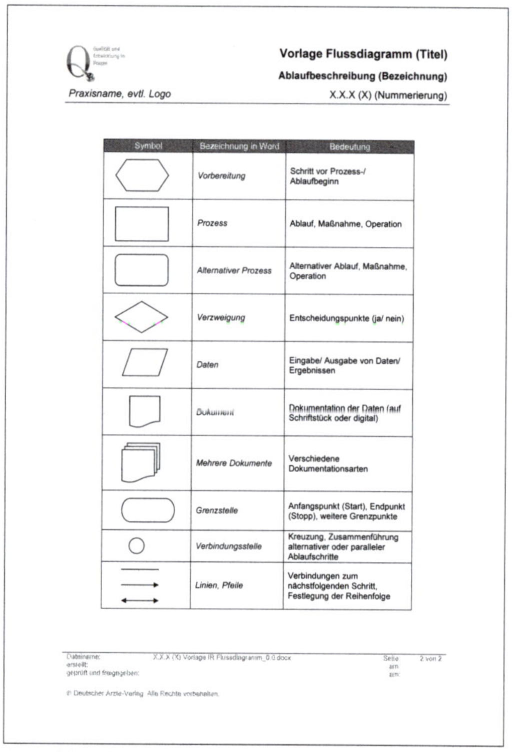

Vorlage Flussdiagramm (Titel)

Ablaufbeschreibung (Bezeichnung)

Praxisname, evtl. Logo X.X.X (X) (Nummerierung)

Symbol	Bezeichnung in Word	Bedeutung
	Vorbereitung	Schritt vor Prozess-/ Ablaufbeginn
	Prozess	Ablauf, Maßnahme, Operation
	Alternativer Prozess	Alternativer Ablauf, Maßnahme, Operation
	Verzweigung	Entscheidungspunkte (ja/ nein)
	Daten	Eingabe/ Ausgabe von Daten/ Ergebnissen
	Dokument	Dokumentation der Daten (auf Schriftstück oder digital)
	Mehrere Dokumente	Verschiedene Dokumentationsarten
	Grenzstelle	Anfangspunkt (Start), Endpunkt (Stopp), weitere Grenzpunkte
	Verbindungsstelle	Kreuzung, Zusammenführung alternativer oder paralleler Ablaufschritte
	Linien, Pfeile	Verbindungen zum nächstfolgenden Schritt, Festlegung der Reihenfolge

Dateiname: X.X.X (X) Vorlage IR Flussdiagramm_0.0.docx Seite 2 von 2
erstellt: am
geprüft und freigegeben: am:

© Deutscher Ärzte-Verlag. Alle Rechte vorbehalten.

X.X.X (X) Vorlage IR Flussdiagramm_0.0

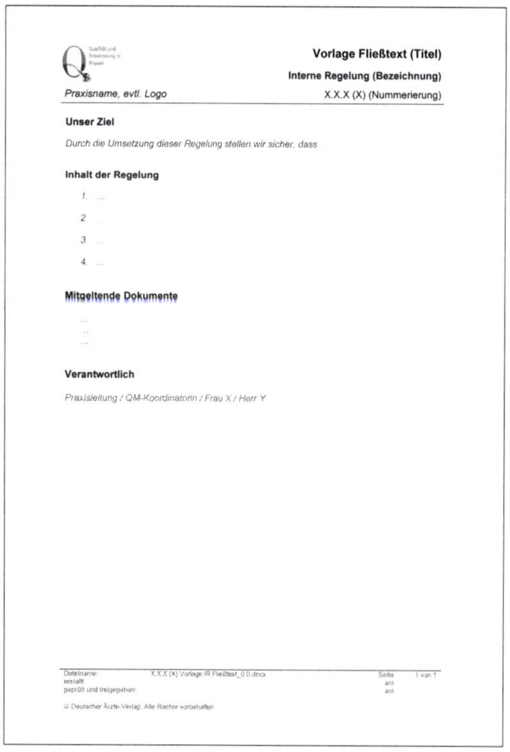

Vorlage Fließtext (Titel)

Interne Regelung (Bezeichnung)

Praxisname, evtl. Logo X.X.X (X) (Nummerierung)

Unser Ziel

Durch die Umsetzung dieser Regelung stellen wir sicher, dass …

Inhalt der Regelung

1. …
2. …
3. …
4. …

Mitgeltende Dokumente

…
…
…

Verantwortlich

Praxisleitung / QM-Koordinatorin / Frau X / Herr Y

Dateiname: X.X.X (X) Vorlage IR Fließtext_0.0.docx Seite 1 von 1
erstellt: am
geprüft und freigegeben: am

© Deutscher Ärzte-Verlag. Alle Rechte vorbehalten

X.X.X (X) Vorlage IR Fließtext_0.0

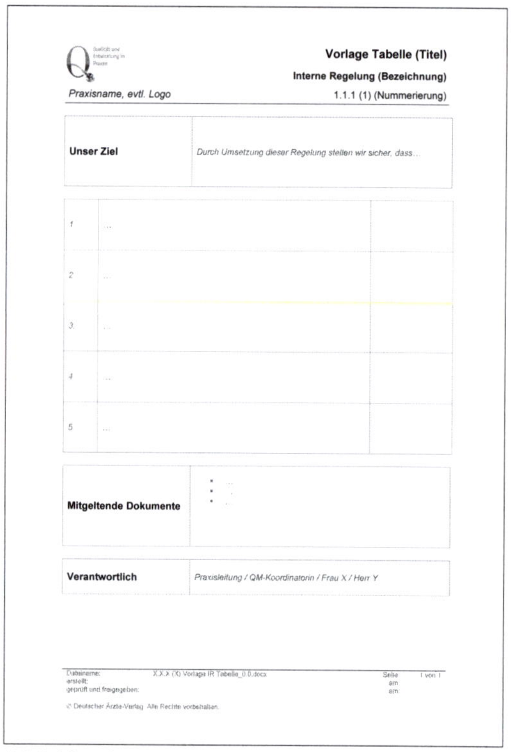

Vorlage Tabelle (Titel)

Interne Regelung (Bezeichnung)

Praxisname, evtl. Logo 1.1.1 (1) (Nummerierung)

Unser Ziel	*Durch Umsetzung dieser Regelung stellen wir sicher, dass…*

1	…	
2	…	
3	…	
4	…	
5	…	

Mitgeltende Dokumente	• … • … • …

Verantwortlich	*Praxisleitung / QM-Koordinatorin / Frau X / Herr Y*

Dateiname: X.X.X (X) Vorlage IR Tabelle_0.0.docx Seite 1 von 1
erstellt: am
geprüft und freigegeben: am:

© Deutscher Ärzte-Verlag. Alle Rechte vorbehalten.

X.X.X (X) Vorlage IR Tabelle_0.0

Anhang

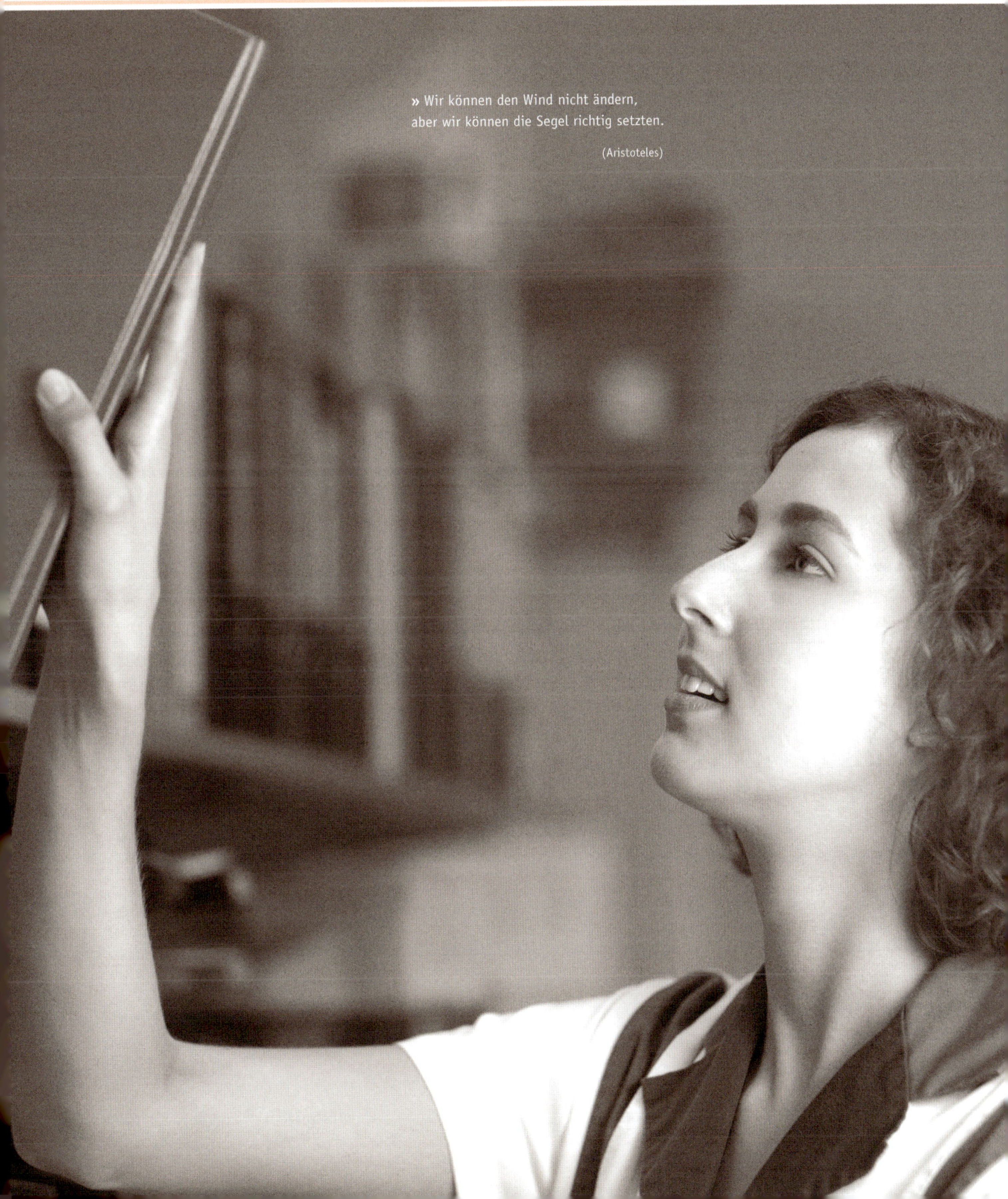
» Wir können den Wind nicht ändern,
aber wir können die Segel richtig setzten.
(Aristoteles)

AGG	Allgemeines Gleichbehandlungsgesetz
ArbMedVV	Verordnung zur arbeitsmedizinischen Vorsorge
AIS	Arzneimittel-Infoservice
AkdÄ	Arzneimittelkommission der deutschen Ärzteschaft
AQUIK	Ambulante Qualitätsindikatoren und Kennzahlen
ArbSchG	Arbeitsschutzgesetz
ArbStättV	Arbeitsstättenverordnung
ASiG	Arbeitssicherheitsgesetz
ÄZQ	Ärztliches Zentrum für Qualität
BÄK	Bundesärztekammer
BBiG	Berufsbildungsgesetz
BDSG	Bundesdatenschutzgesetz
BfArM	Bundesinstitut für Arzneimittel und Medizinprodukte
BG	Berufsgenossenschaft
BGB	Bürgerliches Gesetzbuch
BGI	Berufsgenossenschaftliche Informationen
BGR	Berufsgenossenschaftliche Regeln für Sicherheit
BGV	Berufsgenossenschaftliche Vorschriften
BGW	Berufsgenossenschaft für Gesundheitsdienst und Wohlfahrtspflege
BioStoffV	Biostoffverordnung
BMFSFJ	Bundesministerium für Familie, Senioren, Frauen und Jugend
BMV-Ä	Bundesmantelvertrag-Ärzte
BTM	Betäubungsmittel
BtMVV	Betäubungsmittel-Verschreibungsverordnung
BPtK	Bundespsychotherapeutenkammer
BWA	Betriebswirtschaftliche Auswertung
BZgA	Bundeszentrale für gesundheitliche Aufklärung
ChemG	Chemikaliengesetz
ChemGiftInfoV	Giftinformationsverordnung
CIRS	Critical Incident Reporting System (Anonymes Fehlermeldesystem)
DART	Deutsche Antibiotika-Resistenzstrategie
DIN EN ISO	Deutsches Institut für Normung e. V., Europäische Norm, International Organization for Standardization
DMP	Disease-Management-Programm
EBM	Einheitlicher Bewertungsmaßstab
EbM	Evidenzbasierte Medizin
EDV	Elektronische Datenverarbeitung
EKG	Elektrokardiogramm
EKV	Arzt-/ Ersatzkassen-Vertrag
G-BA	Gemeinsamer Bundesausschuss
GefStoffV	Gefahrstoffverordnung
GKV	Gesetzliche Krankenversicherung
GOÄ	Gebührenordnung für Ärzte
GOP	Gebührenordnung für Psychotherapeuten (auch: Gebührenordnungsposition)
IGeL	Individuelle Gesundheitsleistungen
IfSG	Infektionsschutzgesetz
IQWiG	Institut für Qualität und Wirtschaftlichkeit im Gesundheitswesen
IR	Interne Regelung
IT	Informationstechnologie
KBV	Kassenärztliche Bundesvereinigung
KISS	Kontakt- und Informationsstellen für Selbsthilfe
KOSA	Kooperationsstellen für die Zusammenarbeit von Selbsthilfegruppen und Ärzten

KV	Kassenärztliche Vereinigung
MFA	Medizinische Fachangestellte
MPBetreibV	Medizinprodukte-Betreiberverordnung
MPG	Medizinproduktegesetz
MPSV	Medizinprodukte-Sicherheitsplanverordnung
MBO-Ä	(Muster-) Berufsordnung für Ärzte
MBO-Pt	(Muster-) Berufsordnung für Psychologische Psychotherapeuten und Kinder- und Jugendlichentherapeuten
MRSA	Methicillinresistenter Staphylococcus aureus
MVZ	Medizinisches Versorgungszentrum
NAKOS	Nationale Kontakt- und Informationsstelle zur Anregung und Unterstutzung von Selbsthilfegruppen
NVL	Nationale Versorgungsleitlinien
PEP	Postexpositions-Prophylaxe
PDCA	Plan–Do–Check–Act; Management-Zyklus
PSA	Persönliche Schutzausrüstung
PsychThG	Psychotherapeutengesetz
PsychThAPrV	Ausbildungs- und Prüfungsverordnung für Psychologische Psychotherapeuten
PVS	Praxisverwaltungssystem (auch: Privatärztliche Verrechnungsstelle)
QEP	Qualität und Entwicklung in Praxen
QM	Qualitätsmanagement
QMB	Qualitätsmanagement-Beauftragter
QMK	Qualitätsmanagement-Koordinator
QM-RiLi	Qualitätsmanagement-Richtlinie
QMS	Qualitätsmanagement-System
QS	Qualitätssicherung
QZ	Qualitätszirkel
RKI	Robert-Koch Institut
RVO	Reichsversicherungsordnung
SGB	Sozialgesetzbuch
SMART	spezifisch, messbar, ausführbar, realistisch, terminierbar (SMART-Regel)
STIKO	Ständige Impfkommission der Bundesrepublik Deutschland
TRBA	Technische Regel für Biologische Arbeitsstoffe
UAW	Unerwünschte Arzneimittelwirkungen
USV	unterbrechungsfreie Stromversorgung
UV-GOÄ	Gebührenordnung für Ärzte der gesetzlichen Unfallversicherungsträger
VAKJP	Vereinigung Analytischer Kinder- und Jugendlichen-Psychotherapeuten e. V.

L

M

N

O

P

Q

R

S

T

In der folgenden Tabelle sind für Sie die in den QEP-Kernzielen mindestens geforderten schriftlichen Dokumente in der Reihenfolge der Kapitel. Darüber hinaus kann es je nach Praxisstruktur sinnvoll sein, zusätzlich Abläufe schriftlich festzulegen oder Checklisten oder Formulare zu erstellen – entscheiden Sie selbst!

schriftliche Interne Regelungen und weitere in QEP geforderte Dokumente	QEP*
KAPITEL 1 Patientenversorgung	
Leistungsspektrum	**1.1.1 (1)**
IR zur Terminvergabe	**1.1.3 (1)**
IR zu telefonischen Anfragen	**1.1.4 (1)**
Ablaufbeschreibungen diagnostische Maßnahmen	**1.2.3 (2)**
Dokumentation Indikationsstellung, Therapieentscheidung und -planung	**1.3.1 (1)**
Checkliste Notfallkriterien, Notfallplan	**1.3.4 (1)**
Liste Notfallausstattung	**1.3.4 (2)**
Behandlungspfade mit Ablaufbeschreibungen	**1.3.5 (1)**
Patientenbezogenes Informationsmaterial	**1.3.6 (1)**
KAPITEL 2 Patientenrechte und Patientensicherheit	
IR zur Aufklärung von Patienten	**2.1.1 (1)**
IR zum Risiko- und Fehlermanagement	**2.1.3 (1)**
Fehlerdokumentation	**2.1.3 (1)**
Patientenakte	**2.2.1 (1)**
IR zum Datenschutz	**2.3.2 (1)**
IR zur Datenübermittlung	**2.3.2 (2)**
KAPITEL 3 Mitarbeiter und Fortbildung	
Einarbeitungsplan	**3.1.2 (2)**
Teambesprechungsprotokolle	**3.1.3 (1)**
Fortbildungsplan, Fortbildungsnachweise	**3.2.2 (1)**
KAPITEL 4 Führung und Organisation	
Organisationsstruktur, Organigramm, Aufgaben und Verantwortlichkeiten	**4.1.2 (1)**
Vorschriften und Regeln der Berufsgenossenschaft, Dokumentation Unterweisung, Gefährdungsbeurteilungen	**4.3.1 (1)**
Gefahrstoffverzeichnis, Sicherheitsdatenblätter, Betriebsanweisungen	**4.3.1 (6)**
Brandschutzordnung, Flucht- und Rettungsplan	**4.3.1 (7)**
Hygieneplan, Reinigungs- und Desinfektionsplan	**4.3.3 (1)**

schriftliche Interne Regelungen und weitere in QEP geforderte Dokumente	QEP*
KAPITEL 5 **Qualitätsentwicklung**	
Qualitätspolitik	**5.1.1 (1)**
Qualitätsziele	**5.1.2 (1)**
QM-Zeit- und Maßnahmenplan	**5.1.3 (1)**
Patientenbefragungsergebnisse	**5.2.2 (1)**
Mitarbeiterbefragungsergebnisse	**5.2.2 (3)****
IR zum Beschwerdemanagement	**5.2.3 (1)**
Ergebnisse Selbstbewertung	**5.2.5 (1)**
Verbesserungsmaßnahmen	**5.2.6 (1)**
QM-Handbuch	**5.3.1 (1)**

* siehe Inhaltsverzeichnis, Ziffern in Klammern beziehen sich auf das jeweilige Ziel

** kein Kernziel in QEP; in der QM-RL werden regelmäßige Mitarbeiterbefragungen/ die Ermittlung von Informationen aus der Mitarbeiterperspektive gefordert

QEP stellt für Sie einen Bezug zur Qualitätsmanagement-Richtlinie (QM-RL) des Gemeinsamen Bundesausschusses (G-BA) mit dem Symbol „QM-RiLi“ her und markiert alle Qualitätsziele, die die normativen Vorgaben zu Grundelementen, Methoden und Instrumenten eines Qualitätsmanagements abbilden (QM-RL §§ 3, 4).

QM-RiLi

QM-RL: Instrumente und Methoden	QEP*	Inhalt
Messen und Bewerten von Qualitätszielen	**5.1.2 (1)**	Qualitätsziele
Erhebung des Ist-Zustandes und Selbstbewertung	**5.2.5 (1)**	Bewertung des Qualitätsmanagement-Systems: „Selbstbewertung“
Regelung von Verantwortlichkeiten und Zuständigkeiten	**1.4.1 (1)**	Interne Kooperation und Kommunikation
	4.1.2 (1)	Organisationsstruktur und Verantwortlichkeiten
	4.3.1 (1), (6), (7)	Arbeitsumgebung und Arbeitssicherheit
	1.3.5 (1), (2)	Behandlungspfade, Leitlinien und evidenzbasierte Medizin
Prozess- und Ablaufbeschreibungen	**1.1.3 (1)**	Terminvergabe
	1.2.3 (1), (2)	Diagnostische Leistungen
	1.3.1 (1)	Therapieentscheidung
	1.3.5 (1), (2)	Behandlungspfade, Leitlinien und evidenzbasierte Medizin
	2.3.2 (1), (2)	Schweigepflicht und Datenschutz
Schnittstellenmanagement	**1.4.2 (1)**	Externe Kooperation und Kommunikation
	1.3.6 (1)	Erkrankungsspezifische Information, Beratung und Schulung
Checklisten	**1.2.1 (1)**	Anamnese
	1.3.4 (1), (2)	Notfallmanagement
	4.3.1 (1), (6), (7)	Arbeitsumgebung und Arbeitssicherheit
Teambesprechungen	**3.1.3 (1)**	Teambesprechungen und Kommunikation
Fortbildungs- und Schulungsmaßnahmen	**3.2.2 (1)**	Fortbildung und Qualifizierung: „Fort- und Weiterbildung“
Patientenbefragungen	**5.2.2 (1)**	Befragungen: „Patientenbefragungen“
Mitarbeiterbefragungen	**3.1.1 (1)**	Personalplanung und Mitarbeitergespräche
	5.2.2 (1)	Fragebogen Mitarbeiter
Beschwerdemanagement	**5.2.3 (1)**	Beschwerdemanagement und Vorschlagswesen

QM-RL: Instrumente und Methoden	QEP*	Inhalt
Patienteninformation und -aufklärung	**1.1.1 (1)**	Leistungsspektrum
	1.3.6 (1)	Erkrankungsspezifische Information, Beratung und Schulung
	1.3.7 (2)	Verlaufsbeobachtung und Sicherung des Therapieerfolges: „Mitwirkung der Patienten“
	2.1.1 (1)	Aufklärung und Einwilligung der Patienten
	2.1.2 (1)	Patientenorientierung
Risikomanagement, Fehlermanagement und Fehlermeldesysteme	**2.1.3 (1)**	Patientensicherheit, Risiko- und Fehlermanagement
	1.3.1 (1)	Therapieentscheidung, -planung und -ziele
Anwendungsbereiche: Notfallmanagement Hygienemanagement (Arzneimitteltherapiesicherheit) (Sturzprophylaxe) (Schmerzmanagement)	**1.3.4 (1), (2)** **4.3.3 (1), (2)** **5.2.6 (1)**	Notfallmanagement Hygiene und Reinigung Verbesserungsmaßnahmen

* siehe Inhaltsverzeichnis, Ziffern in Klammern beziehen sich auf das jeweilige Ziel

Viele Qualitätsziele in QEP greifen bestehende gesetzliche Verpflichtungen und normative Vorgaben auf, wie zum Beispiel das Infektionsschutzgesetz (IfSG) oder das Bundesdatenschutzgesetz (BDSG). Diese Qualitätsziele sind mit einem Paragraphensymbol „§" gekennzeichnet.

§

Gesetzliche Anforderung (Beispiele)	QEP*
KAPITEL 2 Patientenrechte und Patientensicherheit	
Bundesdatenschutzgesetz (BDSG): Schweigepflicht und Datenschutz	**2.3.2 (1)**
E-Health-Gesetz: „Übermittlung Patientendaten"	**2.3.2 (2)**
KAPITEL 3 Mitarbeiter und Fortbildung	
Psychotherapeutengesetz (PsychThG), Bundesärzteordnung (BÄO), Weiterbildungsordnung, Ausbildungs- und Prüfungsverordnung (PsychTh-APrV): Fortbildung und Qualifizierung	**3.2.2 (1)**
Berufsbildungsgesetz (BBiG), Jugendarbeitsschutzgesetz (JArbSchG): „Ausbildung Medizinische Fachangestellten"	
KAPITEL 4 Führung und Organisation	
Arbeitsschutzgesetz (ArbSchG), Gesetz über Betriebsärzte, Sicherheitsingenieure und andere Fachkräfte für Arbeitssicherheit (ASiG): Arbeitsumgebung und Arbeitssicherheit	**4.3.1 (1)**
Gefahrstoffverordnung (GefStV): „Umgang mit Gefahrstoffen"	**4.3.1 (6)**
Arbeitsstättenverordnung (ArbStättV): „Brand- und Evakuierungsfall"	**4.3.1 (7)**
Infektionsschutzgesetz (IfSG), Hygieneverordnung der Länder: „Hygieneplan"	**4.3.3 (1)**
Technische Regeln für Biologische Arbeitsstoffe im Gesundheitswesen (TRBA 250): „Händehygiene"	**4.3.3 (2)**

* siehe Inhaltsverzeichnis, Ziffern in Klammern beziehen sich auf das jeweilige Ziel; kein „§" in Kapitel 1 und 5

Notizen:

Ablaufbeschreibung	Auch Prozessbeschreibung genannt. Bei ➔QEP® werden ➔Verfahrensanweisungen und ➔Arbeitsanweisungen unter dem Oberbegriff Ablaufbeschreibung zusammengefasst. In Ablaufbeschreibungen wird das abgestimmte, einheitliche Vorgehen (➔Interne Regelung) bei der Durchführung von i. d. R. genau abgrenzbaren Maßnahmen und Aktivitäten in einer Organisation/ Praxis schriftlich festgelegt. Dies kann personen- bzw. arbeitsplatzbezogen oder auch -übergreifend erfolgen und sollte insbesondere regelmäßig wiederkehrende qualitäts-, risiko-, finanz- und servicerelevante Vorgänge/ Abläufe/ ➔Prozesse betreffen. Es werden die wichtigsten Arbeitsschritte aufgelistet und die Verantwortlichkeiten hauptsächlich an den Schnittstellen geregelt. Die ➔Dokumentation der Ablaufbeschreibungen kann in Form von Tabellen oder grafisch visualisiert als ➔Flussdiagramm erfolgen.
Adherence	Englischer Begriff für „Adhärenz", „Einhaltung", im Sinne von Therapietreue.
Akkreditierung	Akkreditierung bedeutet hierzulande die Erteilung einer Zulassungskompetenz bzw. Zulassungsmacht an eine externe Einrichtung (bzgl. Finanzierung, Teilnahme am Markt, Zulassung zur Ausschreibung etc.), bestimmte Prüfungen oder Prüfungsarten auszuführen. Das deutsche Wort Akkreditierung ist nicht mit dem englischen Begriff „accreditation" (➔Zertifizierung) gleichzusetzen.
AQUIK®	Diese Abkürzung steht für Ambulante Qualitätsindikatoren und Kennzahlen. Dabei handelt es sich um ein von der KBV entwickeltes Set von ➔ Indikatoren für die vertragsärztliche Versorgung. Mit den Indikatoren können Aspekte von Versorgungsqualität abgebildet werden.
Arbeitsanweisung	Abk. AA. In Arbeitsanweisungen wird präzise festgelegt, welche einzelnen Arbeitsschritte in welcher Reihenfolge unter Nutzung welcher Hilfsmittel zur Ausführung eines Arbeitsauftrages notwendig sind. AA werden dann verwendet, wenn nur eine Person an der Ausführung einer Tätigkeit (z. B. Ablaufschema für die Durchführung der probatorischen Sitzungen, Handlungsanweisung für Gespräche bei akuter Suizidgefährdung beteiligt ist und können Teil einer komplexeren ➔Verfahrensanweisung sein. Sie werden arbeitsplatzbezogen oder personenbezogen beschrieben. In einer vollständigen AA sollten alle relevanten Arbeitsschritte, die durchzuführenden Kontrollen, der Verantwortungsbereich und die Befugnisse sowie die Regelung zur Informationsweitergabe beim Auftreten von ➔Fehlern/ unerwünschten Ereignissen festgelegt sein. Bei ➔QEP® werden Arbeitsanweisungen und ➔Verfahrensanweisungen unter dem Oberbegriff ➔Ablaufbeschreibung zusammengefasst.
Assessment	Englischer Begriff für „Bewertung". Unter Assessment versteht man eine umfassende, regelmäßig wiederkehrende und systematische Prüfung der Tätigkeiten und Ergebnisse in der eigenen Praxis. Ziel ist es, durch die Leistungsüberprüfung eine ständige Verbesserung der Praxisaktivitäten zu erlangen. Je nachdem, wer dieses Assessment durchführt – eigene Organisationsmitglieder oder unabhängige, externe Personen – unterscheidet man zwei Ausprägungen: die Selbstbewertung (= Self-Assessment) und die Fremdbewertung. Die Bezeichnung „Assessment" wird i. d. R. direkt dem EFQM-Modell (➔EFQM) zugeordnet, findet jedoch auch in anderen Verfahren Anwendung, u. a. im EPA-Verfahren (➔EPA).
Audit	Englischer Begriff für „Prüfung"; Begriff aus dem Regelwerk der DIN EN ISO; wird bei ➔QEP® ➔Visitation genannt.
Ausstattung und Ausrüstung	Es werden darunter alle technischen Gerätschaften und medizinisch-technischen Geräte, wie z. B. Computer, Kühlschränke, EKG-Geräte und Luftabzugsgeräte, sowie Schutzkleidung, Notfallkoffer und Instrumente, aber auch Kaffeemaschinen, Musikanlagen etc. verstanden.

Balanced Scorecard

Abk. BSC. Englischer Begriff für ausgewogenes Kennzahlensystem. Hierunter versteht man ein ganzheitliches Kennzahlensystem (➔Kennzahlen), um Messgrößen mit den strategischen Zielen einer Organisation/ Praxis in Einklang zu bringen. Die BSC unterscheidet zwischen vier Perspektiven der Unternehmensstrategie: Kunden, Finanzwirtschaft, interne ➔ Prozesse und Innovation. Die BSC wird *balanced* – ausgewogen – genannt, da sie eine einseitige Ausrichtung der ➔Kennzahlen insbesondere auf finanzielle, einfach messbare Ziele vermeidet und in den Perspektiven auch weiche Größen berücksichtigt, wie Patientenzufriedenheit, Patiententreue und ➔Mitarbeiterzufriedenheit.

Befragung

Befragungen werden zur Anamnese, zur Verlaufskontrolle oder zur Sicherung der Behandlungsqualität eingesetzt. Befragungen können auch zur Feststellung der Patientenzufriedenheit und der partizipativen Entscheidungsfindung dienen. Je nach Zielsetzung eignen sich die (teil-)standardisierte schriftliche Befragung mittels Fragebogen oder als Online-Befragung, das explorative oder (teil-)standardisierte persönliche Interview und die (teil-)standardisierte telefonische Befragung.

Behandlungspfad

Engl. Clinical Pathway. Dabei handelt es sich um eine vom Praxisteam selbst entwickelte, praxisinterne Vorgehensweise, in der beschrieben wird, wie Patienten mit bestimmten Symptomen oder Krankheitsbildern unter Nutzung festgelegter Qualitätsstandards, strukturiert versorgt werden. Behandlungspfade sind eine Sonderform von standardisierten, berufsgruppenübergreifenden ➔Ablaufbeschreibungen, die sich in Abgrenzung zu diesen auf konkrete medizinische/ psychotherapeutische Versorgungsleistungen beziehen. Ggf. können Behandlungspfade auch institutionsübergreifend entwickelt und angewandt werden. Im Unterschied zu ➔Leitlinien, die von den medizinischen Fachgesellschaften erstellt werden, umfassen Behandlungspfade auch organisatorische und praxisspezifische Aspekte. Wichtig ist dabei , dass notwendige und verfügbare ➔Ressourcen berücksichtigt werden und Arbeitsschritte bzw. Arbeitsanteile aller an der Behandlung Beteiligten festgelegt werden und im Team bekannt sind. Behandlungspfade können sich auf die von Fachgesellschaften erarbeiteten evidenzbasierten ➔Leitlinien stützen bzw. diese beinhalten. ➔ Versorgungspfade
Benchmarking
Als ein Instrument der Wettbewerbsanalyse versteht man unter Benchmarking den kontinuierlichen Vergleich von eigenen Produkten, Dienstleistungen und ➔ Prozessen/ Abläufen nach festgelegten ➔Kriterien mit denen der besten Wettbewerber. Ziel ist es, eventuell vorhandenes Verbesserungspotenzial zu identifizieren und systematisch zu nutzen.

Beschwerdemanagement

Unter Beschwerdemanagement versteht man die Nutzung und Auswertung von Beschwerden als Werkzeug des ➔Qualitätsmanagements. Beschwerden werden als Hinweise auf Verbesserungspotentiale gesehen. Die Ursachen von Beschwerden sollen beseitigt werden, um eine Verbesserung der Organisation/ Praxis zu erzielen.

Bewertung

➔ Assessment.

Brainstorming

ist eine Methode der Ideenfindung. Zu einem Thema werden alle Ideen gesammelt und unbewertet dokumentiert. Am Ende einer solchen Gruppendiskussion werden die einzelnen Vorschläge systematisiert und von der Gruppe bewertet/ gewichtet.

Case Management

Englischer Begriff für „Einzelfallbetreuung". Case Management bedeutet die strukturierte und koordinierte Betreuung eines einzelnen Patienten unter Einbeziehung der verschiedenen beteiligten Akteure, z. B. im Rahmen einer chronischen Erkrankung oder bei der Versorgung von Patienten im Rahmen eines Überleitungsmanagements, meist von stationärer zu ambulanter Versorgung.

Checkliste

Abk. CL. Checklisten sind systematisierte Listen der für einen Vorgang bedeutsamen Einzelaspekte, z. B. Prüfliste für die Ausstattung des Notfallkoffers. Sie dienen u. a. der Kontrolle einzelner Abläufe, die in → Ablaufbeschreibungen, → Verfahrens- oder → Arbeitsanweisungen beschrieben sind. Ziel des Einsatzes von Checklisten ist es, insbesondere für sich wiederholende Arbeiten eine vollständige und vergleichbare Ausführung zu erreichen.

Deming-Zyklus

→ PDCA-Zyklus.

DIN EN ISO 9000ff

Die bekannte internationale Normenreihe beschreibt die Einführung, die Organisation, den Aufbau, die Weiterentwicklung und die Leistungsverbesserung sowie die → Zertifizierung eines Management-Systems (→ QM-System). Viele der später entstandenen Systeme im vertragsärztlichen Bereich bauen auf der DIN EN ISO (Deutsches Institut für Normung - Europäische Norm - International Organization for Standardization) auf und berücksichtigen so die weltweit anerkannten → Standards der DIN.

Disease Management

Englischer Begriff für strukturiertes Verfahren zur umfassenden Versorgung chronischer oder komplexer Erkrankungen, um mit größtmöglicher → Effektivität und → Effizienz den Krankheitsverlauf zu beeinflussen.

Disease-Management-Programme

Abk. DMP. Englischer Begriff für strukturierte Behandlungsprogramme bei ausgewählten chronischen Erkrankungen, die auf Grundlage des § 137 f SGB V in Deutschland entwickelt wurden.

Dokumentation

Dokumentation bedeutet die Aufzeichnung oder Protokollierung von Handlungen, Abläufen oder Ergebnissen, insbesondere wenn diese qualitätsrelevant sind. Diese können bspw. als Prosatexte, → Flussdiagramme/ Flowcharts, Listen oder Tabellen dargestellt werden. Der Nutzen der Dokumentation besteht darin, Vorgehensweisen eindeutig und unmissverständlich festzulegen. Die Einarbeitung neuer Mitarbeiter kann so erleichtert werden und im Falle seltener Untersuchungen, Therapien oder Maßnahmen kann nachgeschlagen werden.

Donabedian, Avedis

Der amerikanische Qualitätsforscher Avedis Donabedian (1919 – 2000) wird als Begründer der → Qualitätssicherung in der Gesundheitsversorgung betrachtet. Bei seinen Bemühungen, Qualitätsparameter für das Gesundheitswesen zu beschreiben, unterteilte er den Qualitätsbegriff in → Struktur-, → Prozess- und → Ergebnisqualität.

Effektivität

Die Effektivität beschreibt, inwieweit eine Maßnahme oder ein Verfahren geeignet ist, das gewünschte Ziel bzw. die angestrebte Wirkung tatsächlich zu erreichen (Wirksamkeit, Grad der Zielerreichung), also effektiv ist.

Effizienz

Mit Effizienz wird – bei gegebener → Effektivität/ Wirksamkeit – das Verhältnis von erwünschten Ergebnissen zu den eingesetzten → Ressourcen beschrieben (Nutzen-Kosten-Relation). Eine Maßnahme ist dann effizient, wenn eine erwartete Wirkung mit möglichst geringem Ressourceneinsatz erreicht wurde oder die Wirksamkeit bei vorgegebenem Ressourceneinsatz gesteigert wurde (Wirtschaftlichkeit). Zur Bestimmung der Effizienz werden Kosten-Wirksamkeits-Analysen durchgeführt.

EFQM®

Diese Abkürzung steht für „European Foundation for Quality Management“. Dies ist ein QM-Modell (→ QM-System), das auf der Basis von neun sog. Befähiger- und Ergebniskriterien (→ Kriterium) die Grundlage für eine → Qualitätsbewertung einer Organisation bildet. Im Vordergrund steht die regelmäßige Selbstanalyse von → Prozessen und Ergebnissen und die Durchführung strukturierter Selbstbewertungen auf dem Weg zu „Business Excellence“. Auf der Grundlage der erzielten Selbstbewertungen kann sich die Organisation um einen Qualitätspreis bewerben.

Einrichtungen

Unter Einrichtungen werden im Qualitätsziel-Katalog (➔ Qualitätsziele) fest eingebaute und mobile Gegenstände verstanden, mit denen die Räume der Praxis eingerichtet sind. Hierzu gehören u. a. Mobiliar, künstliche Beleuchtung, Teppiche, Bodenbeläge, Vorhänge, Sonnenschutz, Dekoration.

EPA

Diese Abkürzung steht für „Europäisches Praxisassessment". Der niederländische „Visitatie"-Ansatz wurde durch eine internationale Projektgruppe weiterentwickelt und an die Gesundheitssysteme verschiedener europäischer Länder angepasst. Das Modell beruht auf der Erhebung und dem Vergleich zahlreicher ➔ Indikatoren zur ➔ Infrastruktur, zum Personal-, Informations- und Finanzmanagement, die im Rahmen von ➔ Patienten- und Mitarbeiterbefragungen und durch ➔ Assessment/ ➔ Visitation in der Praxis erhoben werden.

Ergebnisqualität

Gemäß des Konzeptes des Qualitätsforschers ➔ Donabedian ist die Ergebnisqualität die 3. Qualitätsdimension neben der ➔ Strukturqualität (1. Qualitätsdimension) und der ➔ Prozessqualität (2. Qualitätsdimension). Sie umschreibt die ➔ Qualität in Bezug auf die erreichten Ergebnisse, die wiederum von der ➔ Struktur- und ➔ Prozessqualität beeinflusst werden. Sie kann z. B. anhand der Veränderung des Gesundheitszustandes als Ergebnis bestimmter diagnostischer und therapeutischer Maßnahmen gemessen werden (➔ Outcome).

Evaluation

Bewertung der Wirkungen von Maßnahmen oder Verfahren hinsichtlich vorher festgelegter Parameter. Meist wird eine Evaluation zur Standortbestimmung und Beschreibung von Verbesserungspotenzialen durchgeführt.

Evidenz

Im Kontext der ➔ Evidenzbasierten Medizin aus dem Englischen stammender Begriff für Informationen aus wissenschaftlichen Studien, die einen Sachverhalt erhärten oder widerlegen (evidence = Nachweis, Beweis; im Unterschied zur Bedeutung des Wortes „evident" im Deutschen). Die ➔ Qualität der Evidenzlage hängt im Wesentlichen von der methodischen Güte der zugrunde liegenden Studien ab, wobei je nach zu überprüfendem Sachverhalt bestimmte Evidenzstufen erreichbar sind.

Evidenzbasierte Medizin

Abk. EbM; engl. Evidence Based Medicine. Methode, bei der Entscheidung in der individuellen Versorgung von Patienten die beste zur Verfügung stehende ➔ Evidenz (wissenschaftliche Erkenntnis) gewissenhaft, ausdrücklich und vernünftig zu nutzen. EbM bedeutet die Integration individueller klinischer Expertise mit der bestmöglichen externen ➔ Evidenz systematischer Forschung. Sie umfasst die Formulierung einer konkreten, beantwortbaren Fragestellung, die Suche nach der relevanten ➔ Evidenz in der klinischen Literatur, den Einsatz einfacher, wissenschaftlich abgeleiteter Regeln zur kritischen Beurteilung der Validität der Studien und der Größe des beobachteten Effekts, die individuelle Anwendung dieser ➔ Evidenz auf die konkreten Patienten unter Berücksichtigung der eigenen klinischen Erfahrung und die anschließende Bewertung. Nicht zu verwechseln mit dem Einheitlichen Bewertungsmaßstab (EBM).

Fehler

Wird ein richtiges Vorhaben nicht wie geplant durchgeführt, oder liegt einem Geschehen ein falscher Plan zugrunde, so handelt es sich um einen Fehler. Kommt es in der Folge zu einem für den Patienten schädlichen Vorkommnis, so spricht man von einem vermeidbaren ➔ unerwünschten Ereignis (engl. preventable adverse event). Der Umgang mit Fehlern und vermeidbaren unerwünschten Ereignissen sollte von der Frage geleitet sein, welche Ursachen zugrunde lagen und welche Verbesserungspotenziale sich daraus ergeben. Dies setzt allerdings einen Paradigmenwechsel und die Etablierung einer neuen Fehlerkultur voraus. Um mögliche Ursachen von unerwünschten Ereignissen/ Fehlern von Beginn an zu identifizieren und Vorsorge zu treffen, können Abläufe/ ➔ Prozesse mittels der Fehlermöglichkeits- und Einflussanalyse (FMEA – Failure Mode and Effects Analysis) präventiv und nach Eintritt von unerwünschten Ereignissen untersucht werden (➔ Fehlermanagement).

Fehlermanagement	Sammelbegriff für den bewussten Umgang mit ➔ Fehlern/ vermeidbaren ➔ unerwünschten Ereignissen. Dazu gehören u. a. Fehlersuche, Erhebung der Fehlerrate, Fehleranalyse, Fehlerursachenanalyse und Fehlervermeidung. Der bewusste Umgang mit Fehlern kann wichtige Anstöße für kontinuierliche Lern- und Verbesserungsprozesse im Sinne der ➔ Patientensicherheit und der ➔ Versorgungsqualität geben. Das Fehlermanagement kann deshalb als integraler Bestandteil sowohl des ➔ Risikomanagements als auch des ➔ Qualitätsmanagements begriffen werden.
Flussdiagramm	Engl. Flowchart. Grafische Darstellung von ➔ Ablaufbeschreibungen, die Aufgaben bzw. Arbeitsschritte, Verantwortlichkeiten, Befugnisse, Schnittstellen und Entscheidungsfindung anschaulich und einprägsam visualisieren.
Gemeinsamer Bundesausschuss	Abk. G-BA. Der Gemeinsame Bundesausschuss ist das oberste Beschlussgremium der gemeinsamen Selbstverwaltung von Ärzten, Zahnärzten, Psychotherapeuten, Krankenhäusern und Krankenkassen in Deutschland. Er bestimmt in Form von Richtlinien (➔ QM-Richtlinie) den Leistungskatalog der Gesetzlichen Krankenversicherung (GKV) für etwa 70 Millionen Versicherte. Der G-BA legt fest, welche Leistungen der medizinischen Versorgung von der GKV erstattet werden. Darüber hinaus beschließt er Maßnahmen der Qualitätssicherung für den ambulanten und stationären Bereich des Gesundheitswesens.
Indikation	Vorhandensein der begründeten Notwendigkeit zur Durchführung diagnostischer oder therapeutischer Maßnahmen. Die korrekte Indikationsstellung ist ausschlaggebend für die Angemessenheit und ➔ Qualität des sich anschließenden Behandlungsgeschehens und ist daher Gegenstand qualitätssichernder Maßnahmen. Sie sollte nachvollziehbar dokumentiert werden.
Indikator	ist eine definierte Größe, anhand derer ein Ergebnis mit einer Vorgabe verglichen werden kann, um den Zielerreichungsgrad zu bestimmen. Quantitative medizinische Indikatoren wie Heilungsraten, Komplikations- oder Infektionsraten eignen sich zur Beurteilung der ➔ Effektivität von Interventionsmaßnahmen, zum Vergleich unterschiedlicher diagnostischer und therapeutischer Maßnahmen bei gleichen Erkrankungen, zur Selbstbewertung oder den Vergleich mehrerer Einrichtungen. Quantitative medizinische Indikatoren müssen je nach Fragestellung und Einsatzgebiet hinsichtlich ihrer Validität sorgfältig hinterfragt und ausgewählt werden. In Ableitung vom lat. indicare (anzeigen, hinweisen) können Indikatoren auch qualitativ im Sinne eines Nachweises verstanden werden. ➔ Qualitätsindikatoren sind Hilfsgrößen, welche die ➔ Qualität in einem ausgewählten Bereich durch Zahlen oder Zahlenverhältnisse indirekt abbilden.
Infrastruktur	Der Sammelbegriff Infrastruktur (Unterbau) bezeichnet alle langlebigen Grundeinrichtungen personeller, materieller und institutioneller Art, die das Funktionieren einer Organisation/ Praxis garantieren. Hierzu gehören bspw. ➔ Ausstattung und Ausrüstung, räumliche und logistische Gegebenheiten, vorhandener Service etc., die für den Betrieb einer Praxis erforderlich sind.
Interne Regelung	Abk. IR. Im Qualitätsziel-Katalog von ➔ QEP® wird für die Erfüllung von Zielen der Nachweis von so genannten Internen Regelungen gefordert. Es wird unterschieden zwischen: 1. Internen Regelungen (Diese können im Sinne der „gelebten Praxis“ umgesetzt oder aber auch schriftlich fixiert sein, was den Nachweis erleichtert, und darüber hinaus können sie durch ➔ Ablaufbeschreibungen präzisiert sein.), 2. schriftlichen Internen Regelungen (Diese müssen schriftlich fixiert sein, zum Nachweis ist der Verweis auf eine ausschließlich mündliche Absprache nicht zulässig.) oder 3. schriftlichen Internen Regelungen mit ➔ Ablaufbeschreibungen (in Form von Tabellen oder ➔ Flussdiagrammen).

Intervision

Die Intervision ist die kollegiale Beratung zwischen mehreren Psychotherapeuten/ Ärzten. Anders als bei der ➔ Supervision erfolgt die Beratung unter beruflich Gleichgestellten und nicht durch einen professionellen Supervisor.

Die Themen sind ähnlich wie bei der ➔ Supervision: z. B. Einfluss der Persönlichkeit des Therapeuten im Behandlungsprozess, Werte und Normen, die Therapeut-Patient-Beziehung, methodisches Handeln, Gruppendynamik, Zusammenarbeit im Team, Einfluss des Umfeldes, und vieles mehr.

Ishikawa-Diagramm

Auch Ursache-Wirkungs-Diagramm, Fischgrät-Diagramm oder Fehlerbaum genannt. Hier handelt es sich um eine universelle grafische Methode zur Lokalisation von Schwachstellen, Systemoptimierung sowie zur Fehlerursachenanalyse innerhalb komplexer ➔ Systeme. Mit diesem ➔ Qualitätswerkzeug können logische Zusammenhänge zwischen Einflüssen/ Ursachen oder ➔ Fehlern und daraus entstehenden Ergebnissen auf einfache und anschauliche Art dargestellt werden.

Joint Commission, the

Abk. TJC (vormalig JCAHO). Es handelt sich um eine Kommission für die ➔ Akkreditierung von Organisationen des Gesundheitswesens in den USA auf der Grundlage eines umfassenden Kriterien- und Indikatorenkataloges (➔ Kriterium, ➔ Indikator), der die Sicherheit der Versorgung für Patienten in den Vordergrund stellt. Die private Vereinigung ohne Gewinnzweck erlässt Regeln für den Betrieb von Gesundheitseinrichtungen, führt Umfragen durch und nimmt ➔ Akkreditierungen vor.

Kaizen

Das Wort Kaizen setzt sich aus den beiden japanischen Wörtern Kai („Veränderung") und Zen („zum Besseren") zusammen. Kaizen ist die Philosophie, dass kontinuierliche Verbesserung unter Einbeziehung aller Mitarbeiter in allen Bereichen der Organisation/ Praxis anzustreben ist. Im deutschen Sprachraum verwendet man die Bezeichnung ➔ Kontinuierlicher Verbesserungsprozess (KVP).

Kennzahlen

Festgelegte messbare Größen bzw. Zahlen im Berichtswesen, die Tendenzen aufzeigen und die im Vergleich mit dem Erreichten einen Hinweis auf den Zielerreichungsgrad geben.

Konformität

Konformität ist gegeben, wenn alle vorab festgelegten Anforderungen erfüllt sind. Dieser Begriff spielt insbesondere bei einer Zertifizierung eine Rolle (Konformitätsprüfung). Zur Sicherstellung der Konformität setzt man regelmäßige Mess- und Überwachungsmaßnahmen ein. Dazu dienen ständige Soll-Ist-Vergleiche, Vergleiche mit qualitativen und quantitativen Vorgaben, wie Referenzwerten, oder Vergleiche mit statistischen Vorgaben, wie empirisch ermittelten Daten.

Kontinuierlicher Verbesserungsprozess

Abk. KVP; engl. Continuous Medical Improvement (Abk. CMI). Dies ist die deutschsprachige Übersetzung des japanischen Ausdrucks ➔ Kaizen, der „Veränderung zum Besseren". Wichtig ist dabei die durch Anpassungsfähigkeit und Teamarbeit zu erreichende kontinuierliche, langfristige Veränderung in meist kleinen Schritten. ➔ PDCA-Zyklus.

KPQM®/ qu.no

sind die Management-Systeme (➔ QM-System) der Kassenärztlichen Vereinigungen Westfalen-Lippe (KV-Praxisqualitätsmanagement) und Nordrhein (Qualitätsmanagement Nordrhein). Sie beruhen im Wesentlichen auf den Ansätzen der ➔ DIN EN ISO und ➔ EFQM. Zur Umsetzung müssen ein ➔ Qualitätsbericht erstellt werden, in dem die Praxis sich und ihre ➔ Qualitätspolitik darstellt, und zehn frei gewählte Kernprozesse aus drei Bereichen der Praxis beschrieben werden. Der erfolgreiche Aufbau eines ➔ QM-Systems nach den Vorgaben von KPQM®/ qu.no wird nach der Dokumentenprüfung und einem ➔ Audit durch die Vergabe eines Zertifikats bestätigt.

Kriterium	Kriterien sind systematisch entwickelte bzw. zusammengestellte Aspekte/ Komponenten, die die übergeordneten ➔ Qualitätsziele von ➔ QEP® näher beschreiben und anhand derer deutlich wird, inwieweit Vorgehensweisen und Ergebnisse medizinischer/ psychotherapeutischer Versorgung angemessen sind.
KTQ®	Diese Abkürzung steht für „Kooperation für Transparenz und Qualität im Gesundheitswesen“. Dieses Bewertungsverfahren, das ursprünglich für die ➔ Zertifizierung von Krankenhäusern erarbeitet wurde, wurde von den Gesellschaftern der KTQ-GmbH (Bundesärztekammer, Spitzenverbände der Krankenkassen, Deutscher Pflegerat, Deutsche Krankenhausgesellschaft) auch an den ambulanten Bereich adaptiert. Es basiert auf einer Kombination von Selbst- und Fremdbewertung, die anhand von Fragen durchgeführt werden. Die Überprüfung des Aufbaus des ➔ QM-Systems wird auf der Grundlage eines ➔ Qualitätsberichtes im Rahmen einer ➔ Visitation von Visitoren als KTQ-Zertifizierung durchgeführt.
Kundenorientierung	bedeutet im Rahmen des ➔ Qualitätsmanagements, die Erwartungen der Kunden zu erfassen und zu bewerten, die eigenen Kunden über sein Leistungsangebot zu informieren, die Erwartungen der Kunden soweit zu erfüllen, wie man kann und will und anschließend zu überprüfen, inwieweit diese Erwartungen erfüllt wurden. Ziel dieses ➔ Prozesses ist es, die eigene Arbeit kontinuierlich zu verbessern. Der Begriff „Kunde“ ist im Gesundheitswesen nur eingeschränkt zutreffend und zielt nicht uneingeschränkt auf den Patienten ab. Bspw. können die auftragsveranlassenden Ärzte/ Psychotherapeuten als Kunden derjenigen, die diagnostische oder abklärende Maßnahmen durchführen, betrachtet werden. Patienten hingegen sind keine Kunden im klassischen Sinne, da sie an der „Erzeugung des Produktes“, Wiederherstellung oder Erhalt ihrer Gesundheit bzw. Verbesserung ihrer Lebensqualität, stets unmittelbar beteiligt sind. ➔ Patientenorientierung spielt deshalb im ➔ Qualitätsmanagement des Gesundheitswesens eine wichtige Rolle.
Leistungsspektrum	Beim Leistungsspektrum handelt es sich i. d. R. um das Angebot der Praxis an diagnostischen und/ oder therapeutischen Maßnahmen, die meist vom Fachgebiet und der persönlichen Qualifikation des Leistungserbringers abhängen.
Leitbild	Das Leitbild stellt die „Praxisphilosophie“ dar, es bestimmt den Kurs der Organisation/ Praxis und setzt ➔ Normen für das betriebsinterne Verhalten. Im Leitbild sollten kurz und übersichtlich unter anderem die folgenden Inhalte abgebildet sein: Mission (Welche Aufgabe haben wir gegenüber den Patienten?), Vision (Welches langfristige Ziel möchten wir erreichen?), Verhaltensgrundsätze (Wie verhalten wir uns im Team, gegenüber Patienten und anderen Interessengruppen?). Das Leitbild kann in Leitsätzen formuliert und mit einem prägnanten Satz als Leitmotiv überschrieben werden. Es sollte jedem Interessierten durch Veröffentlichung zugänglich gemacht werden.
Leitlinien	Abk. LL oder NVL (Nationale Versorgungsleitlinien). Leitlinien sind systematisch entwickelte, strukturierte, wissenschaftlich fundierte und praxisorientierte Entscheidungshilfen für Ärzte/ Psychotherapeuten und Patienten über die angemessene ärztliche/ psychotherapeutische Versorgung bei speziellen Gesundheitsproblemen oder Erkrankungen. LL werden i. d. R. von Fachgesellschaften entwickelt und regelmäßig auf ihre Gültigkeit hin überprüft. Sie spiegeln den zwischen Experten unterschiedlicher Fachbereiche in Arbeitsgruppen vereinbarten Konsens zu bestimmten Vorgehensweisen wider. LL sollten als Orientierungshilfen verstanden werden, von denen in begründeten Fällen abgewichen werden kann oder muss. Sie beinhalten keine Hinweise auf die organisatorische Umsetzung im Praxisalltag (➔ Behandlungspfad).

Mitarbeiterorientierung	ist die Grundhaltung in einer Organisation/ Praxis, bei der jeder einzelne Mitarbeiter als zentrale ➔ Ressource zur Wertschöpfung, als Träger wichtiger Fähigkeiten zur Problemlösung betrachtet und entsprechend behandelt wird.
Mitarbeiterzufriedenheit	ist ein wesentlicher Faktor für den Erfolg einer Organisation/ Praxis und abhängig vom Führungsverhalten, dem Betriebsklima und der Motivation des Praxisteams. Im ➔ Qualitätsmanagement sollte die Mitarbeiterzufriedenheit regelmäßig ermittelt werden. Aufgrund von geringen Mitarbeiterzahlen in Praxen ist die Anonymität bei ➔ Befragungen so gut wie nicht gegeben. Neben ➔ Befragungen können z. B. Fluktuation, Fehlzeiten, Teilnahme an Fortbildungen weitere ➔ Kennzahlen zur Ermittlung der Mitarbeiterzufriedenheit sein.
Moderator	Dieser übernimmt die Leitung und ggf. Vorbereitung einer Veranstaltung mit mehreren Teilnehmern (z. B. ➔ Qualitätszirkel, praxisinterne ➔ Teambesprechungen). Seine Aufgabe besteht im Wesentlichen darin, die Teilnehmer zu motivieren, sachlich und lösungsorientiert zu arbeiten, i. d. R. ohne eigene Positionen zu vertreten.
Musterdokumente	Hierzu zählen Muster für ➔ Interne Regelungen sowie weitere Musterdokumente aus dem ➔ QEP-Manual®, wie ➔ Ablaufbeschreibungen, ➔ Checklisten und Formulare.
Norm	Ein vielfältig verwendeter Begriff, dessen Inhalt je nach Kontext unterschiedliche Bedeutung haben kann. Allgemein bedeutet Norm eine als verbindlich anerkannte Regel oder Richtschnur. Im rechtlichen Bereich entspricht der Begriff einer gesetzlichen Vorschrift, im soziologischen Sinn meint er eine Werteordnung bzw. Verhaltensregeln. Bei der Erarbeitung von Regeln für die Industrie und das Dienstleistungsgewerbe hat der Begriff wiederum eine andere Bedeutung. Hier ist die Norm ein Dokument, das im Einvernehmen erstellt und von einer anerkannten Stelle angenommen wurde. Für seine allgemeine und wiederkehrende Anwendung sind Regeln und Merkmale für Tätigkeiten oder Ergebnisse festgelegt, die zur optimalen Erfüllung und zur Lösung von Sachverhalten umgesetzt sein müssen. Normen sollen auf den gesicherten Ergebnissen von Wissenschaft, Technik und Erfahrungen basieren und auf die Förderung optimaler Vorteile für die Gesellschaft abzielen (DIN 66066).
Organigramm	Strukturierte grafische Darstellung der Aufbauorganisation, ggf. inkl. der hierarchischen Struktur, Verantwortlichkeiten und Tätigkeiten aller Mitarbeiter.
Outcome	Englischer Begriff für das Ergebnis, das durch eine Therapie oder Maßnahme erzielt wird. Outcome-Messungen, das Messen der Behandlungs- und Betreuungsergebnisse, können zur Beurteilung der ➔ Ergebnisqualität medizinischer Versorgung herangezogen werden und dienen somit der Steuerung und Verbesserung der ➔ Qualität.
Pareto-Prinzip	Das Pareto-Prinzip oder die 80/20-Regel ist nach dem italienischen Ökonom Vilfredo Pareto (1848 – 1923) benannt. Es besagt, dass die meisten Auswirkungen eines Problems (ca. 80%) häufig nur auf eine kleine Anzahl von Ursachen (ca. 20%) zurückzuführen ist. Nach Erfassung und Auswertung von Problemen/ ➔ Fehlern und ihren Ursachen (z. B. in einem ➔ Ishikawa-Diagramm) in einem festgelegten Zeitraum kann die Behebung der wesentlichen Fehlerursachen (ca. 20%) eine beträchtliche Reduktion der Probleme und Fehler bewirken (ca. 80%). Die Anwendung des Pareto-Prinzips ermöglicht daher die effiziente Umsetzung von Verbesserungsmaßnahmen.
Patientenbefragung	Patientenbefragungen stellen ein wichtiges Element des ➔ Qualitätsmanagements dar, da sie Rückmeldungen zur Zufriedenheit der Patienten und Anregungen für Verbesserungspotenziale geben. Sie sollten möglichst anhand validierter Instru-

mente (Befragungsbögen) erfolgen und regelmäßig durchgeführt werden (vgl. auch QM-Richtlinie des Gemeinsamen Bundesausschusses).

Patientenorientierung

Orientiert man sich neben dem objektiv feststellbaren Versorgungsbedarf auch an der Zufriedenheit der Patienten, müssen alle Arbeitsabläufe (➔ Ablaufbeschreibung) und ➔ Prozesse in der Praxis mit den Bedürfnissen der Patienten abgestimmt werden, d. h. die Patienten stehen wirklich im Mittelpunkt des ärztlichen Handelns. Bedürfnisse und Zufriedenheit sind immer subjektiv geprägt und somit unterschiedlich und können je nach Gegebenheiten in verschiedenem Ausmaß berücksichtigt werden. Je stärker Maßnahmen und Verordnungen auf die individuellen Belange der Patienten zugeschnitten sind, umso größer werden deren Akzeptanz und somit auch der Erfolg der Maßnahme/ Leistung sein. Zufriedene Patienten wirken als positive Multiplikatoren und damit als Werbeträger für die Praxis. Zur Feststellung der Patientenzufriedenheit sollten als ein Instrument der Eigenbewertung regelmäßig ➔ Patientenbefragungen durchgeführt werden.

Patientenrechtegesetz

Durch das 2013 in Kraft getretene Patientenrechtegesetz sind die verstreuten Patientenrechte im Bürgerlichen Gesetzbuch (BGB) und im Sozialgesetzbuch V (SGB V) modifiziert und gebündelt worden (Artikelgesetz). Sinn und Zweck des Patientenrechtegesetzes ist es, die Position der Patienten gegenüber Leistungserbringern, z. B. Ärzten und Krankenhäusern sowie den Krankenkassen zu stärken. Wesentliche Bestandteile des Patientenrechtegesetzes umfassen die Informations- und Aufklärungspflicht des Arztes/ Psychotherapeuten, die Dokumentation der Behandlung, die Einsicht in die Patientenakte sowie die Beweislastumkehr.

Patientensicherheit

Ist das Produkt aller Maßnahmen, die darauf gerichtet sind, Patienten vor schädlichen Vorkommnissen im Zusammenhang mit der Behandlung zu bewahren. Innerhalb der Praxis setzt dies einen systematischen Umgang mit sicherheitsrelevanten Ereignissen (Risiken, Gefahrenquellen, ➔ Fehlern, ➔ unerwünschten Ereignissen, Beinaheschäden und Schäden) voraus. Die Erhöhung der Patientensicherheit ist das zentrale Ziel des ➔ Fehlermanagements und ➔ Risikomanagements, welche als Bestandteile des ➔ Qualitätsmanagements® begriffen werden können. Im ➔ QEP-Qualitätsziel-Katalog zählt Patientensicherheit deshalb zu den Kernzielen des Qualitätsmanagements.

PDCA-Zyklus

Auch als Management-Zyklus, Qualitätskreislauf oder Deming-Zyklus (benannt nach dem Mitbegründer der Qualitätswissenschaft, dem Amerikaner W. E. Deming) bezeichnet. PDCA steht für Plan, Do, Check, Act. Der PDCA-Zyklus beschreibt das praktische Vorgehen im ➔ Qualitätsmanagement. Er beginnt mit der Untersuchung der gegenwärtigen Situation, um einen Plan zur Verbesserung zu formulieren (plan). Anschließend wird dieser umgesetzt (do) und überprüft (check), ob die gewünschte Verbesserung erzielt wurde. Die Maßnahmen werden entweder nachgebessert (act) oder im positiven Fall praxis-/ organisationsinterner ➔ Standard. Dieser etablierte ➔ Standard kann dann durch einen neuen Plan in Frage gestellt und verbessert werden.

Peer Review

Darunter versteht man die kritische und systematische Reflexion des Handelns eines Arztes und Psychotherapeuten durch Angehörige der eigenen Berufsgruppe. Unter Anwendung eines strukturierten Verfahrens beobachten und beraten sich gleichgestellte Kollegen gegenseitig oder tauschen sich aus mit dem Ziel der kontinuierlichen Verbesserung der ➔ Qualität der Patientenversorgung, ➔ Qualitätszirkel. Idealerweise findet Peer Review im Vor-Ort-Besuch in Praxen statt.

Prozess

Damit wird ein Handlungsablauf, eine standardisierte Abfolge von Tätigkeiten und ihren Schnittstellen, an die sich weitere Handlungsketten anschließen können, umschrieben. Hierdurch wird ein Eingangszustand (input) in einen Ausgangszustand bzw. ein Ergebnis (output) überführt. Die Beschreibung aller Prozesse/ Abläufe sollte einfach, klar und für alle verständlich sein.

Prozessbeschreibung

→ Ablaufbeschreibung.

Prozessqualität

Gemäß des Konzeptes des Qualitätsforschers → Donabedian ist die Prozessqualität die 2. Qualitätsdimension neben der → Strukturqualität (1. Qualitätsdimension) und der → Ergebnisqualität (3. Qualitätsdimension). Sie fragt nach der → Qualität der Abläufe zur Erreichung eines definierten Zieles. Im Gesundheitswesen umfasst dieser Aspekt der → Qualität alle medizinischen/ psychotherapeutischen Aktivitäten, Maßnahmen und Leistungen unter Einbeziehung der interpersonellen und interaktionalen Determinanten. Neben der fachlich korrekten Art und Weise der Diagnostik und Therapie (Medikamentenverordnung, Gesprächsführung, Überweisungen, Röntgenaufnahmen etc.) spielen die Persönlichkeit und die Einstellung der Ärzte/ Psychotherapeuten, Praxismitarbeiter und Patienten, aber auch gesellschaftlich-moralische Einflüsse eine Rolle.

Public Health

Englischer Begriff für „Gesundheitswissenschaften". Dieser Zweig der Wissenschaft befasst sich mit der Krankheitsprävention, den Lebensbedingungen, der Förderung und dem Erhalt der psychischen, physischen und sozialen Gesundheit von Bevölkerungskollektiven sowie der Gesundheitssystemgestaltung unter Einsatz effizienter Maßnahmen. Public Health ist ein interdisziplinäres und problemorientiertes Forschungs- und Praxisfeld, das in Deutschland in den 90er Jahren an Bedeutung gewonnen hat. Seitdem halten relevante Themen und Fragestellungen in zunehmendem Maße Einzug in die unterschiedlichen Ebenen von Politik, Wissenschaft und Versorgungspraxis. Das Erkenntnisinteresse richtet sich auf den Gesundheitszustand der Bevölkerung, auf den Zustand des Gesundheitswesens und die für seine Weiterentwicklung relevanten Rahmenbedingungen und Akteure.

QEP®

Diese Abkürzung steht für „Qualität und Entwicklung in Praxen". QEP® ist das → QM-System, das von der KBV und KVen speziell für den niedergelassenen Bereich entwickelt wurde. Es handelt sich dabei um ein indikatorenbasiertes, handbuchgestütztes, modular aufgebautes → System, das von den Anwendern schrittweise umgesetzt werden kann. Kernstück ist der → QEP-Qualitätsziel-Katalog®. Weitere Bausteine sind das QEP-Einführungsseminar® und das → QEP Manual®.

QEP-Manual®

Umsetzungshilfe zur Erfüllung aller Kernziele aus dem → QEP-Qualitätsziel-Katalog® mit → Musterdokumenten, Checklisten und Umsetzungsvorschlägen.

QEP-Qualitätsziel-Katalog®

Kernstück von → QEP®, gibt einen Überblick über alle → Qualitätsziele. An den Inhalten und der Struktur kann sich der Anwender beim Aufbau und der Einführung eines → QM-Systems orientieren und eine erste Standortbestimmung durchführen. In einem weiteren Schritt kann der Katalog Grundlage für die systematisierte Selbst- und Fremdbewertung sein. Bei Erfüllung aller Kernziele wird ein Zertifikat erteilt.

QEP-Zertifizierung®

→ Zertifizierung.

Qualität

Nach der DIN EN ISO 8402 ist Qualität die Gesamtheit von Merkmalen und Merkmalswerten einer Einheit bezüglich ihrer Eignung, festgelegte und vorausgesetzte Erfordernisse zu erfüllen. Dies kann bspw. am Grad der Übereinstimmung zwischen den erreichten Behandlungszielen und dem tatsächlich Erreichbaren gemessen werden.

Qualitätsbericht

Meist komprimierte Darstellung der → Qualität der erbrachten Leistungen einer Organisation oder Einrichtung unter Angabe der internen und externen Qualitätssicherungsmaßnahmen (→ Qualitätssicherung). Sie dienen der Beschreibung des aktuellen Ist-Zustandes. Manche Bewertungssysteme und → Normen fordern die Erstellung von Qualitätsberichten. Diese sollten immer regelmäßig veröffent-

	licht werden, damit Interessierte die erarbeiteten Qualitätsverbesserungen nachvollziehen können.
Qualitätsbewertung	Qualitätsbewertung bezeichnet eine systematische Untersuchung, die darlegt, inwieweit eine Praxis/ ein MVZ fähig ist, festgelegte Qualitätsanforderungen zu erfüllen. Sie kann als Selbst- oder Fremdbewertung durchgeführt werden ➔ Assessment.
Qualitätsdokumentation	Aufzeichnungen von qualitätsrelevanten Maßnahmen, Tätigkeiten und Strukturen.
Qualitätsindikator	➔ Indikator , der die Qualität einer Einheit durch Zahlen bzw. Zahlenverhältnisse indirekt abbildet (➔ Kennzahl). Die Ausprägung eines Qualitätsindikators kann als gute oder schlechte ➔ Qualität gewertet werden, wenn sie mit definierten ➔ Referenzbereichen verglichen wird.
Qualitätsmanagement	Abk. QM. Unter Qualitätsmanagement versteht man das systematische Herausarbeiten der Unterschiede zwischen angestrebten Zielen und Vorgaben und den tatsächlich erreichten Ergebnissen, die Analyse der Ursachen und die Einleitung von Verbesserungsmaßnahmen (➔ PDCA-Zyklus). Es umfasst alle Tätigkeiten der Unternehmensführung, die dazu beitragen, die Unternehmensziele und Verantwortlichkeiten festzulegen und die erforderlichen ➔ Ressourcen zur Verfügung zu stellen, damit diese realisiert werden können. Dabei geht es um eine ➔ Standardisierung der Abläufe innerhalb einer Organisation/ Praxis, nicht um eine praxisübergreifende Normierung (➔ Norm).
QM-Beauftragter	Abk. QMB. ➔ QM-Koordinator.
QM-Handbuch	Abk. QMH. In dieser Dokumentensammlung werden üblicherweise die von der Leitung formulierten Ziele und Verantwortlichkeiten und das ➔ QM-System dokumentiert. Darüber hinaus enthält es meist die ➔ Ablauf-/ Prozessbeschreibungen, notwendige ➔ Arbeitsanweisungen und andere Dokumente, die zur Erreichung der Ziele und zur Verbesserung der ➔ Qualität beitragen sollen. Es dient somit als Orientierungshilfe und Bezugsgrundlage für die Umsetzung und Aufrechterhaltung des ➔ QM-Systems. Das QMH hat durchaus normativen Charakter, es enthält die verbindlichen und generellen Weisungen für alle Mitarbeiter einer Organisation/ Praxis. Es dient zudem allen Interessierten zur Information über das ➔ QM-System, kann zur Einarbeitung/ Schulung neuer Mitarbeiter genutzt werden und liefert die Grundlage für die Planung aller durchzuführenden ➔ Visitationen/ ➔ Audits.
QM-Koordinator	Abk. QMK. Eine von der Praxisleitung benannte Person, die für die Koordination des Aufbaus und die Weiterentwicklung eines ➔ QM-Systems durch ➔ Dokumentation der Abläufe/ ➔ Prozesse, deren Anwendung, Einhaltung und Verbesserung unter Berücksichtigung der ➔ Qualitätspolitik und der ➔ Qualitätsziele der Praxis zuständig ist. Eine weitere Aufgabe des QMK ist die regelmäßige Information der Verantwortlichen über Stand und Veränderungen des ➔ QM-Systems. Die mit diesen Aufgaben betraute Person wird auch QM-Beauftragter genannt.
QM-Richtlinie	Abk. QM-RL, in ➔ QEP® „QM-RiLi“. Richtlinie des ➔ Gemeinsamen Bundesausschusses über grundsätzliche Anforderungen an ein einrichtungsinternes Qualitätsmanagement für die an der vertragsärztlichen Versorgung teilnehmenden Ärzte, Psychotherapeuten und medizinischen Versorgungszentren.
QM-System	Abk. QMS. Das QM-System einer Organisation/ Praxis umfasst die zur Umsetzung notwendige Organisationsstruktur, Abläufe und ➔ Ressourcen. Grundsätzlich ist jeder Anwender frei in der Gestaltung seines QMS. Beim Aufbau kann man sich gut an vorhandenen Systemen/ Konzepten orientieren, wie etwa interna-

tional anerkannte ➔Normen (z. B. ➔DIN EN ISO 9000ff) oder ➔Standards (z. B. ➔JCAHO), Vorgaben von Selbstbewertungsverfahren (z. B. ➔EFQM) oder branchenspezifische Systeme (z. B. ➔QEP®). In den Aufbau des QMS sollten alle Mitarbeiter einbezogen werden.

Qualitätspolitik

ist die schriftlich formulierte Zusammenfassung der übergeordneten Absichten und generellen Ziele einer Praxis bezogen auf die Qualität (➔ Qualitätsziele). Die Qualitätspolitik beschreibt ausführlich, welche Qualitätsgrundsätze in der Praxis gelten und wie diese erreicht werden sollen. Die Qualitätspolitik ist ein besonders relevanter Teilaspekt der Unternehmenspolitik und sollte mit dieser in Einklang stehen. Sie stellt ein wichtiges Element für den Aufbau eines ➔QM-Systems dar und sollte sowohl nach innen als auch nach außen gerichtete Komponenten berücksichtigen. Wesentliche Aussagen der Qualitätspolitik können prägnant in einem ➔ Leitbild zusammengefasst werden.

Qualitätssicherung

Abk. QS. Im ambulanten Sektor des deutschen Gesundheitswesens umschreibt die Qualitätssicherung traditionell die umfassende und meist auch regelmäßige Überprüfung von zusätzlichen Qualifikationsmerkmalen, die in QS-Richtlinien (➔Richtlinien) der KBV festgelegt sind. Zumeist werden Merkmale der ➔Struktur- und ➔Prozessqualität dabei überprüft, wie beispielsweise die persönliche Qualifikation des Leistungserbringers oder der Praxismitarbeiter oder auch die Praxisausstattung. Diese Maßnahmen sollen dazu dienen, bei Patienten und Vertragspartnern Vertrauen zu schaffen, dass in einer Praxis alle zur Gewährleistung einer hohen ➔Qualität erforderlichen Maßnahmen angewendet bzw. weiter aufrecht erhalten werden. Die externe Sicherung wird von außenstehenden Dritten – meist den regionalen KVen – durchgeführt, wohingegen die interne QS von den Leistungsanbietern selbst betrieben wird und häufig schon Aspekte der Qualitätsverbesserung und des ➔Qualitätsmanagements beinhaltet.

Qualitätswerkzeuge

Hierunter werden Methoden, Techniken und Instrumente zusammengefasst, die zur Erkennung, zum Verständnis und insbesondere zur Lösung von Problemen sowie zur Veranschaulichung komplexer ➔ Systeme eingesetzt werden. Darunter fallen Techniken wie ➔Brainstorming, Metaplan-Technik, ➔Flussdiagramm, ➔Ishikawa-Diagramm, ➔Pareto-Analyse, Histogramm oder Fehlersammellisten.

Qualitätsziele

Die praxisinternen Qualitätsziele werden aus der ➔Qualitätspolitik abgeleitet, indem in Anlehnung an die übergeordneten Absichten und qualitativen Ziele konkrete quantitative Qualitätsziele formuliert werden. Die Praxis sollte die Ziele gemeinsam im Team auswählen bzw. entwickeln. Dadurch werden diese für alle verbindlich und realisierbar. Es muss sich um Ziele handeln, die auch im Einflussbereich der Praxis liegen, d. h. von ihr verändert werden können. Qualitätsziele sollten der „SMART-Regel" entsprechen: spezifisch, messbar, aktionsfähig, relevant, terminierbar. Die Ziele müssen messbar sein, damit deren Erreichung eindeutig überprüft werden kann. Ebenso muss ein Zeitraum festgelegt werden, bis wann ein Ziel erreicht werden soll und die Zielerreichung muss überprüft werden. Falls Ziele nicht erreicht werden, sollten die Ursachen dafür analysiert und ggf. Verbesserungsmaßnahmen eingeleitet werden. Typische Qualitätsziele im Gesundheitswesen sind die Steigerung der Patienten- oder Zuweiserzufriedenheit oder die Senkung der Komplikations- bzw. Infektionsraten oder der Wartezeiten.

Zentraler Baustein von ➔QEP® ist ein so genannter Qualitätsziel-Katalog, der die wesentlichen qualitätsrelevanten Aspekte einer Praxis zusammenstellt und der durch individuelle praxisinterne Qualitätsziele ergänzt werden sollte.

Qualitätszirkel

Abk. QZ. In QZ finden sich Ärzte und Psychotherapeuten in kleineren Gruppen zusammen, um ihre tägliche Arbeit zu reflektieren, kritisch zu hinterfragen und gemeinsam nach bestmöglichen Lösungen für die Patientenversorgung zu suchen.

Qualitätszirkel bieten eine Struktur, in der die Teilnehmenden freiwillig und selbstbestimmt Themen zur Qualitätsförderung bearbeiten können - im Sinne des Peer Reviews und auf der Grundlage des Erfahrungswissens der Teilnehmenden. Sie unterstützen den Transfer von Wissen in die Praxis. Viele Qualitätszirkel arbeiten dabei mit Echtdaten oder realen Patientenfällen aus den beteiligten Praxen oder nutzen aufbereitete Daten und externe Evidenzquellen. So kann Versorgungsqualität abgebildet, mit verfügbareren Evidenzquellen abgeglichen und auf diese Weise verbessert werden - gelebter P-D-C-A-Zyklus also.

Referenzbereich/ -wert

Der Referenzbereich ist das Intervall, innerhalb dessen die Ausprägung eines ➔ Indikators als „unauffällig" definiert wird. Ein Referenzwert ist ein Referenzbereich, dessen Unter- und Obergrenze zusammenfallen. Im Rahmen der Qualitätsförderung werden Referenzbereiche bzw. -werte festgelegt, was entweder empirisch (statistisch) oder normativ (Expertenkonsens) erfolgen kann.

Reliabilität

(„Zuverlässigkeit") ist ein Gütekriterium, das die Messgenauigkeit eines Verfahrens angibt und damit zum Ausdruck bringt, dass wissenschaftliche Ergebnisse frei von Zufallsfehlern sind, d. h. bei einer Wiederholung unter gleichen Bedingungen das gleiche Ergebnis erzielt würde. Im Hinblick auf menschliche Messungen wird auch von Objektivität bzw. Interbeobachterübereinstimmung gesprochen.

Reminder-System

englischer Begriff für „Erinnerungssystem", das entweder elektronisch oder manuell geführt wird. Wird i. d. R. genutzt, um Patienten an Kontrolltermine zu erinnern, und ist zwingend vom Einverständnis der Patienten abhängig, das schriftlich vorliegen muss. Nützlich ist es zur Erinnerung an Screeninguntersuchungen, Selbstkontrollen, etc. Patienten-Reminder werden in vielen DMP (➔ Disease-Management-Programme) genutzt. Aber auch Arzt-Reminder-Systeme sind sinnvoll, bspw. zur Erinnerung an Leitlinienneuerungen, Untersuchungsintervalle, etc.

Ressourcen

Mittel und Hilfsmittel, wie Personal, personelle Qualifikation, Zeit und Finanzmittel, die eingesetzt werden müssen, um gesteckte Ziele innerhalb eines definierten Zeitrahmens zu erreichen („Ohne Input kein Output.").

Richtlinien

Dabei handelt es sich um von einer gesetzlich, berufs-, standes- oder satzungsrechtlich legitimierten Institution vereinbarte, veröffentlichte Regelungen des Handelns oder Unterlassens, die für den Rechtsraum der Institution verbindlich sind und die – bei Nicht-Beachtung – negativ sanktioniert werden. Aufgrund dieser Verbindlichkeit unterscheiden sie sich deutlich von ➔ Leitlinien, die lediglich empfehlenden Charakter haben.

Risikomanagement

Abk. RM; engl. Risk Management. Unter Risikomanagement versteht man die Gesamtheit aller Maßnahmen einer Organisation/ Praxis im Umgang mit Schwachstellen, die zu physischen, psychischen, sozialen und finanziellen Schäden und ggf. zu damit verbundenen Haftungsansprüchen führen können. Ziel des Risikomanagements ist es, solchen Schäden vorzubeugen, sie zu vermeiden bzw. ihre Auswirkungen zu begrenzen. Der bewusste Umgang mit Fehlern und Risiken kann wesentlich zur Erhöhung der ➔ Patientensicherheit beitragen. Patientensicherheit ist deshalb ein gleichermaßen zentrales Anliegen des ➔ Fehlermanagements, des Risikomanagements und des ➔ Qualitätsmanagements. Aktivitäten des Risikomanagements sollten Bestandteil des einrichtungsinternen Qualitätsmanagements sein.

Sensitivität/ Spezifität

Die Sensitivität (richtig positive Rate eines Tests) bezeichnet den Anteil der testpositiven Personen unter allen Erkrankten einer Stichprobe, d. h. die Wahrscheinlichkeit, mit einem diagnostischen Test die Kranken korrekt zu identifizieren. Eine hohe Sensitivität wird angestrebt, wenn eine Erkrankung mit hoher Sicherheit ausgeschlossen werden soll. Die Spezifität (richtig-negative Rate eines Tests) bezeichnet den Anteil der test-negativen Personen unter allen Nicht-Erkrankten einer Stichprobe, d. h. die Wahrscheinlichkeit, mit einem diagnostischen Test die Nicht-Erkrankten korrekt zu identifizieren. Eine hohe Spezifität wird angestrebt, wenn eine Erkrankung mit großer Sicherheit bestätigt werden soll.

Sorgeberechtigte

Sorgeberechtigte sind i. d. R. Eltern minderjähriger Kinder. Bei älteren, dementen Patienten muss immer auch abgeklärt werden, ob nicht ein von einem Amtsgericht eingesetzter Betreuer zur Wahrung der Interessen seines Klienten eingesetzt ist, bevor diagnostische und/ oder therapeutische Maßnahmen eingeleitet werden.

Standard

Dabei handelt es sich um eine bezüglich der Umsetzung von definierten Anforderungen normative Vorgabe quantitativer und/ oder qualitativer Art. Häufig wird der Begriff im deutschsprachigen Raum synonym gebraucht für ➔ Richt- oder ➔ Leitlinien als Elemente der ➔ Qualitätssicherung. Im englischsprachigen Raum hingegen entspricht er eher dem deutschen Begriff ➔ Referenzbereich oder -wert.

Standardisierung

Damit ist im Rahmen von ➔ Qualitätsmanagement die Strukturierung und Vereinheitlichung von Vorgehensweisen (zu verschiedenen Zeitpunkten durch verschiedene Personen) innerhalb einer Organisation/ Praxis gemeint. Abzugrenzen hiervon ist die Normierung (➔ Norm) über viele Organisationen/ Praxen hinweg, was nicht das Anliegen von ➔ Qualitätsmanagement ist.

Stellenbeschreibung

Verbindliche, schriftlich fixierte Beschreibung der Eingliederung einer Stelle in eine Organisation/ Praxis. Festgelegt werden sollten die genauen Aufgaben, Verantwortlichkeiten, Zielvorgaben, Kompetenzen und Pflichten, aber auch eine Stellvertreterregelung. Wenn Aufgaben sich häufig verändern oder deren Zuordnung flexibel gestaltet werden soll, bietet es sich an, lediglich Aufgaben und Kompetenzzuordnungen zu erstellen.

Stichprobe

Zufällige Auswahl von Elementen einer Menge, die als „Grundgesamtheit" oder „Population" bezeichnet wird. Wichtig ist, dass die Stichprobe die Verhältnisse in der Grundgesamtheit in Bezug auf zu überprüfende Merkmale realistisch widerspiegelt, also „repräsentativ" ist, damit Aussagen Gültigkeit für die Grundgesamtheit haben.

Strukturqualität

Gemäß des Konzeptes des Qualitätsforschers ➔ Donabedian ist die Strukturqualität die 1. Qualitätsdimension neben der ➔ Prozessqualität (2. Qualitätsdimension) und der ➔ Ergebnisqualität (3. Qualitätsdimension). Sie beschreibt die apparativ-technische ➔ Ausstattung, organisatorische Rahmenbedingungen wie Stellenschlüssel, Zugangsmöglichkeiten zur Praxis, aber auch die fachliche Qualifikation des gesamten Praxisteams.

Supervision

Darunter versteht man die Unterstützung und Überwachung von ➔ Prozessen, Maßnahmen oder Leistungen. Diese Methode wird in der praktischen Psychotherapieausbildung regelmäßig, aber auch später in der therapeutischen Praxis häufig eingesetzt, um die interpersonellen Qualitäten der Ärzte/ Psychotherapeuten oder auch der Mitarbeiter zu beobachten und/ oder zu reflektieren mit dem Ziel, dieses eventuell zu korrigieren oder weiterzuentwickeln. Themen in der Supervision sind z. B. die Beziehung zwischen Therapeut und Patient, die Zusammenarbeit im Team bzw. in der Organisation, Schnittstellen, Rollenerwartungen und Rollenverhalten, Diagnosestellung, Entscheidungsprozesse, Information und Dokumentation im Rahmen der psychotherapeutischen Behandlung, Qualitätsmanagement, Einführung und Integration neuer Mitarbeiter, etc.

System

System beschreibt die Gesamtheit von in Wechselbeziehung oder Wechselwirkung stehenden Elementen.

Teambesprechungen	Dabei handelt es sich um regelmäßige Zusammenkünfte aller Mitarbeiter einer Organisation/ Praxis mit der Leitung auf der Grundlage vereinbarter Kommunikationsregeln (z. B. Erstellen und Orientierung an einer Tagesordnung, Einhalten von Gesprächszeitgrenzen, Ausreden lassen und Führen eines Protokolls). Die Aussprache zwischen allen zu verschiedenen Themen der Praxisorganisation, der Verbesserung von Maßnahmen oder Strukturen, aber auch die Erarbeitung von Problemlösungen unter Beteiligung aller dient der kontinuierlichen Information und Motivation. Die Gesprächsleitung kann wechselnd von verschiedenen Teammitgliedern übernommen werden. Dieser Wechsel stärkt das Selbstvertrauen jedes Einzelnen und fördert die Kultur der Teambesprechungen innerhalb einer Organisation/ Praxis. Darüber hinaus wird erreicht, dass jeder seine Anliegen anbringen kann.
Total Quality Management	Abk. TQM. Englischer Begriff für ➔ Umfassendes Qualitätsmanagement.
Umfassendes Qualitätsmanagement	Die Weiterentwicklung von ➔ Qualitätsmanagement zum umfassenden Qualitätsmanagement als ganzheitlicher, unternehmensweiter Managementansatz beinhaltet die besondere Hervorhebung einer konsequenten ➔ Mitarbeiterorientierung unter Einbeziehung von Umwelt, Gesellschaft und Partnerschaften. Umfassendes Qualitätsmanagement ist u. a. Ziel des EFQM-Modells (➔ EFQM).
Unerwünschtes Ereignis	Engl. adverse event. Unter diesem Begriff versteht man ein für den Patienten schädliches Vorkommnis, das nicht Ergebnis des Erkrankungsverlaufes, sondern Folge der gesundheitlichen Versorgung ist. Ist das Vorkommnis auf einen ➔ Fehler zurückzuführen, so spricht man von einem vermeidbaren unerwünschten Ereignis (engl. preventable adverse event).
Validität	Unter Validität versteht man das Ausmaß, in dem ein Studienergebnis die Wirklichkeit widerspiegelt und frei von systematischen Fehlern ist. Dabei kommt einer sorgfältigen Studienmethodik und einer repräsentativen Studienpopulation/ ➔ Stichprobe besondere Bedeutung zu.
Verbesserungs-/ Vorschlagswesen	Mittels dieses Konzeptes wird versucht, den Handlungs- und Entscheidungsspielraum aller Mitarbeiter zu erweitern und sie, als Fachleute ihres Arbeitsumfeldes, stärker in die Weiterentwicklung des Arbeitsplatzes einzubinden, um so ihr Wissen zur Lösung wichtiger betrieblicher Aufgaben zu nutzen. Dadurch kann die Leistung der Organisation/ Praxis ständig verbessert werden. Durch die Verknüpfung mit vielfältigen Ansätzen der Prämierung und Anerkennung werden die Konzepte des betrieblichen Vorschlagswesens von vielen Mitarbeitern geschätzt.
Verfahrensanweisung	Abk. VA. Diese schriftlich fixierten ➔ Ablaufbeschreibungen beziehen sich i. d. R. auf genau abgrenzbare Abläufe (z. B. Durchführung komplexerer Eingriffe, Einarbeitung neuer Mitarbeiter, Materialbeschaffung) innerhalb einer Organisation/ Praxis, die meist von mehreren Personen ausgeführt werden bzw. mehrere Arbeitsbereiche betreffen (im Ggs. zu ➔ Arbeitsanweisungen). In ihnen werden die wichtigsten Arbeitsschritte festgelegt und die Verantwortlichkeiten insbesondere an den Schnittstellen geregelt. ➔ Arbeitsanweisungen präzisieren häufig die Verfahrensanweisungen. Bei ➔ QEP® werden Verfahrensanweisungen und ➔ Arbeitsanweisungen unter dem Oberbegriff ➔ Ablaufbeschreibung zusammengefasst.
Versorgungspfad	Schriftliche Festlegung, die die Abfolge, Inhalte und Aufgabenverteilung bei der Versorgung einer definierten Patientengruppe über einen definierten Zeitraum beschreibt. Versorgungspfade visualisieren den idealen, evidenzbasierten Weg dieser Patientengruppe durch das Versorgungssystem unter besonderer Berücksichtigung von Schnittstellen zwischen Sektoren, Einrichtungen, Professionen und/ oder Disziplinen. ➔ Behandlungspfad.

Versorgungsqualität	→ Qualität der medizinischen und psychotherapeutischen Versorgung eines Gesundheitssystems.
Visitation	Wird bei → QEP® als Synonym zu → Audit verwendet. Darunter versteht man den Vorgang der Begehung einer Organisation/ Praxis zur Begutachtung und Überprüfung der Abläufe, Tätigkeiten und damit zusammenhängenden Ergebnisse nach vorgegebenen → Standards. Diese Überprüfung wird von entsprechend ausgebildeten Personen (Visitoren/ Auditoren) durchgeführt. Eine interne Visitation/ → Audit bezeichnet eine neutrale Überprüfung durch Personen, die zur Organisation/ Praxis gehören, im Gegensatz zur externen Visitation/ → Audit durch externe Personen.
Zertifizierung	Bedeutet das Verfahren, in dem ein unabhängiger, fachlich versierter Dritter bestätigt, dass ein Produkt, ein → Prozess/ Ablauf, ein → System oder eine Organisation/ Praxis in ihrer Gesamtheit den der Überprüfung zugrunde liegenden Anforderungen, → Normen und → Standards entspricht. Nach der erfolgreichen Überprüfung (→ Audit, → Visitation, → Bewertung) wird ein Zertifikat ausgestellt und somit schriftlich bestätigt, dass die Umsetzung der Vorgaben erfüllt ist.
Zertifizierungsunternehmen/ Zertifizierer	Ein (akkreditiertes) Unternehmen, welches eine Fremdbewertung auf Antrag der zu prüfenden Einrichtung/ Praxis anhand von → Normen und Anforderungen durchführt und bei bestandener Überprüfung dieser Einrichtung ein entsprechendes Zertifikat vergeben darf. Eine Liste der für eine → Zertifzierung nach → QEP® zugelassenen Zertifizierer kann bei der Kassenärztlichen Bundesvereinigung angefordert oder auf deren Homepage abgerufen werden.

Ohne Anspruch auf Vollständigkeit; für die Richtigkeit der dort angebotenen Informationen können wir nicht garantieren.

- **www.achse-online.de**
  Allianz Chronischer Seltener Erkrankungen e.V.
- **www.aerzteverlag.de**
  Deutscher Ärzteverlag; z. B. QEP®-Werke, Übersicht über die Anbieter QEP-basierter oder nach QEP strukturierter QM-Software
- **www. aezq.de**
  Ärztliches Zentrum für Qualität in der Medizin (ÄZQ)
- **www.aezq.de/patientensicherheit/**
  Forum des ÄZQ zum Thema Patientensicherheit
- **www.afgis.de**
  Aktionsforum Gesundheitsinformationssystem e. V., Zusammenschluss von Verbänden, Unternehmen und Einzelpersonen zur Förderung der Qualität von Gesundheitsinformationen
- **www.akdae.de**
  Arzneimittelkommission der Deutschen Ärzteschaft
- **www.aktion-sauberehaende.de**
  Kampagne des Aktionsbündnisses Patientensicherheit e.V. und des Nationalen Referenzzentrums für die Surveillance von nosokomialen Infektionen zur Steigerung der Compliance der Händedesinfektion
- **www.awmf.org**
  Arbeitsgemeinschaft der Medizinischen Fachgesellschaften e.V., z.B. Leitlinien, Stellungnahmen
- **www.baek.de**
  Bundesärztekammer
- **www.bag-selbsthilfe.de**
  Die Bundesarbeitsgemeinschaft Selbsthilfe von Menschen mit Behinderung und chronischer Erkrankung und ihren Angehörigen e. V. (BAG SELBSTHILFE)
- **www.baua.de**
  Bundesanstalt für Arbeitsschutz und Arbeitsmedizin
- **www.bfarm.de**
  Bundesinstitut für Arzneimittel und Medizinprodukte
- **www.bgw-online.de**
  Berufsgenossenschaft für Gesundheitsdienst und Wohlfahrtspflege
- **www.bmfsfj.de**
  Bundesministerium für Familie, Senioren, Frauen und Jugend
  z. B. Projekte und Angebote zu frühen Hilfen, Gewalt gegen Frauen, Sicher leben im Alter
- **www.bmg.bund.de**
  Bundesministerium für Gesundheit
- **www.bmjv.de**
  Bundesministerium der Justiz
  z. B. Broschüren und Textbausteine zum Verfassen einer Patientenverfügung
- **www.bptk.de**
  Bundespsychotherapeutenkammer
- **www.bsi.de**
  Bundesamt für Sicherheit in der Informationstechnik
- **www.bzga.de**
  Bundeszentrale für gesundheitliche Aufklärung
- **www.cirsmedical.de**
  Berichts- und Lernsystem von KBV, BÄK und ÄZQ für kritische Ereignisse in der Medizin
- **www.cochrane.de**
  Das Deutsche Cochrane Zentrum (DCZ), systematische Übersichtsarbeiten zur Bewertung von Therapien
- **www.dgq.de**
  Deutsche Gesellschaft für Qualität e.V.
- **www.dimdi.de**
  Deutsches Institut für Medizinische Dokumentation und Information – Medizinwissen online
- **www.din.de**
  DIN Deutsches Institut für Normung e. V.
- **www.ebm-netzwerk.de**
  Deutsches Netzwerk für evidenzbasierte Medizin e.V.
- **www.efqm.org**
  European Foundation for Quality Management
- **www.eoq.org**
  European Organization for Quality
- **www.esqh.net**
  The European Society for Quality in Healthcare
- **www.eufep.at**
  Das Europäische Forum für evidenzbasierte Prävention, internationale Plattform für Erfolgsrezepte in der Präventivmedizin und Gesundheitsförderung
- **www.frauen-gegen-gewalt.de**
  Bundesverband Frauenberatungsstellen und Frauennotrufe (bff)
- **www.g-ba.de**
  Gemeinsamer Bundesausschuss
- **www.gesundheitsinformation.de**
  Unabhängige, objektive und geprüfte Gesundheitsinformationen, herausgegeben vom Institut für Qualität und Wirtschaftlichkeit (IQWiG)
- **www.gqmg.de**
  Gesellschaft für Qualitätsmanagement in der Gesundheitsversorgung e. V.
- **www.hygiene-medizinprodukte.de**
  Kompetenzzentrum Hygiene und Medizinprodukte der KVen und der KBV, z. B. Leitfaden zur Hygiene in der psychotherapeutischen Praxis
- **www.ihi.org**
  Quality in Healthcare, Institute for Healthcare Improvement (IHI)
- **www.iqtig.org**
  Institut für Qualitätssicherung und Transparenz im Gesundheitswesen
- **www.iqwig.de**
  Institut für Qualität und Wirtschaftlichkeit im Gesundheitswesen
- **www.iso.org**
  Die internationale Organisation für Normung
- **www.jointcommission.org**
  Joint Commission on Accreditation of Healthcare Organizations
- **www.jeder-fehler-zaehlt.de**
  Fehlerberichts- und Lernsystem für Hausarztpraxen

- **www.juris.de oder www.gesetze-im-internet.de**
  Service des BMJ zu Gesetzen im Internet
- **www.kbv.de**
  Kassenärztliche Bundesvereinigung
- **www.kbv.de/qm**
  Webseite der KBV zu QM und QEP – Qualität und Entwicklung in Praxen®
- **www.kbv.de/ais**
  Arzneimittel-Infoservice (AIS) - Arzneimittelinformationsportal der KBV
- **www.kbv.de/rechtsquellen**
  Verträge, Richtlinien und weitere Rechtsgrundlagen, an denen die KBV mitgewirkt hat
- **www.leitlinien.de/nvl**
  Nationale VersorgungsLeitlinien,
  gemeinsame Initiative von BÄK, KBV und AWMF zur Qualitätsförderung in der Medizin
- **www.patienten-information.de**
  Service der KBV und BÄK für Patienten, z. B. Patientenleitlinien, Checklisten
- **www.rki.de**
  Robert-Koch-Institut
- **www.uniklinik-duesseldorf.de/rechtsmedizin**
  Institut für Rechtsmedizin des Universitätsklinikums Düsseldorf,
  u. a. Formulare zu Dokumentationszwecken von Missbrauch unter „Rechtsmedizinische Ambulanz für Gewaltopfer" → „Informationen für Ärztinnen und Ärzte"
- **www.zentrale-ethikkommission.de**
  Zentrale Ethikkommission der BÄK
- **www.zq-gmbh.de**
  Zentrum für Qualität und Management im Gesundheitswesen

Quellen- und Inhaltsverzeichnis aller Dokumente der CD-ROM in alphabetischer Reihenfolge

Dokument	Speicherort	Quellenhinweis/Quellenvermerk
A		
Ablaufbeschreibung Tabelle blanko	Ordner A	QEP®
Ablaufbeschreibung Therapieentscheidung	Ordner A	QEP®
Anamnesebogen Kinder und Jugendliche	Ordner A	QEP®
Anamnesedokumentation	Ordner A	QEP®
Anamnesefragen Kinder	Ordner A	QEP®
Antragstellung Psychotherapie	Ordner A	QEP®
B		
Behandlungspfad Alkoholabhängigkeit	Ordner A	QEP®
Behandlungspfad Ängste	Ordner A	QEP®
Behandlungspfad Depression	Ordner A	QEP®
Behandlungspfad Essstörung	Ordner A	QEP®
Behandlungspfad Panik und Platzangst	Ordner A	QEP®
Behandlungsplan für Patienten	Ordner A	QEP®
Betriebsärztliche und sicherheitstechnische Betreuung Meldebogen	Ordner B	Berufsgenossenschaft für Gesundheitsdienst u. Wohlfahrtspflege, Hauptverwaltung, Pappelallee 33/35/37, 22089 Hamburg
Brandschutzordnung mit Alarmplan	Ordner A	QEP®
C		
Checkliste Arbeitsschutz	Ordner A	QEP®
Checkliste Stationäre Versorgung (BPtk)	Ordner B	Bundespsychotherapeutenkammer, Klosterstraße 64, 10179 Berlin
CL Bewerbungsgespräch	Ordner A	QEP®
D		
Datenschutz in der Praxis	Ordner B	Kassenärztliche Vereinigung Bayerns, Landesgeschäftsstelle, Elsenheimerstraße 39, 80687 München
Datenschutzbeauftragter	Ordner A	QEP®
Datenschutzerklärung	Ordner A	QEP®
E		
Einarbeitungsplan	Ordner A	QEP®
Einwilligungserklärung	Ordner A	QEP®
Einwilligungserklärung Prävention	Ordner A	QEP®
Einwilligungserklärung Therapievereinbarung	Ordner A	QEP®
F		
FB Körperlicher Befund	Ordner A	QEP®
Fehler- und Ereignisdokumentation	Ordner A	QEP®
Fehlerprotokoll	Ordner A	QEP®
Flussdiagramm Symbole	Ordner B	QEP®
FMEA-Analyse	Ordner A	QEP®
Formblatt Telefonischer Erstkontakt	Ordner A	QEP®
Fortbildungsplan	Ordner A	QEP®

Dokument	Speicherort	Quellenhinweis/Quellenvermerk
G		
Gefährdungsbeurteilung	Ordner A	QEP®
Gefährdungsbeurteilung Therapeutische Praxis	Ordner B	Berufsgenossenschaft für Gesundheitsdienst u. Wohlfahrtspflege, Hauptverwaltung, Pappelallee 33/35/37, 22089 Hamburg
Gefahrstoffe Betriebsanweisung Helipur	Ordner B	B. Braun Melsungen AG, D-34212 Melsungen
Gefahrstoffe Betriebsanweisung Meliseptol	Ordner B	B. Braun Melsungen AG, D-34212 Melsungen
Gefahrstoffe im Haushalt Infoblatt	Ordner B	TÜV-Rheinland, AMD TÜV Arbeitsmedizinischer Dienste GmbH, Am grauen Stein, 51105 Köln
Gefahrstoffe Sicherheitsdatenblatt Helipur	Ordner B	B. Braun Melsungen AG, D-34212 Melsungen
Gefahrstoffe Sicherheitsdatenblatt Sterilium	Ordner B	Bode Chemie GmbH, Melanchthonstraße 27, 22525 Hamburg
Gefahrstoffverzeichnis	Ordner A	QEP®
Genehmigungspflichtige Leistungen Infoblatt	Ordner B	Kassenärztliche Vereinigung Berlin
H		
Händedesinfektion Einreibemethoden	Ordner B	Aktion Saubere Hände, Institut für Hygiene und Umweltmedizin, Charité Universitätsmedizin Berlin, Hindenburgdamm 27, 12203 Berlin
Händedesinfektion Indikationen	Ordner B	Aktion Saubere Hände, Institut für Hygiene und Umweltmedizin, Charité Universitätsmedizin Berlin, Hindenburgdamm 27, 12203 Berlin
Handreichung Ärzte in sozialen Medien	Ordner B	Bundesärztekammer, Herbert-Lewin-Platz 1, 10623 Berlin
Hygieneleitfaden Psychotherapeuten	Ordner B	Kassenärztliche Vereinigung Baden-Württemberg/Kompetenzzentrum (CoC) Hygiene und Medizinprodukte der Kven und der KBV, Albstadtweg 11, 70567 Stuttgart
I		
Interner Visitationsbericht	Ordner A	QEP®
IR Aufklärung und Einwilligung	Ordner A	QEP®
IR Beschwerdemanagement	Ordner A	QEP®
IR Datenübermittlung	Ordner A	QEP®
IR Risiko- und Fehlermanagement	Ordner A	QEP®
IR Schweigepflicht Datenschutz	Ordner A	QEP®
IR Telefonische Anfragen	Ordner A	QEP®
IR Terminvergabe	Ordner A	QEP®
K		
Kürzelliste	Ordner A	QEP®
L		
Laufzettel	Ordner A	QEP®
Leistungsspektrum Faltblatt	Ordner A	QEP®

Dokument	Speicherort	Quellenhinweis/Quellenvermerk
Leistungsspektrum Handzettel	Ordner A	QEP®
Leitbild 1	Ordner A	QEP®
Leitbild 2	Ordner A	QEP®
Leitbild 3	Ordner A	QEP®
M		
MED-DOC-CARD	Ordner B	Akademie für öffentliches Gesundheitswesen Düsseldorf, Kanzlerstraße 4, 40472 Düsseldorf
Merkblatt Ausfallhonorar	Ordner B	Bundespsychotherapeutenkammer, Klosterstraße 64, 10179 Berlin
Merkblatt KV-Zulassung	Ordner B	Bundespsychotherapeutenkammer, Klosterstraße 64, 10179 Berlin
Merkblatt Patientenrechtegesetz	Ordner B	Bundespsychotherapeutenkammer, Klosterstraße 64, 10179 Berlin
Merkblatt Website	Ordner B	Bundespsychotherapeutenkammer, Klosterstraße 64, 10179 Berlin
Mitarbeiterbefragung Fragebogen	Ordner A	QEP®
Musterhygieneplan	Ordner A	QEP®
N		
Notfallausstattung	Ordner A	QEP®
Notfallkriterien	Ordner A	QEP®
Notfallplan	Ordner A	QEP®
NVL Unipolare Depression	Ordner B	Ärztliches Zentrum für Qualität in der Medizin (ÄZQ), Tiergarten Tower, Straße des 17. Juni 106-108, 10623 Berlin
NVL Unipolare Depression Kurzfassung	Ordner B	Ärztliches Zentrum für Qualität in der Medizin (ÄZQ), Tiergarten Tower, Straße des 17. Juni 106-108, 10623 Berlin
NVL Unipolare Depression Patientenleitlinie	Ordner B	Ärztliches Zentrum für Qualität in der Medizin (ÄZQ), Tiergarten Tower, Straße des 17. Juni 106-108, 10623 Berlin
O		
Organigramm	Ordner A	QEP®
P		
Patientenfragebogen	Ordner A	QEP®
Patienteninformation Barrierefreie Praxis	Ordner B	Ärztliches Zentrum für Qualität in der Medizin (ÄZQ), Tiergarten Tower, Straße des 17. Juni 106-108, 10623 Berlin
Patienteninformation Depression	Ordner B	Ärztliches Zentrum für Qualität in der Medizin (ÄZQ), Tiergarten Tower, Straße des 17. Juni 106-108, 10623 Berlin
Patienteninformation Depression arabisch	Ordner B	Ärztliches Zentrum für Qualität in der Medizin (ÄZQ), Tiergarten Tower, Straße des 17. Juni 106-108, 10623 Berlin
Patienteninformation Depression englisch	Ordner B	Ärztliches Zentrum für Qualität in der Medizin (ÄZQ), Tiergarten Tower, Straße des 17. Juni 106-108, 10623 Berlin

Dokument	Speicherort	Quellenhinweis/Quellenvermerk
Patienteninformation Depression französisch	Ordner B	Ärztliches Zentrum für Qualität in der Medizin (ÄZQ), Tiergarten Tower, Straße des 17. Juni 106-108, 10623 Berlin
Patienteninformation Depression russisch	Ordner B	Ärztliches Zentrum für Qualität in der Medizin (ÄZQ), Tiergarten Tower, Straße des 17. Juni 106-108, 10623 Berlin
Patienteninformation Depression spanisch	Ordner B	Ärztliches Zentrum für Qualität in der Medizin (ÄZQ), Tiergarten Tower, Straße des 17. Juni 106-108, 10623 Berlin
Patienteninformation Depression türkisch	Ordner B	Ärztliches Zentrum für Qualität in der Medizin (ÄZQ), Tiergarten Tower, Straße des 17. Juni 106-108, 10623 Berlin
Praxisinformationsmappe	Ordner A	QEP®
PraxisWissen Arbeiten im Team	Ordner B	KBV
PraxisWissen Barrieren Abbauen	Ordner B	KBV
PraxisWissen Praxis am Netz	Ordner B	KBV
PraxisWissen Qualitätsmanagement	Ordner B	KBV
PRISCUS-Liste inadäquater Medikation für ältere Menschen	Ordner B	Universität Witten/Herdecke, Alfred-Herrhausen-Straße 50, 58448 Witten
Projektplan	Ordner A	QEP®
Protokoll Feedbackgespräch	Ordner A	QEP®
Psychotherapeuten-Richtlinie	Ordner B	Gemeinsamer Bundesausschuss (G-BA)
Psychotherapie Vereinbarung	Ordner B	KBV und GKV-Spitzenverband
Q		
QEP-Kopiervorlage Checkliste	Ordner D	QEP®
QEP-Kopiervorlage Gesamtübersicht Ziele	Ordner D	QEP®
QEP-Kopiervorlage Zeit- und Maßnahmenplan	Ordner D	QEP®
Qualitätsbericht	Ordner A	QEP®
Qualitätspolitik 1	Ordner A	QEP®
Qualitätspolitik 2	Ordner A	QEP®
Qualitätsziele 1	Ordner A	QEP®
Qualitätsziele 2	Ordner A	QEP®
Qualitätszirkel-Modul: Durchführung eines Experteninterviews 1	Ordner B, Unterordner Qualitätszirkel-Module 4.03	KBV
Qualitätszirkel-Modul: Durchführung eines Experteninterviews 2	Ordner B, Unterordner Qualitätszirkel-Module 4.03	KBV
Qualitätszirkel-Modul: Journal Club 1	Ordner B, Unterordner Qualitätszirkel-Module 4.04	KBV
Qualitätszirkel-Modul: Journal Club 2	Ordner B, Unterordner Qualitätszirkel-Module 4.04	KBV
Qualitätszirkel-Modul: Methoden und Instrumente der Evidenzbasierten Medizin 1	Ordner B, Unterordner Qualitätszirkel-Module 4.05	KBV
Qualitätszirkel-Modul: Methoden und Instrumente der Evidenzbasierten Medizin 2	Ordner B, Unterordner Qualitätszirkel-Module 4.05	KBV
Qualitätszirkel-Modul: Methoden und Instrumente der Evidenzbasierten Medizin 3	Ordner B, Unterordner Qualitätszirkel-Module 4.05	KBV
Qualitätszirkel-Modul: Methoden und Instrumente der Evidenzbasierten Medizin 4	Ordner B, Unterordner Qualitätszirkel-Module 4.05	KBV
Qualitätszirkel-Modul: Methoden und Instrumente der Evidenzbasierten Medizin 5	Ordner B, Unterordner Qualitätszirkel-Module 4.05	KBV

Dokument	Speicherort	Quellenhinweis/Quellenvermerk
Qualitätszirkel-Modul: Methoden und Instrumente der Evidenzbasierten Medizin 6	Ordner B, Unterordner Qualitätszirkel-Module 4.05	KBV
Qualitätszirkel-Modul: Möglichkeiten der Intervention bei häuslicher Gewalt 1	Ordner B, Unterordner Qualitätszirkel-Module 4.15	KBV
Qualitätszirkel-Modul: Möglichkeiten der Intervention bei häuslicher Gewalt 2	Ordner B, Unterordner Qualitätszirkel-Module 4.15	KBV
Qualitätszirkel-Modul: Möglichkeiten der Intervention bei häuslicher Gewalt 3	Ordner B, Unterordner Qualitätszirkel-Module 4.15	KBV
Qualitätszirkel-Modul: Möglichkeiten der Intervention bei häuslicher Gewalt 4	Ordner B, Unterordner Qualitätszirkel-Module 4.15	KBV
Qualitätszirkel-Modul: Vernetzung Früher Hilfen mit Qualitätszirkeln (Familienkonferenz) 1	Ordner B, Unterordner Qualitätszirkel-Module 4.16	KBV
Qualitätszirkel-Modul: Vernetzung Früher Hilfen mit Qualitätszirkeln (Familienkonferenz) 2	Ordner B, Unterordner Qualitätszirkel-Module 4.16	KBV
R		
Ratgeber Depression für Angehörige	Ordner B	Ärztliches Zentrum für Qualität in der Medizin (ÄZQ), Tiergarten Tower, Straße des 17. Juni 106-108, 10623 Berlin
S		
Schweigepflicht Datenschutz-Empfehlungen	Ordner B	Deutscher Ärzteverlag, Dieselstraße 2, 50859 Köln
Schweigepflichtentbindung	Ordner A	QEP®
Selbstbewertung	Ordner A	QEP®
Sicherheitsbeauftragter Bestellung	Ordner B	Berufsgenossenschaft für Gesundheitsdienst u. Wohlfahrtspflege, Hauptverwaltung, Pappelallee 33/35/37, 22089 Hamburg
SWOT-Analyse	Ordner A	QEP®
T		
Teamprotokoll	Ordner A	QEP®
Tipps für sehbehinderte Patienten zur Vorbereitung auf einen Arztbesuch	Ordner B	Gemeinsamer Fachausschuss für die Belange sehbehinderter, Deutscher Blinden- und Sehbehindertenverband e.V., Rungestraße 19, 10179 Berlin
Tipps Umgang mit sehbehinderten Patienten	Ordner B	Gemeinsamer Fachausschuss für die Belange sehbehinderter, Deutscher Blinden- und Sehbehindertenverband e.V., Rungestraße 19, 10179 Berlin
U		
Unterweisungen	Ordner A	QEP®
Urlaubsplan	Ordner A	QEP®
V		
Verantwortlichkeitsplan	Ordner A	QEP®
Verbesserungsmaßnahmen	Ordner A	QEP®
Verdachtsdokumentation	Ordner A	QEP®
Vorlage Dokument Hochformat	Ordner A	QEP®
Vorlage Dokument Querformat	Ordner A	QEP®
Vorlage IR Fließtext	Ordner A	QEP®

Dokument	Speicherort	Quellenhinweis/Quellenvermerk
Vorlage IR Flussdiagramm	Ordner A	QEP®
Vorlage IR Tabelle	Ordner A	QEP®
Z		
ZAP Arabisch	Ordner A	QEP®
ZAP Auswertungstool Patientenbefragung	Ordner B	Dr. Eva Maria Bitzer, M.P.H.; PD Dr. Marie-Luise Dierks; Prof. Dr. Friedrich-Wilhelm Schwartz; Medizinische Hochschule Hannover, Abteilung fur Epidemiologie, Sozialmedizin und Gesundheitssystemforschung, Erscheinungsjahr 2002, Ergänzung 2011.
ZAP Deutsch	Ordner A	QEP®
ZAP Durchführungsanleitung Patientenbefragung	Ordner A	KBV
ZAP Englisch	Ordner A	QEP®
ZAP Französisch	Ordner A	QEP®
ZAP Fremdsprachen	Ordner A	QEP®
ZAP Russisch	Ordner A	QEP®
ZAP Spanisch	Ordner A	QEP®
ZAP Türkisch	Ordner A	QEP®
Zeit- und Maßnahmenplan QM-Aufbau	Ordner A	QEP®
Zeit- und Maßnahmenplan QM-Weiterentwicklung	Ordner A	QEP®
Zeiterfassungsbögen	Ordner A	QEP®